Häfner · Warzok
Pharmakologie praxisnah!

Pharmakologie praxisnah!

**65 Patientenfälle aus der Sicht
von Arzt und Apotheker**

Almuth Häfner, Elzach
Justine Warzok, Mannheim

Mit 12 Abbildungen und 18 Tabellen

Deutscher Apotheker Verlag

Anschriften der Autorinnen

Dr. Almuth Häfner
Nikolausplatz 2
79215 Elzach
E-Mail: almuth.haefner@web.de

Dr. Justine Warzok
Uhlandstr. 46
68167 Mannheim
E-Mail: jwarzok@gmx.de

Alle Angaben in diesem Buch wurden sorgfältig geprüft. Dennoch können die Autorinnen und der Verlag keine Gewähr für deren Richtigkeit übernehmen.

Ein Markenzeichen kann warenzeichenrechtlich geschützt sein, auch wenn ein Hinweis auf etwa bestehende Schutzrechte fehlt.

Bibliografische Information der Deutschen Nationalbibliothek
Die Deutsche Nationalbibliothek verzeichnet diese Publikation in der Deutschen Nationalbibliografie; detaillierte bibliografische Daten sind im Internet unter http://dnb.d-nb.de abrufbar.

Jede Verwertung des Werkes außerhalb der Grenzen des Urheberrechtsgesetzes ist unzulässig und strafbar. Das gilt insbesondere für Übersetzungen, Nachdrucke, Mikroverfilmungen oder vergleichbare Verfahren sowie für die Speicherung in Datenverarbeitungsanlagen.

ISBN 978-3-7692-5022-0

© 2010 Deutscher Apotheker Verlag
Birkenwaldstraße 44, 70191 Stuttgart
www.deutscher-apotheker-verlag.de
Printed in Germany
Gestaltung und Satz: Gerd Schweikert, Stuttgart
Druck und Bindung: Druckerei Djurcic, Schorndorf
Umschlagabbildung: Mauritius Images, Mittenwald
Umschlaggestaltung: Atelier Schäfer, Esslingen

Vorwort

Als Apotheker/in werden Sie zur Visitenteilnahme geschickt – als junger Arzt müssen Sie über die Pharmakotherapie des Patienten entscheiden: In diesem spannenden Grenzgebiet zwischen Medizin und Pharmazie tauchen oft Verständnis- und Kommunikationsprobleme auf. Für den Apotheker sind Arztbriefe und Krankheitsbilder Neuland. Und Ärzte wissen oft gar nicht, zu welchen Fragen sie sich pharmazeutische Unterstützung holen können.

Wir wollen mit unserem Praxistraining bewusst beide Seiten ansprechen. Arzt und Apotheker können auf breiter Basis zusammenarbeiten, sich in ihrem Wissen und ihrer Blickweise ergänzen. Je früher die Zusammenarbeit beginnt, am besten schon im Laufe des Studiums, desto selbstverständlicher und effektiver wird diese.

Ziel der Teamarbeit ist die optimale Therapie für den Patienten, die Erhöhung der Therapiesicherheit und der Compliance. Sie trägt außerdem zur Reduktion von Neben- und Wechselwirkungen bei und spart Zeit und Geld.

Wo es möglich war, haben wir uns mit unseren Therapievorschlägen an verfügbaren Leitlinien der Fachgesellschaften und an der Praxis orientiert. Wir erheben jedoch nicht den Anspruch auf 100%ige Vollständigkeit oder die einzig richtige Lösung. Wir wünschen uns, dass Sie, lieber Leser kritisch mitdenken, ob Sie einen anderen Behandlungspfad gewählt hätten.

Wir bitten um Verständnis, dass wir für angegebene Dosierungen keine Gewähr übernehmen können.

Last but not least: Wir können die Zusammenarbeit zwischen Arzt und Apotheker nur wärmstens empfehlen – uns macht es großen Spaß und wir haben auch bei der Bearbeitung der vorliegenden Fälle wieder viel voneinander gelernt.

Frühjahr 2010   Almuth Häfner und Justine Warzok

Inhaltsverzeichnis

	Vorwort	V
	Abkürzungsverzeichnis	XI
	Laborparameter-Tabellen mit Referenzbereichen für Erwachsene	XIII
	Laborparameter-Tabellen mit Referenzbereichen für Kinder	XVII

Teil I Klinik — 1

1	Addison-Krise	3
2	Alkoholentzugsdelir	7
3	Anämie, megaloblastäre; Myelose, funikuläre	11
4	Asthma, intrinsisches, frühkindliches	15
5	Beinvenenthrombose, tiefe (TVT)	19
6	Cholezystitis	25
7	Clostridium-difficile-Enteritis	28
8	Clusterkopfschmerz	32
9	COPD	36
10	Diabetes mellitus mit Ketoazidose	41
11	Epilepsie	46
12	Erysipel	50
13	Frühdyskinesie	54

14	Gastritis Typ B und Ulkuskrankheit	57
15	Glomerulonephritis	62
16	Herzinsuffizienz	68
17	Hyperemesis gravidarum	73
18	Hyperkaliämie	76
19	Hypertonie, arterielle	81
20	Ileus, paralytischer	87
21	Mammakarzinom	90
22	Migräneanfall, akuter	95
23	Morbus Werlhof	98
24	Multiple Sklerose	102
25	Myokardinfarkt, akuter	107
26	Norovirusinfektion	112
27	Ovarialkarzinom	115
28	Paracetamolvergiftung	120
29	PAVK	124
30	Pneumonie, ambulant erworbene	129
31	Pseudokrupp	134
32	Reanimation	137
33	Restless-Legs-Syndrom (RLS)	142
34	Schlaganfall	145
35	Schmerztherapie	149

Teil II	**Ambulante Behandlung**	**155**
36	Alzheimer-Demenz	157
37	Arthritis, rheumatoide	162
38	Chlamydienzervizitis	166
39	Colitis ulcerosa	168
40	Colpitis senilis	172
41	Diabetes mellitus Typ 2	174
42	Fieberkrampf	179
43	Gestationsdiabetes	181
44	Gichtanfall, akuter	184
45	Gonarthrose	187
46	Herpes genitalis	190
47	Hyperaldosteronismus, primärer	193
48	Hyperkinetische Störung	196
49	Knöchelödeme	200
50	Konjunktivitis, bakterielle	204
51	Morbus Menière	208
52	Neuralgie, postzosterische	211
53	Offenwinkelglaukom	214
54	Orale Kontrazeptiva	218
55	Otitis media	221
56	Parkinson-Syndrom	224

57	Polyneuropathie, diabetische	228
58	Prostatahyperplasie, benigne	232
59	Psoriasis vulgaris	235
60	Scharlach	241
61	Schizophrenie	244
62	Soorkolpitis	249
63	Tetanusimpfung	251
64	Tonsillitis	253
65	Trichomoniasis vaginalis	256

	Anhang	**259**
	Literatur	261
	Glossar	265
	Stichwortverzeichnis	269
	Die Autorinnen	283

Abkürzungsverzeichnis

Amp.	Ampulle
BtM	Betäubungsmittel
COPD	Chronic obstructive pulmonary disease
CT	Computertomogramm
ERBS	Erregungsrückbildungsstörungen
ERCP	endoskopisch retrograde Cholangio-Pankreatikographie
GCS	Glasgow Coma Scale
GFR	glomeruläre Filtrationsrate
GIT	Gastro-Intestinal-Trakt
GnRH	Gonadotropin releasing hormon
HCG	Human chorionic gonadotropin
HZV	Herzzeitvolumen
I.E.	Internationale Einheiten
INR	International Normalized Ratio
i.v.	intravenös
KG	Körpergewicht
KHK	koronare Herzerkrankung
LAD	linke Herzkranzarterie
LWS	Lendenwirbelsäule
MRT	Magnetresonanztomogramm
NMH	niedermolekulares Heparin
NSAR	nichtsteroidale Antirheumatika
NPL	Neoplasie
NSTEMI	Nicht-ST-Hebungs-Infarkt
NW	Nebenwirkung
PAVK	periphere arterielle Verschlusskrankheit
PET	Positronen-Emissions-Tomographie
PNP	Polyneuropathie
PPJ	Protonen-Pumpen-Inhibitoren
PSA	prostataspezifisches Antigen
PTA	perkutane Angioplastie
PTCA	perkutane koronare Angioplastie
RCA	rechte Herzkranzarterie
RCX	Ramus circumflexus
RLS	Restless-Legs-Syndrom
RR	Blutdruck
rtPA	rekombinanter Plasminogen-Aktivator
SaO_2	Sauerstoffsättigung

s.c.	subkutan
SSW	Schwangerschaftswoche
tgl.	täglich
TNF	Tumornekrosefaktor
UFH	unfraktioniertes Heparin
WM	Wirkmechanismus

Laborparameter-Tabellen mit Referenzbereichen* für Erwachsene nach dem IMPP (Institut für medizinische und pharmazeutische Prüfungsfragen)

Parameter	Referenzbereich
Säure-Basen-Status (arteriell)	
Base-Excess (BE)	-2 bis +3 mmol/l
pH	7,35-7,45
pCO_2	32-45 mmHg (4,3-6,0 kPa)
pO_2	65-100 mmHg (8,7-13,3 kPa)
Standardbicarbonat	22-26 mmol/l
Hämatologie	
Blutkörperchensenkungsgeschwindigkeit (BSG, BKS, BSR) nach Westergren	♀: nach 1 h: <20 mm ♂: nach 1 h: <15 mm
Leukozyten	4 000-10 000/µl, 4-10/nl
Myelozyten/Metamyelozyten	0-1 %
Stabkernige	150-400/µl (3-5 %)
Segmentkernige	3 000-5 800/µl (50-70 %)
Eosinophile	50-250/µl (1-4 %)
Basophile	15-50/µl (0-1 %)
Lymphozyten	1 500-3 000/µl (25-45 %)
Monozyten	285-500/µl (3-7 %)
Thrombozyten	150-400/nL
Erythrozyten	♀: 3,5-5,0/pL ♂: 4,3-5,9/pL
Retikulozyten	0,5-2,0 %
MCV	81-100 fL
MCH	27-34 pg (1,67-2,11 fmol)
MCHC	320-360 g/l (19,85-22,34 mmol/l)
Hämoglobin (Hb)	♀: 120-150 g/l (7,45-9,31 mmol/l) ♂: 136-172 g/l (8,44-10,68 mmol/l)
HbA_{1c}	4-6 %
Hämatokrit (Hkt)	♀: 0,33-0,43 ♂: 0,39-0,49
Gerinnung (im Plasma)	
Thromboplastinzeit (TPZ; Quick)	70-130 %
Partielle Thromboplastinzeit (PTT)	28-40 s
Plasma-Thrombinzeit (PTZ)	17-24 s
Fibrinogen	1,8-3,5 g/l (4,4-10,3 µmol/l)
Antithrombin III	0,14-0,39 g/l
D-Dimere	<0,5 mg/l
Klinische Chemie (S = Serum; P = Plasma; VB = Vollblut)	
Alanin-Aminotransferase (S) (ALT, GPT)	♀: ≤35 U/l ♂: ≤45 U/l

* ausschließlich im Gebrauch der bundeseinheitlichen schriftlichen Prüfungen nach der Approbationsordnung für Ärzte

Laborparameter-Tabellen

Parameter	Referenzbereich
Klinische Chemie (S = Serum; P = Plasma; VB = Vollblut)	
Albumin (S)	35-50 g/l
α-Amylase (S)	≤100 U/l
Antistreptolysintiter (S)	≤200 IU/ml
Aspartat-Aminotransferase (S) (AST, GOT)	♀: ≤30 U/l ♂: ≤35 U/l
Bilirubin, gesamt (S) direkt (S)	<1,1 mg/dl (<19 µmol/l) <0,6 mg/dl (<10 µmol/l)
Calcitonin, basal (hCT) (S)	♀: <2-10 ng/l ♂: <2-48 ng/l
Calcium, gesamt (S) Calcium, ionisiert (S)	2,20-2,65 mmol/l (8,8-10,6 mg/dl) 1,15-1,35 mmol/l (4,6-5,4 mg/dl)
CEA (S)	≤5 µg/l
Chlorid (S)	98-106 mmol/l
Cholesterin, gesamt (S) HDl-Cholesterin (S) LDl-Cholesterin (S)	≤200 mg/dl (≤5,2 mmol/l) >35 mg/dl (>0,9 mmol/l) <155 mg/dl (<4,0 mmol/l)
C-reaktives Protein (CRP) (S)	<5 mg/l
Cholinesterase (ChE) (S)	♀: 4,3-11,3 kU/l ♂: 5,3-12,9 kU/l
Eisen (S)	45-160 µg/dl (7-29 µmol/l)
Ferritin (S) 18-45 Jahre ab 46 Jahre	♀: 6-81 µg/l ♂: 30-233 µg/l ♀: 14-186 µg/l ♂: 32-284 µg/l
Glucose (nüchtern) (VB)	55-100 mg/dl (3,1-5,6 mmol/l)l
Glutamat-Dehydrogenase (GLDH) (S)	≤6 U/l
γ-Glutamyl-Transferase (γ-GT) (S)	♀: ≤38 U/l ♂: ≤55 U/l
Harnsäure (S)	♀: 2,3-6,1 mg/dl (137-363 µmol/l) ♂: 3,6-8,2 mg/dl (214-488 µmol/l)
Harnstoff (S)	≤65 Jahre: 20-50 mg/dl (3-8,3 mmol/l) >65 Jahre: <72 mg/dl (<12 mmol/l)
Harnstoff-N (S)	≤65 Jahre: 9-23 mg/dl >65 Jahre: <33 mg/dl
Hydroxybutyrat-Dehydrogenase (HBDH) (S)	72-182 U/l
Kalium (S)	3,6-5,2 mmol/l
Komplementsystem (S) C_3 C_4	 0,75-1,35 g/l 0,09-0,36 g/l
Kreatinin (S) ♀: ≤0,9 mg/dl (<80 µmol/l)	♀: ≤0,9 mg/dl (<80 µmol/l) ♂: ≤1,1 mg/dl (<100 µmol/l)

Parameter	Referenzbereich
Klinische Chemie (S = Serum; P = Plasma; VB = Vollblut)	
Kreatinkinase (S)	
CK	♀: ≤145 U/l
	♂: ≤170 U/l
CK-MB	♀: <22 U/l
	♂: <25 U/l
Lactat (P)	5-15 mg/dl (0,6-1,7 mmol/l)
Lactat-Dehydrogenase (LDH) (S)	120-240 U/l
Lipase (S)	≤60 U/l
Magnesium (S)	♀: 0,77-1,03 mmol/l (1,9-2,5 mg/dl) ♂: 0,73-1,06 mmol/l (1,8-2,6 mg/dl)
Natrium (S)	135-145 mmol/l
PSA (S)	≤3-4 ng/ml; ng/ml
Phosphat (S)	0,84-1,45 mmol/l (2,6-4,5 mg/dl)
Phosphatase, alkalische (AP) (S)	♀: 35-105 U/l
	♂: 40-130 U/l
Protein, gesamt (S)	65-85 g/l
Serumprotein-Elektrophorese:	
Albumin	59-72 %
α_1-Globulin	1,3-4,5 %
α_2-Globulin	4,5-10,0 %
β-Globulin	6,5-13,0 %
γ-Globulin	10,5-18,0 %
Thyreoidea-stimulierendes Hormon (TSH) basal (S)	0,4-4,0 mU/l
Thyroxin, gesamt (T_4) (S) Thyroxin, freies (fT_4) (S)	55-110 µg/l (77-142 nmol/l)
	8-18 ng/l (10-23 pmol/l)
Transferrin (S)	200-360 mg/dl
Triglyceride (S)	≤200 mg/dl (≤2,3 mmol/l)
Triiodthyronin, gesamt (T_3) (S)	0,90-1,80 µg/l (1,4-2,8 nmol/l)
Triiodthyronin, freies (fT_3) (S)	3,5-8,0 pg/ml (5,4-12,3 pmol/l)
Troponin I (S)	<0,1-2,0 µg/l; ng/ml
Troponin T (S)	<0,1 µg/l; ng/ml
Vitamin B_1 (S)	0,2-0,7 µg/dl (5,2-20,0 nmol/l)
Vitamin B_{12} (S)	20-100 ng/dl (148-738 pmol/l)
Zäruloplasmin (S)	♀: 25-60 mg/dl
	♂: 22-40 mg/dl

Urin-Parameter	Normalbefund/Referenzbereich
Spezifisches Gewicht	1 015-1 030 g/l
pH-Wert	4,8-7,6
Bilirubin	Urinteststreifen: negativ

Parameter	Referenzbereich
Urin-Parameter	Normalbefund/Referenzbereich
Eiweiß	Urinteststreifen: negativ; quantitativ: <150 mg/24 h
Glucose	Urinteststreifen: negativ; quantitativ (im Spontanurin): <165 mg/l (<0,92 mmol/l)
Ketonkörper	Urinteststreifen: negativ
Nitrit	Urinteststreifen: negativ
Urobilinogen	Urinteststreifen: negativ; quantitativ: 0,5-4 mg/24 h
Urinsediment	
Erythrozyten	0-1/Gesichtsfeld (bei 400-facher Vergrößerung)
Leukozyten	bis 4/Gesichtsfeld (bei 400-facher Vergrößerung)

Laborparameter-Tabellen mit Referenzbereichen* für Kinder

Parameter	Referenzbereich		
	Neugeborene	Säuglinge	Kinder nach 1. Lj.
Säure-Basen-Status (arteriell)			
Base Excess (BE)	≥-10 mmol/l	-3,5 bis +2,5 mmol/l	
pH	≥7,20	7,35-7,45	
pCO_2	38-53 mmHg 3	2-47 mmHg (4,3-6,3 kPa)	
pO_2	≥50 mmHg	80-108 mmHg (10,7-14,4 kPa)	
Standardbicarbonat	18-26 mmol/l	20-27 mmol/l	
Hämatologie			
Blutkörperchensenkungsgeschw. (BSG, BKS, BSR) nach Westergren	nach 1 h: <10 mm		
Leukozyten	9 000-15 000/µl		8 000-12 000/µl, 4-10/nL
Stabkernige	bis 1 500/µl (0-10 %)		bis 1 200/µl (0-10 %)
Segmentkernige	2 250-9 750/µl (22-65 %)		2 000-7 800/µl (25-65 %)
Eosinophile	90-1 050/µl (1-7 %)		80-600/µl (1-5 %)
Basophile	bis 300/µl (0-2 %)		bis 120/µl (0-1 %)
Lymphozyten	1 800-10 500/µl (20-70 %)		2 000-6 000/µl (25-50 %)
Monozyten	630-3 000/µl (7-20 %)		80-720/µl (1-6 %)
Thrombozyten	100-250/nL	200-350/nL	

* ausschließlich im Gebrauch der bundeseinheitlichen schriftlichen Prüfungen nach der Approbationsordnung für Ärzte

Parameter		Referenzbereich					
		Neugeborene		Säuglinge		Kinder nach 1. Lj.	
Alter	Erythrozyten /pL	Retikulozyten in % der Ery.	Hämoglobin (Hb) g/l	MCV fL	MCH pg	MCHC g/l	Hämatokrit (Hkt)
1 Tag	4,5-6,5	1,5-6,5	140-240	98-122	33-41	310-350	0,44-0,65
5 Tage	4,4-6,1	1,0-5,0	130-230	94-135	29-41	310-350	0,50-0,70
1 Monat	3,9-5,3	0,5-2,0	110-170	82-126	26-38	260-340	0,31-0,59
3 Monate	3,2-4,3	1,0-3,5	100-130	77-113	23-36	260-340	0,31-0,43
6 Monate	3,8-5,0	0,5-2,0	105-145	73-109	21-33	260-340	0,32-0,44
1 Jahr	4,2-5,5	0,5-2,0	110-150	74-102	23-31	280-320	0,35-0,43
2-6 Jahre	4,3-5,5	0,5-2,0	120-150	72-88	23-31	320-360	0,31-0,43
7-12 Jahre	4,5-5,5	0,5-2,0	130-155	69-93	22-34	320-360	0,33-0,43
13-17 Jahre ♂	4,8-5,7	0,5-2,0	130-180	69-93	22-34	320-360	0,39-0,47
13-17 Jahre ♀	4,3-5,5	0,5-2,0	110-160	69-93	22-34	320-360	0,36-0,44
Gerinnung (im Plasma)							
Thromboplastinzeit (TPZ; Quick)	>40 %			70-130 %			
Partielle Thromboplastinzeit (PTT)	45-70 s			28-40 s			
Plasma-Thrombinzeit (PTZ)	17-24 s						
Gerinnung (im Plasma)							
Fibrinogen	<6 Monate: 1,5-3 g/l (4,5-9 µmol/l) >6 Monate: 2-4 g/l (6-12 µmol/l)						
Antithrombin III	40-70 %			80-120 %			
D-Dimere	0,02-0,4 mg/l						
Klinische Chemie (S = Serum; P = Plasma; VB = Vollblut)							
Alanin-Aminotransferase (S) (ALT, GPT)	1 Tag: <27 U/l 2-4 Tage: <42 U/l			5 Tage - 5 Monate: <48 U/l 6-12 Monate: <47 U/l			1-2 Jahre: <29 U/l 3-5 Jahre: <26 U/l 6-11 Jahre: <34 U/l 12-16 Jahre: ♀ <21 U/l ♂ <24 U/l
Albumin (S)	30,0-52,0 g/l						35,2-50,4 g/l
α-Amylase (S)	28-100 U/l						
Antistreptolysintiter (S)	≤200 IU/ml						
Aspartat-Aminotransferase (S) (AST, GOT)	1 Tag: <110 U/l 2-4 Tage: <100 U/l			5 Tage - 5 Monate: <79 U/l 6-12 Monate: <83 U/l			1-2 Jahre: <50 U/l 3-5 Jahre: <37 U/l 6-11 Jahre: <48 U/l 12-16 Jahre: ♀ <25 U/l ♂ <29 U/l

Parameter	Referenzbereich		
	Neugeborene	Säuglinge	Kinder nach 1. Lj.
Klinische Chemie (S = Serum; P = Plasma; VB = Vollblut)			
Bilirubin, gesamt (S) Bilirubin, direkt (S)	Nabelschnur: <2 mg/dl (34 µmol/l) <24 h: 2-6 mg/dl (34-100 µmol/l) 1-2 Tage: 6-7 mg/dl (100-120 µmol/l) 3-5 Tage: 4-12 mg/dl (70-120 µmol/l) <1 mg/dl (<17 µmol/l)	ab 1 Monat: <1 mg/dl (<17 µmol/l) ab 1 Monat: 0-0,4 mg/dl (0-7 µmol/l)	
Calcium, gesamt (S) Calcium, ionisiert (S)	6,8-12,0 mg/dl (1,7-3 mmol/l) 4,3-5,1 mg/dl (1,07-1,27 mmol/l)	8,4-11 mg/dl (2,1-2,74 mmol/l) 4,48-4,92 mg/dl (1,12-1,23 mmol/l)	
Cholesterin (S)	<2 Monate: 72-166 mg/dl	60-193 mg/dl	1-4 Jahre: 116-219 mg/dl 4-16 Jahre: 123-226 mg/dl
C-reaktives Protein (CRP) (S)	<5 mg/l		
Eisen (S)	63-201 µg/dl	28-155 µg/dl	45-160 µg/dl
γ-Glutamyl-Transferase (S) (γ-GT)	1 Tag: <148 U/l 2-4 Tage: <181 U/l	5 Tage - 5 Monate: 200 U/l 6-12 Monate: <33 U/l	1-2 Jahre: <17 U/l 3-5 Jahre: <22 U/l 6-11 Jahre: <17 U/l 12-16 Jahre: ♀ <33 U/l ♂ <45 U/l
Glucose (nüchtern) (VB)	1,7-3,3 mmol/l (30-60 mg/dl)	2,8-5,0 mmol/l (50-90 mg/dl)	3,3-5,8 mmol/l (60-105 mg/dl)
Harnsäure (S)	<5,7 mg/dl	<2,5 mg/dl	<6,5 mg/dl
Harnstoff (S)	8-28 mg/dl (2,9-10 mmol/l)	5-15 mg/dl (1,8-5,4 mmol/l)	8-20 mg/dl (2,9-7,1 mmol/l)
Klinische Chemie (S = Serum; P = Plasma; VB = Vollblut)			
Hydroxybutyrat-Dehydrogenase (HBDH) (S)	100-515 U/l	90-310 U/l	72-182 U/l
Kalium (S)	3,6-6,0 mmol/l	3,7-5,7 mmol/l	3,2-5,4 mmol/l
Komplementsystem (S) C_3 C_4	0,6-1,8 g/l 0,07-0,4 g/l		
Kreatinin (S)	<1,1 mg/dl	<0,9 mg/dl	<1,0 mg/dl
Kreatinkinase (CK) (S)	1 Tag: <714 U/l 2-4 Tage: <652 U/l	5 Tage - 5 Monate: <295 U/l 6-12 Monate: <202 U/l	1-2 Jahre: <228 U/l 3-5 Jahre: <150 U/l 6-11 Jahre: ♀ <155 U/l ♂ <248 U/l 12-16 Jahre: ♀ <124 U/l ♂ <269 U/l

Parameter	Referenzbereich		
	Neugeborene	Säuglinge	Kinder nach 1. Lj.
Klinische Chemie (S = Serum; P = Plasma; VB = Vollblut)			
Lactat-Dehydrogenase (S) (LDH)	1 Tag: <730 U/l 2-4 Tage: <953 U/l	5 Tage - 5 Monate: <537 U/l 6-12 Monate: <605 U/l	1-2 Jahre: <468 U/l 3-5 Jahre: <339 U/l 6-11 Jahre: ♀ <319 U/l ♂ <420 U/l 12-16 Jahre: ♀ <240 U/l ♂ <376 U/l
Lipase (S)	13-60 U/l		
Magnesium (S)	1,6-2,2 mg/dl (0,8-1,1 mmol/l)	1,7-2,4 mg/dl (0,85-1,2 mmol/l)	1,4-2,2 mg/dl (0,7-1,1 mmol/l)
Natrium (S)	135-145 mmol/l		
Phosphat (S)	5,0-9,6 mg/dl (1,6-3,1 mmol/l)	4,5-6,7 mg/dl (1,5-2,2 mmol/l)	
Phosphatase, alkalische (AP) (S)	1 Tag: <230 U/l 2-4 Tage: <212 U/l	5 Tage - 5 Monate: <412 U/l 6-12 Monate: <423 U/l	1-2 Jahre: <258 U/l 3-5 Jahre: <247 U/l 6-12 Jahre: <276 U/l 13-16 Jahre: ♀ <172 U/l ♂ <358 U/l
Protein, gesamt (S) Serumprotein-Elektrophorese: Albumin α_1-Globulin α_2-Globulin β-Globulin γ-Globulin	46-68 g/l 60-65 % 2-5 % 7-10 % 2-16 % 13-22 %	48-76 g/l 63-68 % 2-5 % 9-11 % 7-14 % 5-19 %	60-83 g/l 60-63 % 2-5 % 8-10 % 8-14 % 10-23 %
Thyreoidea-stimulierendes Hormon (TSH) basal (S)	1,0-38,9 mU/l	2-20 Wochen: 1,7-9,1 mU/l	0,4-4,0 mU/l
Thyroxin, gesamt (T_4) (S)	107-258 µg/l (138-332 nmol/l)	55-110 µg/l (77-142 nmol/l)	
Thyroxin, freies (fT_4) (S)	15-30 ng/l (19-38 pmol/l)	8-18 ng/l (10-23 pmol/l)	
Triglyceride (S)	<100 mg/dl (<1,12 mmol/l)	<163 mg/dl (<1,86 mmol/l)	
Triiodthyronin, gesamt (T_3) (S)	0,90-1,80 µg/l (1,4-2,8 nmol/l)		
Triiodthyronin, freies (fT_3) (S)	3,5-8,0 pg/ml (5,4-12,3 pmol/l)		

Teil I Klinik

1 Addison-Krise

1.1 Anamnese

Eine 72-jährige Patientin wird somnolent über den Notarzt in die Notaufnahme gebracht. Sie wurde von ihrem Bruder bewusstlos im Hausflur liegend aufgefunden. Bei Ankunft des Notarztes bestand ein Blutzucker von 30 mg/dl und ein systolischer Blutdruck von 60 mm Hg, weswegen er bereits 1 x 500 ml HAES®, 1 x 500 ml Ringer-Lösung® und 2 x 4 g Glucose i. v. verabreicht hat. Initialer Glasgow Coma Scale (GCS) von 5.

1.2 Untersuchungsbefund

72-jährige Patientin in reduziertem Allgemein- und gutem Ernährungszustand. Sie ist schläfrig, aber erweckbar (GCS jetzt 14), zentralisiert und hypotherm (Temp. 35,7 °C). Kein Meningismus. Blutdruck 70/45 mm Hg, Puls 109/min, Blutzucker 82 mg/dl. Pupillen mittelweit, isokor, lichtreaktiv. Cor und Pulmo auskultatorisch unauffällig. Abdomen palpatorisch weich, keine Abwehrspannung, ubiquitärer Druckschmerz, Darmgeräusche sehr lebhaft, Leber ca. 2 cm unter dem rechten Rippenbogen tastbar, Milz nicht tastbar. Stuhlverschmierte Unterwäsche. Keine sichtbaren Prellmarken. Aus den letzten Entlassbriefen entnehmen Sie als diensthabender Arzt in der Notaufnahme folgende Vorerkrankungen: Refluxösophagitis Stadium III, Niereninsuffizienz Stadium II, diskrete Carotisplaques beidseitig, Uncovertrebralarthrose und Arthrosis deformans der Wirbelbogengelenke.

1.3 Medikamentenanamnese

2 x 10 mg Hydrocortison p. o. laut Notfallausweis, die übrige häusliche Medikation ist aufgrund nicht anamnesefähiger Patientin nicht eruierbar.

1.4 Diagnostik

 Wie lautet die ärztliche Diagnose?

Es besteht der Verdacht auf Addison-Krise: typische Klinik und Notfallausweis.

Steckbrief Addison-Krise

- Leitsymptom: Schock
- Nebennierenrinden-Insuffizienz
- Symptome: arterielle Hypotonie bis zum Schock, abdominelle Schmerzen mit diffuser abdomineller Abwehrspannung, Übelkeit und Erbrechen, Fieber und Verwirrtheit oder Schläfrigkeit
- Notfallausweis

1.5 Therapie

Erster Verlauf

Zunächst erfolgt unter der Annahme einer Addison-Krise die parenterale Gabe von Hydrocortison (100 mg SoluDecortin® i. v. als Bolus). Danach wird eine forcierte Volumensubstitution bei sonographisch schmaler Vena cava inferior mit NaCl-Lösung mit einer Laufgeschwindigkeit von 500 ml/h eingeleitet, zusätzlich kontinuierlich 100 mg Hydrocortison in Glucose 5 % über 24 h. Der Blutdruck ist anfangs nur durch zusätzliche Katecholamingabe zu stabilisieren: Arterenol®-Perfusor, 5 mg in 45 ml NaCl (1 ml entspricht 0,1 mg), Laufgeschwindigkeit 4 ml/h. In der ersten arteriellen Blutgasanalyse zeigt sich eine metabolische Azidose als Ausdruck der Schocksymptomatik, die durch zweifache Pufferung mit je 100 ml Natriumbicarbonat über je 1 h ausgeglichen werden kann. Nun sind die Laborwerte verfügbar: Leukozyten 23,2/nl, CRP 365 mg/l, Kreatinin 2,4 mg/dl, Harnstoff 79 mg/dl, Kalium 3,9 mmol/l, Natrium 134 mmol/l. Bei stark erhöhten Entzündungsparametern wird die Patientin blind antibiotisch mit Cefuroxim 3 x 1,5 g i. v. abgedeckt. Im Röntgen-Thorax im Liegen findet sich kein Infektfokus.

Wie erfolgt die Substitutionstherapie des Morbus Addison?

Die Therapie erfolgt durch an die zirkadiane Cortisolausschüttung angepasste Substitution von Glucocorticoiden: Hydrocortison 15–25 mg/d p. o., aufgeteilt auf 2–3 Gaben: z. B. 6.00–8.00 Uhr 10 mg, 14.00 Uhr 5 mg oder 10 mg morgens, 2,5 mg mittags, 2,5 mg abends bei besonders abend- oder nachtaktiven Patienten.

- Stressabhängig muss die Glucocorticoiddosis erhöht werden (siehe Tab. 1.1),
- bei Gastroenteritis i. v. Gabe,
- Substitution von Mineralcorticoiden: Fludrocortison (Astonin®H) 0,05–0,2 mg/d p. o.,
- bei Operationen wird Fludrocortison bis zu einer Hydrocortison-Tagesdosis von 100 mg pausiert, da die mineralocorticoide Wirkkomponente des Hydrocortisons bei höheren Dosen zur Deckung des physiologischen Bedarfs ausreicht.

Außerdem sollte ein Glucocorticoid-Notfallausweis ausgestellt werden.

Tab. 1.1 Faustregeln der Deutschen Gesellschaft für Endokrinologie zur Substitutionstherapie des Morbus Addison

Art der Belastung	Durchschnittliche Dosisanpassung
Leicht fiebriger Infekt, Sport, Arztbesuch	1,5-fache Tagesdosis
Schwere Infektion, Erbrechen oder Durchfall, Extremsport	Doppelte Tagesdosis
Schwere Unfälle, Bewusstlosigkeit, Geburt, Schock, Sepsis	5–10-fache Tagesdosis i.v., gefolgt von 100–200 mg über 24 h Dauertropf unter intensivmedizinischer Überwachung
OP unter Vollnarkose	OP-Tag: 200–300 mg i.v., 1. post-OP-Tag: 150 mg i.v., 2. post-OP-Tag: 100 mg i.v., 3. post-OP-Tag: 50 mg p.o. auf den Tag verteilt, 4. post-OP-Tag: 1–2-fache Tagesdosis p.o., 5. post-OP-Tag: normale Tagesdosis p.o.

Bei Stress muss die Glucocorticoiddosis angepasst werden. Ist eine enterale Resorption nicht gewährleistet (z. B. Gastroenteritis), muss Hydrocortison parenteral verabreicht werden.

Weiterer Verlauf

Unter der Therapie klart die Patientin langsam auf. Bei zunehmender Kreislaufstabilität und Flüssigkeitsausgleich wird die Volumensubstitution zurückgefahren. Die Katecholamine können ausgeschlichen werden. Nun berichtet sie, seit einigen Tagen unter heftigen Diarrhöen (zuletzt 6–8 x täglich und wässrig) mit begleitendem mäßigem Erbrechen zu leiden. An den Sturz am Morgen kann sie sich erinnern. Aufgrund von Schmerzen im BWS-LWS-Übergang wird zum Frakturausschluss ein konventionelles Röntgen durchgeführt, in dem sich nur die bereits vorbekannten Auffälligkeiten zeigen. Stuhlkulturen auf pathogene Keime und der Nachweis auf Clostridium-difficile-Toxin-A sind negativ. Abdomensonographisch keine Auffälligkeiten, insbesondere kein Anhalt für einen Infektfokus. Der Urinstatus ist ebenfalls unauffällig. Als Infektfokus kommt somit am ehesten die Gastroenteritis ohne Keimnachweis infrage. Die Stuhlfrequenzen, Entzündungs- und Retentionswerte sind im Verlauf rückläufig.

Bei Entlassung aus dem Krankenhaus nach insgesamt drei Wochen empfehlen Sie der Patientin, im nächsten halben Jahr engmaschige ambulante Kontrollen (alle 1–3 Monate) durchführen zu lassen, danach alle 6–12 Monate.

Welche Verlaufskontrollen sind bei Glucocorticoid- und Mineralocorticoid-Substitution notwendig?

Das Monitoring der Substitution von Glucocorticoiden und Mineralcorticoiden wird anhand von klinischen und laborchemischen Kontrollen durchgeführt.

Glucocorticoidsubstitution: Das klinische Bild des Patienten ist entscheidend. Symptome der Untersubstitution sind z. B. Müdigkeit, Schwäche, Abgeschlagenheit, Appetitlosigkeit, Übelkeit, abdominelle Schmerzen, Muskelschmerzen, Hyperpigmentation, Gewichtsabnahme, hypotone Kreislauflage, ferner erniedrigtes Serumnatrium und erhöhtes Serumkalium. Zeichen der Übersubstitution dagegen sind Schlafstörungen, Appetitsteigerung und Gewichtszunahme, Ödeme, Akne, diabetische Stoffwechsellage, arterielle Hypertonie sowie ein erhöhtes Serumnatrium und erniedrigtes Serumkalium.

Mineralcorticoidsubstitution: Hier sind regelmäßige Blutdruckmessungen, sowie Kontrollen der Elektrolyte Natrium und Kalium wichtig. Bei der initialen Einstellung und vor allem bei Über- oder Untersubstitution kann die Messung der Plasmareninaktivität hilfreich sein.

■ ■ ■ Quintessenz

- Während die Substitutionstherapie des Morbus Addison mit Glucocorticoiden und Mineralcorticoiden per os erfolgt, ist bei der Addison-Krise eine parenterale Gabe von Glucocorticoiden wichtig.
- Die Mineralcorticoid-Gabe wird dann so lange pausiert, bis die Glucocorticoid-Dosis (Hydrocortison) unter 100 mg/d liegt.

2 Alkoholentzugsdelir

2.1 Anamnese

Der Rettungsdienst bringt eine somnolente 45-jährige Frau in die Notaufnahme. Laut den Rettungsassistenten habe der Ehemann den Rettungsdienst verständigt, da seine Frau bewusstlos sei. Beim Umlagern auf die Trage sei sie allerdings kurzfristig unruhig und aggressiv geworden. Sie erfahren, dass bereits mehrfach ein stationärer Entzug durchgeführt wurde. Nachdem sie drei Jahre „trocken" war, habe sie vor kurzem jedoch wieder angefangen, eine Flasche Schnaps am Tag zu trinken. Vor zwei Tagen habe sie im Rahmen eines Familienkonfliktes aufgehört zu trinken und begonnen, zuhause einen „kalten Entzug" durchzuführen. Danach sei sie zunehmend unruhig, aggressiv und desorientiert gewesen. Geschlafen habe sie gar nicht. In dem Rahmen sei sie mehrfach gestürzt. Auch habe sie Ratten in der Wohnung gesehen und öfter geschrien. Zuletzt sei sie aber nur noch „dagelegen". Die Rettungsassistenten erzählen Ihnen auf Nachfrage von den Wohnverhältnissen. Der Ehemann habe auch den Eindruck erweckt, langjähriger Alkoholiker zu sein. Auffallend war sein Foetor alcoholicus. Die Wohnung sei aber einigermaßen aufgeräumt gewesen, keine Hinweise auf übermäßige Tabletteneinnahme, jedoch wohl unregelmäßige Einnahme von Doxepin und Clomipramin bekannt. Nach Krampfanfällen haben die Rettungsassistenten nicht gefragt. Über Vorerkrankungen ist nichts bekannt.

2.2 Untersuchungsbefund

45-jährige Patientin in reduziertem Allgemein- und Ernährungszustand. Sie ist somnolent, jedoch erweckbar, desorientiert, keine Eigenanamnese möglich. Aggressive Gegenwehr bei Berührung. Temp. 38,3 °C, Blutdruck 220/110 mm Hg, Puls bis 125/min, Blutzucker 78 mg/dl. Hyperhidrose, Tremor manus. Kein Foetor alcoholicus. Keine Leberhautzeichen außer Palmarerythem. Mundinspektion nicht möglich. Weite beidseits lichtreagible Pupillen. Eigenreflexe bei nicht kooperativer Patientin nicht beurteilbar. Cor, Pulmo und Abdomen auskultatorisch unauffällig bis auf Tachykardie, Abdomenpalpation bei heftiger Gegenwehr nicht möglich. Vom äußeren Aspekt her kein ausgeprägter Aszites. Keine Beinödeme.

2.3 Medikamentenanamnese

Keine Dauermedikation, zu Vorerkrankungen liegen keine Informationen vor.

2.4 Diagnostik

Labor: Leukozyten 20,92/nl, Hb 142 g/l, MCV 92 fl, MCH 31,3 pg, Thrombo 316/nl, Kreatinin 0,85 mg/dl, Harnstoff 82 mg/dl, Natrium 148 mmol/l, Kalium 4,21 mmol/l, Calcium 2,26 mmol/l, CRP 60 mg/l, Albumin im Serum 38,3 g/l, GGT 14 U/l, Bili gesamt 0,43 mg/dl, GPT 45 U/l, GOT 137 U/l, CHE 7,27 KU/l, AP 94 U/l, LDH 328 U/l, Quick 84 %, INR 1,1, PTT 24,4 Sek., HbA_{1c} 5,6 %, CK 2451 U/l, Troponin T negativ, TSH 2,38 mU/l, Harnsäure 7,3 mg/dl. Lipase 55 U/l, Urinstatus: unauffällig, Alkoholspiegel 0,0 ‰, Ammoniak im Serum normal.

Urin-Toxikologie: Qualitativer Nachweis von trizyklischen Antidepressiva. Benzodiazepine, Opiate, Barbiturate, Tetrahydrocannabinol und Kokain negativ.

Blutgasanalyse: Respiratorisch kompensierte metabolische Azidose.

Schädel-CT: Unauffällig, insbesondere kein Anhalt für Blutung.

Röntgen-Thorax: Unauffällig.

 Wie lautet die ärztliche Diagnose?

Es besteht der Verdacht auf Alkoholentzugsdelir bei bekannter Alkoholkrankheit.

Steckbrief Alkoholentzugsdelir

- Leitsymptom: Somnolenz
- Entwicklung nach relativem oder absolutem Alkoholentzug
- Vegetative und psychopathologische Symptome
- Intensive Überwachung der Patienten

Da Ethanol in den Transmitterhaushalt eingreift und es bei chronischer Exposition zu einer Toleranzentwicklung und Gegenregulation auf Rezeptorebene kommt, kommt es im Alkoholentzug demzufolge zu überschießenden Reaktionen.

2.5 Therapie

Die Diagnostik (CT, Röntgen, Dauerkatheter-Anlage) kann nur unter Sedierung mit 2 x 5 mg Diazepam i.v. durchgeführt werden. Danach wird die Patientin auf die Intensivstation verlegt. Da sie jeweils wieder innerhalb von einer halben Stunde unruhig wird und massive Gegenwehr ausübt, ist ein Diazepam-Perfusor (z.B. Valium®) notwendig. Zusätzlich erhält sie erstmalig 5 mg Haloperidol i.v. (1/2 Ampulle Haldol®). Die Tachykardie und Hypertonie lassen sich erst nach Anlage eines Clonidin-Perfusors (Paracefan®) beherrschen. Unter dieser Therapie ist die Patientin ausreichend sediert und normotensiv, sodass keine Fixation notwendig ist. Aufgrund des erhöhten Natriums muss zur Flüssigkeitssubstitution natriumfreie Flüssigkeit infundiert werden. Es wird Glucose 5% mit einer Rate von 200 ml/h verabreicht. Vorher bekommt sie zur Vorbeugung einer Wernicke-Enzephalopathie 100 mg Vitamin B_1 als Kurzinfusion (Betabion®), da eine erhöhte Kohlenhydratzufuhr den Thiaminumsatz steigern kann. Der Zusatz von Spurenelementen (z. B. Addel®) zur Infusionslösung ist ebenfalls sinnvoll.

Unmittelbarer Verlauf

Am Folgetag klart die Patientin allmählich auf und wirkt zunehmend adäquat. Haloperidol war in der Nacht nicht mehr gegeben worden. Diazepam und Clonidin sind bereits vom Nachtdienst reduziert worden. Echokardiographisch zeigt sich ein unauffälliger Befund. Die anfangs deutlich erhöhte CK im Sinn einer Rhabdomyolyse ist bereits rückläufig auf 2108 U/l. Clonidin und Diazepam werden im Verlauf der nächsten zwei Tage ausgeschlichen. Am vierten Tag kann sie nach nochmaliger neurologischer Beurteilung auf die Normalstation verlegt werden. Sie ist klar, wach, adäquat und nicht suizidgefährdet. Es besteht eine Amnesie für die Dauer des Delirs.

 Wie sieht die Pharmakotherapie des Alkoholentzugsdelirs aus?

Die medikamentöse Behandlung des Alkoholdelirs sollte sedierend sein, ohne die vitalen Schutzreflexe zu beeinträchtigen. Des Weiteren sollte die epileptische Krampfschwelle erhöht und die autonome Überaktivität gedämpft werden, auch die antipsychotische Wirksamkeit ist wichtig. Tab. 2.1 gibt einen Überblick über die beim Alkoholentzug eingesetzten Medikamente.

Beim unvollständigen oder Prä-Delir reichen meist perorale Monotherapien mit Carbamazepin, Clomethiazol oder Diazepam aus. Liegt ein vollständiges Delir vor, greifen Clomethiazol in höherer Dosierung oder die Kombinationen Clomethiazol + Haloperidol bzw. Diazepam + Haloperidol. Im lebensbedrohlichen Delir ist die orale Therapie insuffizient, hier kommt die parenterale Kombination von Diazepam + Haloperidol, evtl. + Clonidin, zum Einsatz.

 Die intravenöse Kombinationstherapie des Delirium tremens muss intensivmedizinisch überwacht werden.

Weiterer Verlauf

Einen Tag nach Verlegung auf die Normalstation geht die Patientin nach Hause. Eine psychotherapeutische Behandlung, sowie Anbindung an eine Beratungsstelle und Selbsthilfegruppen lehnt sie ab. Es wird dringend Alkoholabstinenz angeraten.

Tab. 2.1 Beim Alkoholentzug eingesetzte Medikamente

Wirkstoff	Fertigarzneimittel	Applikation	Indikation	Wirkung	Cave
Diazepam	Valium®	p. o., i. v.	Unruhe, Agitation, Angst im Rahmen des Alkoholentzugsdelirs	Sedierend, anxiolytisch, antikonvulsiv	Kumulation bei Senioren und Leberkranken; Abhängigkeitspotenzial
Clomethiazol	Distraneurin®	p. o.	Alkoholentzugsdelir	Antipsychotisch, antikonvulsiv, sedierend, anxiolytisch	Atemdepression, Bronchorrhö, Abhängigkeitspotenzial
Carbamazepin	Tegretal®	p. o.	Prädelir	Antikonvulsiv	Leberenzyme↑, Allergie, GIT-Probleme
Clonidin	Paracefan®	p. o., i. v.	Add-on	Dämpft vegetative Symptome wie Tremor, Schwitzen, Tachykardie	Hypotonie, Hyperglykämie, Darmmotilität
Haloperidol	Haldol®	p. o., i. v.	Add-on	Antipsychotisch	Erniedrigung der Krampfschwelle, extrapyramidalmotorische Störungen, möglicherweise Verlängerung des Delirs

■■■ Quintessenz

- Standardtherapeutikum des akuten Alkoholentzugsdelirs ist Clomethiazol.
- Je nach Entzugsstadium und Symptomatik werden Kombinationen mit langwirksamen Benzodiazepinen (Anxiolyse, Sedierung), dem Antikonvulsivum Carbamazepin, Clonidin (vegetative Symptomatik) oder Haloperidol (Lösung von Halluzinationen, Anxiolyse) eingesetzt.

3 Anämie, megaloblastäre; Myelose, funikuläre

3.1 Anamnese

In die Notaufnahme kommt ein Patient mit bekannter Leberzirrhose. Da er nicht zum ersten Mal da ist, gibt es eine Menge alter Entlassbriefe. Er berichtet über Belastungsdyspnoe, Schwäche und Schmerzen in beiden Beinen mit Gangstörungen und rascher Ermüdung, Appetitlosigkeit und Übelkeit mit rezidivierendem Erbrechen, sowie einem Gewichtsverlust von 15 kg in sechs Wochen. Vorerkrankungen: arterielle Hypertonie mit Fundus hypertonicus III, kleinknotige äthyltoxische Leberzirrhose mit alkoholtoxischer Steatohepatitis, beim letzten Aufenthalt Child A, latente Hypothyreose, leichtgradige kombinierte Ventilationsstörung, Zustand nach Nephrektomie links, Nikotinkonsum. Weiterführende Anamnese: Miktionsstörungen werden verneint. Über die Sexualfunktion möchte der Patient nicht reden. Er lebe in Scheidung. Ein Zungenbrennen oder eine Visusminderung habe er nicht bemerkt. Weiterhin gibt er nicht glaubhaft an, keinen Alkohol mehr zu trinken. Eine Mangelernährung bestünde zudem auch nicht.

3.2 Untersuchungsbefund

43-jähriger Patient in reduziertem und ungepflegtem Allgemeinzustand. Uringeruch. Von Zigarettentabak verfärbte Finger, ungepflegte Nägel. Blasses Hautkolorit, diskreter Ikterus. Größe 1,67 m, Gewicht 67 kg. Blutdruck 130/80 mm Hg, Puls 113/min. SaO_2 98 % unter drei Liter O_2. Temp. 36,8 °C. Mundinspektion: kariöser Zahnstatus, auffällig rote Zunge. Cor, Pulmo auskultatorisch unauffällig. Abdomen: weich, kein Druckschmerz, Darmgeräusche spärlich. Digital-rektale Untersuchung: kein Teerstuhl oder frisches Blut am Fingerling. Neurologie: distal symmetrische Hypästhesien, pathologischer sensibler Funktionswandel, Abschwächung der Eigenreflexe an den unteren Extremitäten, spinale Ataxie mit positivem Romberg-Zeichen.

3.3 Medikamentenanamnese

Belok-Zok® 1–0–0, Delix® 5 1–0–0, Esidrix® 1–0–0, L-Thyroxin® 50, Remergil® Sol Tab 15 mg 0–0–1, Pantozol® 40 1–0–0, Novalgin® 4 x 20 Tropfen.

3.4 Diagnostik

Labor: Hb 54 g/l, Retikulozyten 11 %, MCV 124 fl, MCH 44 pg, MCHC 35,3 g/dl, Erythrozyten 0,99/PL, Leukozyten 2600/µl, Thrombozyten 104/nl, CRP 24 mg/l,

GGT 74 U/l, Bilirubin gesamt 1,8 mg/dl, GPT/ALT 33 U/l, GOT/AST 63 U/l, CHE 4,7 KU/l, LDH 356 U/l, AP 73 U/l, Eisen 312 yg/dl, Ferritin 538 µg/l, Vitamin B_{12} 121 pg/ml (150–1 000 pg/ml), Folsäure 3,7 nmol/l (Normwert 7–36 nmol/l).

Die übrigen Werte (Differenzialblutbild, Retentionswerte, Elektrolyte, Gerinnung, fT3, fT4 und TSH, Eiweißelektrophorese) sind im Normbereich. Pathologischer Schilling-Test.

Wie lautet die ärztliche Diagnose?

Es besteht der Verdacht auf hyperchrome megaloblastäre Anämie, auf funikuläre Myelose aufgrund der Kombination aus den Laborwerten (Vitamin-B_{12}-Mangel, erhöhtes MCV) und der Klinik (Gangstörung, Schwäche in den Beinen).

Steckbrief Megaloblastäre Anämie; Funikuläre Myelose

- Leitsymptom: Missempfindungen der Extremitäten, Lähmungen der Beine, Koordinationsstörungen
- Funikuläre Myelose/Spinalerkrankung ist eine seltene Erkrankung
- Chronischer Vitamin-B_{12}-Mangel (Extrinsic-Faktor) kann zu Schädigungen der Hinterstrangbahnen und somit zur funikulären Myelose führen
- Ursachen des Vitaminmangels sind: Intrinsic-Faktor-Mangel aufgrund einer chronisch atrophischen Gastritis, durch Medikamenteneinnahme (z. B. Phenytoin, Isoniazid), Mangelernährung (Veganer oder Alkoholiker) Schwangerschaft oder durch das Blind-Loop-Syndrom
- Ausfälle der Motorik und Sensibilität bis hin zu einer Querschnittslähmung

Wie können die Verdachtsdiagnosen weiter abgeklärt werden?

Ösophago-Gastro-Duodenoskopie: Unauffällig bei guter Übersicht, Histologie: mäßiggradige chronisch aktive Antrum- und Corpusgastritis. Kein Anhalt für Typ-A-Gastritis oder Malignität.

Koloskopie: Unauffällige, hohe Ileo-Koloskopie, Proktitis. Histologie aus dem Ileum: geringer unspezifischer chronischer Reizzustand der Schleimhaut des Ileums.

Abdomensonographie: Steatosis hepatis, Zustand nach Nephrektomie links, kompensatorisch hypertrophierte Niere rechts, grenzwertig große Milz.

Da die vorangegangenen Untersuchungen keine Anämie erklären, wird nun eine Knochenmarkpunktion durchgeführt.

Knochenmarkszytologie: Megaloblastär veränderte Knochenmarkszytologie, gut passend zum Vorliegen eines Vitamin-B_{12}-/Folsäuremangels

Knochenmarkshistologie: Die umschriebenen Veränderungen passen gut in den Rahmen der klinisch mitgeteilten makrozytären Anämie.

Wichtig ist auch, die Differenzialdiagnosen abzuklären:

MRT der HWS und LWS, sowie des Schädels: In den T2-gewichteten transversalen Schnitten finden sich punktförmige, in den sagitalen Schnitten strangförmige Hyperintensitäten, die sich von Höhe HWK1 bis über BWK2 hinaus erstreckten und sich anatomisch den Hintersträngen zuordnen lassen. Die T1-gewichteten Aufnahmen vor und nach intravenöser Kontrastmittelgabe zeigen keine pathologischen Veränderungen, Schädel-MRT unauffällig.

NLG: Reduktion der Nervenleitgeschwindigkeit.

Liquoruntersuchung: Leichte Eiweißerhöhung.

Ist ein Zusammenhang zwischen der Hausmedikation des Patienten und der Anämie erkennbar?

Protonenpumpenhemmer wie Pantoprazol reduzieren die gastrale Säuresekretion und damit die Vitamin-B_{12}-Freisetzung aus der Nahrung.

3.5 Therapie

Wie könnten die Erkrankungen behandelt werden? Welche Rolle spielt hier der Applikationsweg?

Die beiden Vitamine müssen substituiert werden. Sie verordnen Hydroxocobalaminacetat 1 mg (z. B. Vitamin B_{12} Depot Hevert®) i. m. pro Tag über zunächst fünf Tage, anschließend 500 µg/Woche bis zur Normalisierung des Blutbildes. Hydroxocobalamin weist eine stärkere Plasmaeiweißbindung auf als Cyanocobalamin und stellt somit eine natürliche Depotform dar. Die orale Gabe macht bei bereits bestehenden neurologischen Ausfällen keinen Sinn, da die geringen resorbierten Mengen – selbst wenn keine Störung der Intrinsic-Faktor-Bildung vorliegt – für eine effektive Therapie nicht ausreichen. Zusätzlich verordnen Sie initial alle drei Tage eine Ampulle Folsäure 20 mg (z. B. Folsäure Hevert® forte Amp.) i. m. Sobald als möglich stellen Sie diese um auf 5 mg Folsäure/d p. o. (z. B. Folsan®) bis zur Normalisierung des Blutbildes.

Da die funikuläre Myelose durch einen Vitamin-B_{12}-Mangel bedingt ist, sollte sich die Symptomatik unter der Vitaminsubstitution bessern. Pathologisch-anatomisch handelt es sich um einen Markscheidenzerfall im Bereich der Hinter- und Seitenstränge. Der Nervus opticus sowie periphere Nerven können auch betroffen sein. Ob eine Restitutio ad integrum erreicht werden kann, hängt von einem frühzeitigen Beginn der Therapie ab. Besteht die Symptomatik allerdings schon lange (über Monate), muss mit neurologischen Residualsymptomen gerechnet werden.

Während die perorale Folsäuresubstitution gute Erfolge zeigt, sollte die Vitamin-B$_{12}$-Therapie bei nachgewiesenem Mangel auf parenteralem Wege erfolgen.

Verlauf

Innerhalb des vierwöchigen stationären Aufenthalts und der parenteralen Vitamin-B$_{12}$- und Folsäuresubstitution verzeichnen Sie einen befriedigenden Hb-Anstieg. Bei Entlassung beträgt der Hb-Wert 9,2 g/dl.

Unter der Substitution von Vitamin B$_{12}$ bessert sich langsam auch die neurologische Symptomatik, eine Restitutio ad integrum wird während des stationären Aufenthalts nicht erreicht.

Besonders Alkoholkranke sind gefährdet, an Vitaminmangelerkrankungen zu erkranken, da hier häufig die Risikofaktoren Mangelernährung und chronische Gastritis zusammenkommen. Die körpereigenen Reserven an Vitamin B$_{12}$ in der Leber sind so groß, dass sich erst zwei bis drei Jahre nach Resorptionsstop Mangelsymptome einstellen.

Die Hydroxocobalamin-Behandlung wird mit 500 µg i. m. (entspricht 1 ml der Vitamin B$_{12}$ Depot Hevert® Ampullen) alle zwei Monate fortgesetzt. Allerdings sollte man sicherstellen, dass der Patient keine Antikörper gegen den Hydroxocobalamin-Transcobalamin-Komplex gebildet hat.

Darüber hinaus sollte der Hausarzt eine Helicobacter-pylori-Eradikation durchführen (siehe Kap. 14, Gastritis).

▪ ▪ ▪ Quintessenz

- Ein Folsäuremangel kann alimentär, durch verminderte Resorption oder erhöhten Verbrauch oder auch medikamentös (hormonelle Kontrazeptiva, Barbiturate) ausgelöst sein.
- Die Therapie besteht in der parenteralen Substitution von Folsäure und Vitamin B$_{12}$.

4 Asthma, intrinsisches, frühkindliches

4.1 Anamnese

Sie sind der diensthabende Arzt in der pädiatrischen Lungenambulanz. Eine Mutter kommt mit ihrem dreieinhalbjährigen Sohn mit Einweisung zu Ihnen. Sie berichtet, der Kleine sei ein kränkliches Kind, das nie besonders gut gegessen habe. Weil er ständig erkältet sei, könne er mit den gleichaltrigen Kindern nicht mithalten. Sie habe ihm schon oft Antibiotika geben müssen. Aktuell bestehe seit einer Woche Husten, vor allem nachts, sowie Kurzatmigkeit seit dem Morgen, sodass sie den Kinderarzt aufgesucht habe. Die Frage nach Auswurf kann die Mutter nicht sicher beantworten. Sie habe das Gefühl, dass er verschleimt sei, aber beim Husten alles runterschlucke. Heute sei er sehr quengelig. Insgesamt sei er häufig krank, vor allem jetzt im Winter. Im letzten halben Jahr habe er etwa drei Episoden mit pfeifenden Atemgeräuschen gehabt. Familienanamnese: die Mutter hat Heuschnupfen, der Vater hatte als Kind oft Bronchitiden.

4.2 Untersuchungsbefund

Dreieinhalbjähriger zarter Junge. Größe 97 cm, Gewicht 13 kg. Herz: leises Systolikum über Erb. Abdomen palpatorisch und auskultatorisch unauffällig. Pulmo: auskultatorisch verlängertes Expirium, expiratorisches Giemen und Brummen beidseits ubiquitär, leises Atemgeräusch. Mundinspektion: unauffällig. Seröse Rhinitis.

4.3 Medikamentenanamnese

Früher habe er regelmäßig Tropfen bekommen. Der Name des Präparates aus einer braunen Flasche ist nicht erinnerlich. Des Weiteren habe er schon einmal über zwei Wochen inhalieren müssen, was ihm sehr geholfen habe.

4.4 Diagnostik

 Wie lautet die ärztliche Diagnose?

Es besteht der Verdacht auf frühkindliches Asthma aufgrund der Gedeihstörung und der typischen Klinik wie Kurzatmigkeit und Husten.

Steckbrief frühkindliches Asthma

- Leitsymptom: Kurzatmigkeit und Husten
- Mit ca. 10 % die häufigste chronische Erkrankung des Kindesalters
- Nächtlicher Husten, pfeifende Atmung bis schwere Atemnot im Rahmen von Erkältungen
- Familiäre Vorbelastung

 Welche Untersuchungen werden eingeleitet?

Der Junge wird stationär aufgenommen. Sie ordnen folgende Untersuchungen für die Station an:

Kapilläre Blutgasanalyse: pH 7,38, pO_2 46 mm Hg, pCO_2 58 mm Hg.

Differenzialblutbild: 7 % Eosinophile, Leukozyten 1200/µl, Hb 120 g/l, Th 438/nl, CRP 3 mg/l, Elektrolyte normal, Kreatinin 0,6 mg/dl, Hst 22 mg/dl.

Immunglobuline und IgG-Subklassen: Normal, insb. IgE.

Mykoplasmen- und Chlamydientiter: Negativ.

Rö-Thx: Milde Überblähung, peribronchitische Zeichnungsvermehrung, vereinbar mit einer obstruktiven Bronchitis.

Kein Anhalt für zystische Fibrose im Schweißtest.

4.5 Therapie

 Welche Therapien könnten stationär durchgeführt werden?

Inhalatives schnellwirkendes $β_2$-Sympathomimetikum wie Salbutamol (z. B. Sultanol®-Inhalationslösung) 0,25–0,5 mg/Lebensjahr, jedoch max. 2 mg, über Druckvernebler alle sechs Stunden. Mit der korrekten Inhalationstechnik eines Dosieraerosols sind Kinder vor dem Schuleintritt noch überfordert.

Inhalatives Corticoid: z. B. Budesonid (z. B. Pulmicort®) 2 x tgl. 500 µg über Vernebler. Die Inhalation sollte vor einer Mahlzeit stattfinden, um die Reizwirkung auf den Rachen (→ Husten, Heiserkeit) zu mindern und einer Soorinfektion des Mund-Rachenraumes vorzubeugen.

Nach Abklingen der Akutsymptomatik Sultanol nur noch bei Bedarf verabreichen. Die medikamentöse Therapie stellt nur einen Teil des gesamten therapeutischen Konzeptes zur Behandlung des kindlichen Asthma bronchiale dar. Wichtige Teile des Konzepts sind u. a. intensive Asthmaschulung und physiotherapeutische Maßnahmen.

Erst Sultanol, dann Cortison inhalieren lassen, denn das β_2-Sympathomimetikum bewirkt eine Bronchodilatation, welche dem zweiten Medikament ermöglicht, besser und tiefer in die Bronchien vorzudringen und dort seine Wirkung optimal zu entfalten.

Wie sieht die Therapie des kindlichen Asthmas aus?

Die Asthmatherapie orientiert sich an einem Stufenschema (siehe Tab. 4.1). Kleinkinder inhalieren über Vernebler (für den Hausgebrauch z. B. Pariboy®), ab dem Kindergartenalter tolerieren die Kinder meist die Inhalation eines Dosieraerosols über einen Spacer mit Mundstück. Dosieraerosole erfordern eine komplexe Koordination von Auslösung des Sprühstoßes und Inhalation und sind daher erst ab dem Schulalter sinnvoll.

In der Asthmatherapie unterscheidet man antientzündliche Langzeittherapeutika (Controller) und symptomorientierte Bedarfstherapeutika (Reliever).
Controller: Inhalative Corticoide (1. Wahl), retardiertes Theophyllin (Bronchoretard®), langwirksame β_2-Sympathomimetika (Salmeterol, Formoterol), Leukotrienantagonisten (Montelukast), Cromone (DNCG, Nedocromil).
Reliever: Kurzwirksame β_2-Sympathomimetika.

Tab. 4.1 Stufenschema zur kindlichen Asthmatherapie (nach: Nationale Versorgungsleitlinie Asthma, April 2008)

Asthmastufe	Therapie
Stufe 1 (intermittierendes, leichtgradiges Asthma), Anwendung eines Relievers	Bedarfsadaptierte Inhalation eines schnellwirksamen β_2-Sympathomimetikums
	Keine Controller
Stufe 2 (persistierendes leichtes Asthma), Anwendung eines Controllers und Relievers	Versuch mit Leukotrienantagonist oder Cromonen (Cromoglicinsäure oder Nedocromil) über 4–8 Wochen
	Inhalative Corticoide in niedriger Dosierung
	Zusätzlich schnellwirksame β_2-Sympathomimetika als Reliever
Stufe 3 (persistierendes mittelgradiges Asthma), mehrere Therapieoptionen, Kombination aus verschiedenen Controllern sowie einem Reliever	Inhalative Corticoide in mittlerer Dosierung
	Plus ein inhalatives langwirksames β_2-Sympathomimetikum (ab dem Grundschulalter)
	Plus retardiertes Theophyllin
	Plus Leukotrienantagonist (bei Kindern zwischen 1–6 Jahre ist Montelukast den langwirksamen β_2-Sympathomimetika vorzuziehen)
	Dosissteigerung des inhalativen Corticoids
	Zusätzlich schnellwirksame β_2-Sympathomimetika als Reliever
Stufe 4 (persistierendes schweres Asthma)	Inhalative Corticoide in hoher Dosierung plus andere Controller
	Inhalatives langwirksames β_2-Sympathomimetikum
	Evtl. systemische Corticoidtherapie
	Zusätzlich schnellwirksame β_2-Sympathomimetika als Reliever

Verlauf

Am zweiten Tag ist der Junge beschwerdegebessert. Die Mutter berichtet Ihnen während der Visite, dass die Inhalationen ihrem Sohn gut täten und sie das Gefühl habe, er sei weniger kurzatmig. Aber spielen wolle er mit den anderen Kindern noch nicht. Auskultatorisch besteht zwar noch ein leises expiratorisches Giemen und Brummen beidseits, sowie ein noch diskret verlängertes Expirium, aber klinisch scheint der Junge gebessert zu sein. Die Sultanol-Inhalationen können nun auf 3 x tgl. reduziert werden.

Am vierten Tag besuchen Sie den Patienten in der Spielecke. Über der Lunge können Sie zwar das verlängerte Expirium immer noch diskret auskultieren, aber das Giemen und Brummen ist deutlich gebessert. Am nächsten Tag setzen Sie die regelmäßigen Sultanol-Inhalationen auf 2 x tgl. herab. Diese sollten für zwei Wochen beibehalten werden. Die Corticoid-Inhalation wird auf Dauer weitergeführt. Hierfür verordnen Sie ihm 2 x 100 µg Flutide®Junior 50 Rotadisk (Fluticason) als Dauermedikation und Sultanol® Rotadisk (Salbutamol) als Bedarfsmedikation. Die Pulverinhalation per Rotadisk ist einfacher zu handhaben als ein Dosieraerosol und daher schon für Kinder ab drei oder vier Jahren sinnvoll.

Nach zwei rezidivfreien Tagen entlassen Sie den Jungen in die ambulante Weiterbehandlung und bestellen ihn zur Nachkontrolle nach drei Wochen in die Lungenambulanz ein.

Er sollte mindestens über drei Monate mit dem Corticoid inhalieren. Dann kann ein Versuch der Dosisreduktion unternommen werden

Quintessenz

- Die Therapie des Asthma bronchiale erfolgt über ein Stufenschema.
- Erster Bestandteil ist stets ein schnellwirksames Bedarfsmedikament zur Bronchospasmolyse (β_2-Sympathomimetikum), je nach Stufe kombiniert mit einem oder mehreren Controllern als antientzündlicher Komponente (Corticoide, Theophyllin, langwirksame β_2-Sympathomimetika, Leukotrienantagonisten, Cromone).
- Das Therapieziel ist die weitgehende Symptomfreiheit und Vermeidung von schweren Exazerbationen durch rechtzeitige Behandlung.

5 Beinvenenthrombose, tiefe (TVT)

5.1 Anamnese

Sie haben Dienst in einer internistischen Notaufnahme. Die nächste Patientin ist 47 Jahre alt und stellt sich wegen Schmerzen und Ziehen im rechten Oberschenkel vor. Die Beschwerden bestünden seit drei Tagen, in der Nacht sei es besonders stark gewesen. Vor einem Monat habe sie eine Thrombose des linken Beines gehabt. Sie suchen die Vorbriefe im Computer und erhalten folgende Informationen über Vorerkrankungen: Thrombose der Vena saphena magna links mit Crosseligatur und Exhairese der proximalen Vena saphena magna links, arterielle Hypertonie, Faktor-V-Leiden-Mutation. Nach diesen Informationen fragen Sie noch nach vorausgegangener Immobilisation und aktuell bestehender Dyspnoe. Beides wird verneint.

5.2 Untersuchungsbefund

47-jährige Patientin in gutem Allgemein- und Ernährungszustand. Größe 1,70 m, Gewicht 64 kg. Blutdruck 140/80 mm Hg, Puls 84/min, SaO_2 97 %, Temp. 37,6 °C. Auskultation von Herz und Lungen, sowie Palpation und Auskultation des Abdomens sind unauffällig. Untersuchung des rechten Beins: schmerzhafte Umfangvermehrung von rechtem Ober- und Unterschenkel. Payr'scher Druckpunkt nicht schmerzhaft. Meyer-Zeichen negativ. Homans-Zeichen positiv. Die Fusspulse sind beidseits tastbar.

5.3 Medikamentenanamnese

Neo-Eunomin®, Metoprolol 50 1-0-1/2, keine Antikoagulation.

5.4 Diagnostik

 Wie lautet die ärztliche Diagnose?

Es besteht der Verdacht auf Beinvenenthrombose rechts.

Steckbrief tiefe Beinvenenthrombose

- Leitsymptom: Schmerzhafte Schwellung einer Extremität, z. B. Wade
- Häufige Auslöser: Immobilisation, Gerinnungsstörungen, Dehydratation
- Komplikationen: Lungenembolie, postthrombotisches Syndrom
- D-Dimere positiv

Apparative Untersuchungen: Sie führen eine Duplexsonographie der Beinvenen durch. Hier zeigt sich eine komplette Thrombose der Vena saphena magna ab der Mündungsstelle bis Höhe Kniegelenk rechts. Der Thrombus ragt in die V. femoralis communis. Die Thrombusspitze ist umflossen. Vena femoralis und Vena poplitea sowie die Unterschenkelgruppen sind frei.

Da die Thrombose nun gesichert ist, wird auf andere apparative Untersuchungen zur Erhärtung der Verdachtsdiagnose (z. B. Phlebographie) sowie die Messung der D-Dimere verzichtet. Im Aufnahmelabor sind lediglich die folgenden Parameter auffällig: Leukozyten 11,4/nl, Hb 118 g/l, CRP 32 mg/l. Das EKG ist altersentsprechend unauffällig, insbesondere keine Rechtsherzbelastungszeichen als Hinweis auf eine Lungenembolie.

5.5 Therapie

 Wie könnte die Patientin behandelt werden?

Bei einer gesicherten Thrombose, aber auch bei vorliegendem Verdacht (z. B. wenn der Patient wie so oft nachts kommt und eine Diagnostik erst am folgenden Werktag möglich ist), ist die sofortige und suffiziente Antikoagulation indiziert. Damit sollen Thrombusprogredienz und Lungenembolie verhindert werden.

Die Vena saphena magna gehört zu den oberflächlichen Beinvenen. Da der Thrombus aber in die Vena femoralis communis ragt, zählt die Thrombose zu den tiefen Beinvenenthrombosen. Es gibt keine durch Studien abgesicherte Indikation zur Antikoagulation von oberflächlichen Beinvenenthrombosen. Handelt es sich allerdings um einen Progress ins tiefe Venensystem, muss der Patient antikoaguliert werden.

Diese Patientin hat angepasste Kompressionsstrümpfe der Kompressionsklasse II, die sie allerdings nicht getragen hat. Diese Maßnahme würde die Inzidenz des postthrombotischen Syndroms um die Hälfte reduzieren.

 Sind UFH/NMH bei tiefer Beinvenenthrombose vergleichbar?

Es wird eine Anfrage an die Arzneimittelinformationsstelle der Apotheke gerichtet. In der Apotheke soll überprüft werden, ob unfraktionierte Heparine (UFH) mit niedermolekularen Heparinen (NMH) bei tiefer Beinvenenthrombose vergleichbar sind. Vergleichsübersichten sind auch gute Vorlagen zur Diskussion bei der Arzneimittelkommission, in der über die Zusammensetzung der klinikspezifischen Arzneimittelliste entschieden wird.

Für die **initiale Antikoagulation** sind derzeit unfraktionierte (UFH) und niedermolekulare Heparine (NMH) zugelassen, wobei letztere aufgrund ihrer Sicherheit und leichteren Anwendbarkeit Mittel der ersten Wahl sind (siehe Tab. 5.1).

Für die Therapie der **tiefen Beinvenenthrombose** sind die in der Tabelle angegebenen Heparine in Deutschland zugelassen. Hinsichtlich Effektivität und Sicherheit macht die ein- oder zweimalige Gabe bei den niedermolekularen Heparinen keinen Unterschied.

Tab. 5.1 Einsatz von Antikoagulanzien bei tiefen Venenthrombosen zur Progressionsprophylaxe

	Niedermolekulare Heparine				Unfraktionierte Heparine
Wirkstoff	Tinzaparin	Nadroparin	Certoparin	Enoxaparin	Heparin
Fertigarzneimittel	Innohep®	Fraxiparin®	Mono-Embolex® 8 000 Therapie	Clexane®	Heparin-Natrium Braun
Einsatz bei HIT Typ II	Nein	Nein	Nein	Nein	Nein
Einsatz bei Niereninsuffizienz	Nein	Bei Kreatininclearance ≥ 30 ml/min	Bei leicht bis mäßig eingeschränkter Nierenfunktion	Ja	Ja
Einsatz bei Hämodialyse	Nein	Ja	Keine Angabe	Ja	Ja
aPTT-Kontrolle	Nein	Nein	Nein	Nein	Erforderlich
Halbwertszeit	Lang	Lang	Lang	Lang	Kurz
Applikation	s.c. 1 x tgl.	s.c. 2 x tgl.	s.c. 2 x tgl.	s.c. 2 x tgl.	i.v. Bolus, anschließend Dauertropf oder s.c. 2(–3) x tgl.
Dosierung	Gewichtsadaptiert	Gewichtsadaptiert	Fix 2 x 8000 I.E. pro Tag	Gewichtsadaptiert	Fix bzw. aPTT-adaptiert
Dauer	Mind. 6 Tage	10 Tage	10–14 Tage	Mind. 5 Tage	Mind. 4 Tage
Nebenwirkungen	Blutungen, Hyperkaliämie				Reversibler Haarausfall, Osteoporose bei mehrmonatiger Therapie, allergische Haut- und Allgemeinreaktionen

Des Weiteren ist noch das Pentasaccharid Fondaparinux (Arixtra®) in einer Dosierung von 1 x tgl. 7,5 mg s.c. auf dem Markt. Bei einem KG < 50 kg wird es allerdings niedriger dosiert: 1 x tgl. 5 mg s.c., während Patienten mit einem KG > 100 kg 1 x tgl. 10 mg s.c. bekommen.

Zwei neue peroral verfügbare Gerinnungshemmer seien hier noch erwähnt. Noch ist ihre Zulassung auf die Thromboseprophylaxe nach Hüft- oder Kniegelenkersatz-Operationen beschränkt, doch weitere Indikationen werden momentan in Studien geprüft. Dabigatranetexilat (Pradaxa®) zählt zu den ODTI (orale direkte Thrombininhibitoren), Rivaroxaban (Xarelto®) blockiert selektiv und direkt Faktor Xa. Beide werden 1 x täglich in fixer Dosierung eingenommen, ein Gerinnungsmonitoring kann entfallen.

Welche Therapieentscheidung treffen Sie für die Patientin?

Sie entscheiden sich aufgrund der Verfügbarkeit in Ihrem Krankenhaus für Fraxiparin® 2 x tgl. 0,6 ml s. c.
Wegen der Gefahr einer Heparin-induzierten-Thrombozytopenie (HIT) muss vor Beginn der Heparintherapie sowie 2 x wöchentlich die Thrombozytenzahl überwacht werden. Auch unter NMH können HIT auftreten.

 Was tun bei Heparinunverträglichkeit?

Ist bei einem Patienten eine Kontraindikation gegen Heparin bekannt, z. B. HIT Typ II, sind alternativ Danaparoid (Orgaran®) und Lepirudin (Refludan®) zugelassen. Danaparoid ist ein Heparinoidgemisch, das hauptsächlich über eine antithrombinvermittelte Hemmung von Faktor Xa wirkt. Man verabreicht 2250 Anti Faktor Xa-Einheiten (entsprechen drei Ampullen) als intravenösen Bolus, dann über 4 h jeweils 400 E/h, über weitere 4 h jeweils 300 E/h, danach 150–200 E/h über 5–7 Tage. Achtung: Asthmatiker mit Sulfit-Überempfindlichkeit können auf das enthaltene Natriumsulfit mit Bronchospasmen oder anaphylaktischem Schock reagieren. Lepirudin ist ein rekombinant hergestelltes Polypeptid, welches Thrombin – auch fibringebundenes – direkt hemmt. Dosierung: 0,4 mg/kg i. v. als Bolus, gefolgt von 0,15 mg/kg/h über 2–10 Tage. 2005 kam ein weiterer direkter Thrombininibitor für lebergesunde Erwachsene auf den Markt: Argatroban (Argatra®).

 Für die initiale Antikoagulation der tiefen Beinvenenthrombose sind derzeit unfraktionierte und niedermolekulare Heparine zugelassen, wobei letztere aufgrund ihrer Sicherheit und leichteren Anwendbarkeit Mittel der ersten Wahl sind. Bei Unverträglichkeit von Heparin (HIT) kann man auf Danaparoid und Lepirudin zurückgreifen.

Verlauf

Dieses Mal muss die Patientin intensiv aufgeklärt werden, dass eine dauerhafte Antikoagulation unerlässlich ist. Auch muss ihr erklärt werden, dass die Einnahme der „Pille" (Neo-Eunomin®, ein Zweiphasenpräparat mit Ethinylestradiol + Chlormadinonacetet) das Thromboserisiko erhöht, zumal hier die ungünstige Konstellation einer Rezidiv-Thrombose und Thrombophilie vorliegt. Es wird der Patientin demzufolge zu einer hormonfreien Verhütungsmethode geraten.
Ein gefäßchirurgisches Vorgehen lehnt die Patientin aktuell ab. Der Nutzen thrombusbeseitigender Verfahren ist im Vergleich zur alleinigen Antikoagulation in Studien bisher nicht bewiesen.

 Welche langfristige Antikoagulation ist notwendig?

Da keine invasiven Maßnahmen geplant sind, wird am Folgetag überlappend zum Heparin mit einer dauerhaften Antikoagulation zur Sekundärprophylaxe begonnen.

5 Beinvenenthrombose, tiefe (TVT)

Therapiestandard sind Vitamin-K-Antagonisten. Phenprocoumon (Marcumar®) ist im deutschsprachigen Raum sehr verbreitet, Warfarin (Coumadin®) eher im angloamerikanischen. Die Therapie mit Vitamin-K-Antagonisten wird über die INR/Quick gesteuert. Die Dosierung und INR/Quick wird im roten Marcumarausweis festgehalten und normalerweise für 1–4 Wochen im Voraus angegeben.

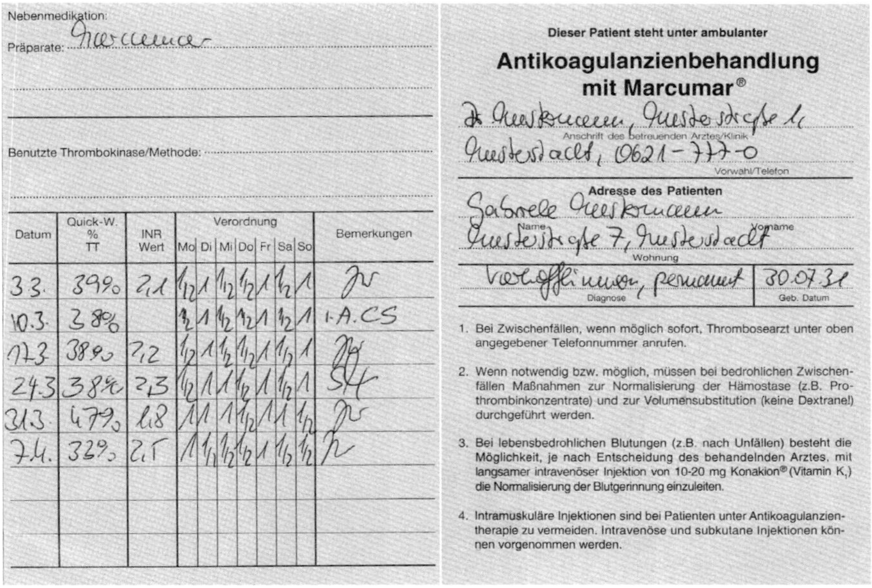

Abb. 5.1 Marcumarausweis

Die Patientin kann gezielt mobilisiert werden.
Die Dauer der Sekundärprophylaxe hängt von der Grunderkrankung und den Begleitumständen ab. Handelt es sich um ein Erstereignis bei transientem Risikofaktor, wird drei Monate antikoaguliert, bei idiopathischer Genese oder Thrombophilie dagegen 6–12 Monate, bei kombinierter Thrombophilie oder Antiphospholipid-AK-Syndrom zwölf Monate. Handelt es sich um ein Rezidivereignis oder hat der Patient eine aktive Krebserkrankung (hier jedoch nach Abwägung des Blutungsrisikos), wird eine zeitlich unbegrenzte Antikoagulation empfohlen.
Dem Nutzen der Langzeitantikoagulation steht das Blutungsrisiko entgegen. Neuere Studien haben gezeigt, dass der D-Dimer-Spiegel nach Absetzen einer oralen Antikoagulation einen hohen Vorhersagewert für eine Rezidiv-Thrombose hat. Die Bestimmung des D-Dimers könnte daher hilfreich sein, die Zeitschiene für eine Antikoagulation individuell festzulegen.

Quintessenz

- Die tiefe Beinvenenthrombose kann stationär wie auch ambulant behandelt werden. Initiale Therapie ist die Antikoagulation mit vorrangig niedermolekularen Heparinen in ein- bis zweitäglicher s.c. Dosierung. Bei Heparinunverträglichkeit (HIT) stehen Danaparoid und Lepirudin zur Verfügung.

- Die langfristige (orale) Antikoagulation erfolgt mit Vitamin-K-Antagonisten. Zusätzlich zur medikamentösen Therapie ist die Kompressionsbehandlung, sowie nach den neuesten Richtlinien auch die Mobilisation des Patienten wichtig. Dabei ist es unerheblich, ob die Thrombose proximal oder distal lokalisiert ist.

6 Cholezystitis

6.1 Anamnese

Ein 59-jähriger Patient kommt mit Einweisung des Hausarztes in die Klinik. Er klagt seit einigen Tagen über zunehmende krampfartige rechtsseitige Oberbauchschmerzen, Inappetenz und Übelkeit. Erbrechen, Fieber oder Schüttelfrost wird verneint. Solche Beschwerden habe er zum ersten Mal. Stuhlunregelmäßigkeiten habe er nicht bemerkt. Keine Vorerkrankungen Es besteht eine Penicillinallergie. Der Patient bringt Laborbefunde des Hausarztes mit: HBs-Antigen negativ, HCV-Antikörper negativ.

6.2 Untersuchungsbefund

59-jähriger Patient in situativ reduziertem Allgemeinzustand und adipösem Ernährungszustand. Größe 1,78 m, Gewicht 83 kg. Blutdruck 130/70 mm Hg, Puls 80/min, Temp. 38,6 °C, Blutzucker 118 mg/dl. Cor und Pulmo auskultatorisch unauffällig. Abdomen: Bauchdecken weich, keine Abwehrspannung, keine Resistenzen, erheblicher Druckschmerz im rechten Oberbauch, Darmgeräusche spärlich, aber in allen Quadranten vorhanden. Leber am Rippenbogen tastbar, Milz nicht tastbar. Kein klopfschmerzhaftes Nierenlager. Diskreter Sklerenikterus.

6.3 Medikamentenanamnese

Keine Dauermedikation.

6.4 Diagnostik

 Wie lautet die ärztliche Diagnose?

Es besteht der Verdacht auf akute Cholezystitis aufgrund der typischen Klinik (siehe Steckbrief).

Steckbrief Cholezystitis

- Leitsymptom: Oberbauchschmerzen
- Akute Gallenblasenentzündung
- Kann akut, chronisch und als akuter Schub bei chronischer Entzündung auftreten
- Rechtsseitige Oberbauchschmerzen, Ikterus und Fieber (Charcot-Trias)

- Meistens im Rahmen einer Cholezystolithiasis vorkommend
- Die Cholestase begünstigt eine Besiedlung mit Escherichia coli, Enterokokken (am häufigsten), Klebsiellen und Proteus, sowie seltener auch mit Streptokokken und Staphylokokken

Labor: Leukozyten 11,53/nl, Neutrophile 82,9 %, CRP 251 mg/l, γ-GT 172 U/l, Bilirubin 3,92 mg/dl, GPT 59 U/l, GOT 28 U/l, CHE 5,84 KU/l, AP 136 U/l, LDH 138 U/l, Natrium 135 mmol/l, Kalium 3,17 mmol/l, Lipase 22 U/l, Calcium 2,37 mmol/l. Die übrigen Werte (Gerinnung, Kreatinin, Harnstoff, Urinstatus, Schilddrüse, Cholesterin) sind im Normbereich.

Abdomensonographie: Gallenblasenvergrößerung, Gallenblasen-Sludge, Verdickung der Gallenblasenwand auf 5 mm.

Abdomen-Röntgen: Kein Anhalt für freie Luft, kein Gallenstein sichtbar.

Röntgen-Thorax in zwei Ebenen: Altersentsprechender Herz- und Lungenbefund.

ERCP: Unauffällige Darstellung des Pankreasganges. Der Ductus hepaticus communis und die intrahepatischen Gallenwege kommen ebenfalls konkrementfrei und normkalibrig zur Darstellung. Der Ductus cysticus und die Gallenblase kommen nur unscharf zur Darstellung.

6.5 Therapie

Wie könnte der Patient behandelt werden?

Da der Patient keinen schwerkranken Eindruck macht, wird eine empirische Therapie mit 2 x 500 mg Ciprofloxacin p. o. (Ciprobay®) eingeleitet.

Als Apotheker begleiten Sie heute die Visite auf der Gastroenterologie. Wie kommentieren Sie die Wahl der antibiotischen Therapie?

Bei einer **akuten Cholezystitis** müssen die gramnegativen (Darm-)Bakterien auf jeden Fall von dem angewandten Antibiotikum mit abgedeckt werden. Es soll wirksame Spiegel in der Galle erreichen, möglichst auch bei Cholestase, und nicht von der alkalischen Gallenflüssigkeit inaktiviert werden. Laut den Empfehlungen der Paul-Ehrlich-Gesellschaft zum rationalen Einsatz oraler Antibiotka 2006 ist bei akuter Cholezystitis 2 x tgl. ein Aminopenicillin + Betalactamaseinhibitor (Amoxicillin + Clavulansäure: Augmentan® Filmtbl., Sultamicillin = Ampicillin + Sulbactam: Unacid® PD oral Ftbl.) Mittel der Wahl. Beide Präparate penetrieren gut in die Galle. Bei Penicillinallergie stellt Ciprofloxacin (Ciprobay®) eine gute Alternative dar. Es ist gut gallengängig, ca. 1 % der verabreichten Dosis wird in die Galle ausgeschieden.

Eine **Volumensubstitution** wird mit Ringer®-Lösung durchgeführt. Der Infusion wird 20 mmol KCl zugesetzt. Der Patient sollte zunächst noch Nahrungskarenz zur Ruhigstellung der Gallenblase einhalten.

Je nach Schmerzzustand des Patienten ist Butylscopolamin (Buscopan®) zur Spasmolyse angezeigt, jedoch maximal 100 mg pro Tag. Zusätzlich kann Paracetamol verabreicht werden (Ben-u-ron® Supp. oder als Saft 1 000 mg). Metamizol (Novalgin®) hat eine gute spasmolytische Wirkung, weist jedoch mögliche Nebenwirkungen wie Agranulozytose und allergischen Schock vor. Ein Metamizol-Abbauprodukt, die Rubazonsäure, kann zur Rotfärbung des Urins führen (Patient vorwarnen). In Tropfenform lässt sich Metamizol individuell abgestimmt dosieren.

Bei der Diskussion des Schmerztherapieplans werden Sie zur Auswahl eines geeigneten Opioids befragt.

Sind die Schmerzen nicht anders in den Griff zu bekommen, fällt unter den Opioiden die Wahl auf Pethidin (Dolantin®) 50–100 mg langsam i.v. Dolantin reicht nicht an die analgetische Potenz des Morphins heran, ist dafür aber weniger spasmogen.

Die Therapie der akuten Cholezystitis erfolgt mit Antibiotika, Spasmolytika, Analgetika und Volumen- sowie ggf. Elektrolytsubstitution. Choleretika und Cholekinetika sind in diesem Fall wirkungslos.

Verlauf

Bereits am nächsten Tag geht es dem Patienten besser. Die Entzündungswerte sind in der Kontrolle nach zwei Tagen rückläufig: Leukozyten 8,74/nl, CRP 112 mg/l. Es kann ein Kostaufbau mit Schonkost begonnen werden, welcher gut vertragen wird. Am dritten Tag wird das Labor noch einmal kontrolliert: Leukozyten 8,74/nl, CRP 112 mg/dl, γ-GT 169 U/l, Bilirubin ges. 0,76 mg/dl, GPT 56 U/l, GOT 41 U/l, CHE 5,6 KU/l, AP 197 U/l, LDH 124 U/l. Am selben Tag wird eine laparoskopische Cholezystektomie durchgeführt.

■ ■ ■ Quintessenz

- Bei einer Cholezystitis sollte aufgrund des Keimspektrums eine antibiotische Therapie mit der Kombination von Aminopenicillin + Betalactamaseinhibitor oder bei Penicillinallergie mit Chinolonen erfolgen.
- Bei Verdacht auf Anaerobier wird zusätzlich Metronidazol gegeben. Die Patienten sollten möglichst innerhalb von 72 Stunden frühcholezystektomiert werden.

7 Clostridium-difficile-Enteritis

7.1 Anamnese

Eine 75-jährige Pflegeheimbewohnerin kommt über den Rettungsdienst in die Notaufnahme. Auf der Einweisung des ärztlichen Bereitschaftsdienstes lesen Sie: Exsikkose bei Gastroenteritis. Die begleitende Tochter der Patientin berichtet Ihnen, ihre Mutter habe sich müde, abgeschlagen und irgendwie krank gefühlt. Seit drei Tagen habe sie mehrfach täglich Diarrhöen, aber kein Erbrechen. Auf dem Pflegebericht werden die Durchfälle als breiig bis wässrig beschrieben. Vor einigen Tagen habe sie aufgrund eines grippalen Infektes ein Antibiotikum bekommen, nachdem sie beim HNO-Arzt untersucht worden sei. Befunde liegen Ihnen nicht vor. Sie nehmen jedoch an, dass es sich um eine Sinusitis maxillaris gehandelt haben muss, da die Tochter sagt, ihre Mutter sei vorher beim Zahnarzt gewesen, der ihr nach dem Zahnröntgen die Vorstellung beim HNO-Arzt empfohlen habe. Die Packung Antibiotikum habe sie zu Ende genommen. Im Computer schauen Sie alte Arztbriefe durch. Es ist eine chronisch obstruktive Lungenerkrankung mit schwerem Lungenemphysem und Rechtsherzinsuffizienz bekannt. Es besteht eine Langzeit-Sauerstoff-Therapie seit fünf Jahren. Sie war im letzten Jahr bereits zweimal wegen Infektexazerbationen stationär gewesen. Des Weiteren sind eine Niereninsuffizienz im Stadium der kompensierten Retention, eine Hypothyreose, ein Diabetes mellitus Typ 2, sowie ein Zustand nach Ulcus cruris bei chronisch venöser Insuffizienz bekannt. Sie ist noch eingeschränkt mobil. Im Pflegeheim braucht sie Unterstützung in der Verrichtung der Grundpflege.

7.2 Untersuchungsbefund

75-jährige Patientin in deutlich reduziertem Allgemeinzustand und normalem Ernährungszustand. Vigilanz: sehr schläfrig, aber erweckbar. Größe ca. 1,60 m, Gewicht ca. 60 kg. Blutdruck 110/85 mm Hg, Puls 105/min, Temp. 37,8 °C. Mundinspektion: Trockene Zunge. Der Rachen kann nicht eingesehen werden. Stehende Hautfalten. Nasennebenhöhlen nicht klopfschmerzhaft. Cor: Herztöne rein, keine vitientypischen Geräusche. Auskultation der Pulmo im Behelf: ubiquitär abgeschwächtes Atemgeräusch, keine Rasselgeräusche. Abdomen: weich, Verziehen des Gesichts bei Palpation, keine Resistenz tastbar, Leber und Milz nicht tastbar, lebhafte Darmgeräusche in allen Quadranten.
Digital-rektale Untersuchung: leere Ampulle, kein Stuhl am Fingerling.

7.3 Medikamentenanamnese

Torem® 10 1–0–0, L-Thyroxin® 75 1–0–0, Symbicort® forte 2 x 1 Hub, Spiriva® 1 x 1 Kapsel, Actraphane® 30/70 20 0–6 I.E., Decortin® 15 mg 1–0–0 (wird gerade ausgeschlichen), ASS® 100 1–0–0, ACC® akut 600 1–0–0, Acerbon® 5 1–0–1, leere Packung von Ambrodoxy® 75/100.

7.4 Diagnostik

Auffällig: Leukozyten 12,76/nl, Kreatinin 1,69 mg/dl, Harnstoff 87 mg/dl, Kalium 2,6 mmol/l, Natrium 133 mmol/l, CRP 24 mg/l, HbA$_{1c}$ 7,6 %, Eiweiß im Serum 5,8 g/dl. Unauffällig: übriges Blutbild, Leberwerte, Schilddrüsenwerte, CK.

Ruhe-EKG: Indifferenztyp, Sinusrhythmus, Herzfrequenz 97/min, inkompletter Rechtsschenkelblock.

Abdomen-Röntgen: Kein Anhalt für Megacolon, keine freie Luft.

 Wie lautet die ärztliche Diagnose?

Es besteht der Verdacht auf Enteritis mit Exsikkose aufgrund der anamnestischen Angaben.

Steckbrief Clostridium-difficile-Enteritis

- Leitsymptom: Durchfall
- Antibiotikaassoziierte Diarrhö
- Toxinbildendes Clostridium difficile
- Pseudomembranöse Kolitis
- Toxinnachweis im Stuhl

7.5 Therapie

Zunächst muss die Ätiologie der Diarrhöen geklärt werden. Es werden Stuhlproben entnommen und auf pathogene Keime und aufgrund der vorausgegangenen Antibiotikatherapie auch auf Clostridium-difficile-Toxin untersucht. Aus den früheren Arztbriefen ist ersichtlich, dass die linksventrikuläre Pumpfunktion gut bis leicht eingeschränkt ist, die rechtsventrikuläre ist eingeschränkt. Bei dieser Befundkonstellation dürfte es unter Volumensubstitution bei ausreichender renaler Ausscheidung zu keiner kardialen Dekompensation kommen. Aufgrund der Anamnese und dem klinischen Aspekt gehen Sie von einem Flüssigkeitsdefizit aus, weshalb Sie zunächst die Infusion von 2 500 ml Ringer-Lösung tgl. ansetzen. Jede 500-ml-Flasche wird zunächst unter täglichen Elektrolytkontrollen mit 20 mval

KCl bestückt, um die Hypokaliämie auszugleichen. Ein Antiemetikum ist bei fehlender Übelkeit und Erbrechen nicht notwendig. Nach Anlage eines transurethralen Dauerkatheters entleert sich 200 ml konzentrierter Urin. In den folgenden Stunden scheidet die Patientin wenig, aber kontinuierlich Urin aus.

Ergebnisse der Stuhlkulturen: Am nächsten Tag werden Sie vom Labor angerufen. Im Stuhl wurde Clostridium-difficile-Toxin-A nachgewiesen. Somit liegt bei der Patientin eine clostridienassoziierte Enterokolitis vor. Leichtere Fälle können weiter symptomatisch behandelt werden. Bei dieser Patientin liegt jedoch eine ausgeprägte Exsikkose bei Multimorbidität vor.

 Wie ist das therapeutische Vorgehen?

Das potenziell auslösende Antibiotikum ist bereits abgesetzt, die Patientin hatte die Packung Ambrodoxy bereits aufgebraucht. Das Risiko einer antibiotikaassoziierten Enterokolitis hängt vom eingesetzten Antibiotikum ab. Relativ häufig tritt sie nach Ampicillin, Amoxicillin oder Clindamycin auf, weniger häufig nach Tetracyclinen, Sulfonamiden, Chinolonen oder Erythromycin. Sie ordnen 3 x 400 mg Metronidazol p. o. über insgesamt zehn Tage an. Eine Niereninsuffizienz verlangsamt die Ausscheidung des Metronidazols nur unwesentlich, muss also hier bei der Dosierung nicht berücksichtigt werden. Die Patientin ist auf eine eventuell durch ein Stoffwechselprodukt des Metronidazols auftretende harmlose Dunkelfärbung des Urins hinzuweisen. Die Therapiedauer mit Metronidazol ist auf max. zehn Tage limitiert wegen im Tierversuch nachgewiesener Mutagenität.

Vancomycin wurde und wird teilweise noch häufig als Mittel der Wahl gegeben, ist aber mittlerweile Therapie der zweiten Wahl. Insgesamt sollte Vancomycin zurückhaltend eingesetzt werden, um den generellen Selektionsdruck auf vancomycinresistente Enterokokken zu mindern. Bei dieser Patientin ist Vancomycin zudem kritisch wegen der bestehenden Niereninsuffizienz (geschätzte GFR bei 27 ml/min). Wegen der Oto- und Nephrotoxizität des Arzneistoffs sollte man Metronidazol den Vorzug geben.

 In der Klinikapotheke bearbeiten Sie als Apotheker die Sonderanforderung der Station über Metronidazol. Welche sinnvollen Therapieergänzungen können Sie dem Stationsarzt noch vorschlagen?

Präparate zur Unterstützung des Wiederaufbaus der physiologischen Darmflora ersetzen beim Clostridium-difficile-Nachweis nicht das Antibiotikum, beschleunigen aber die Regeneration. Hier gibt es Zubereitungen aus nichtpathogenen Hefen wie Perenterol® oder Omniflora®. Aber auch Symbioflor®, welches Lactobacillen und Bifidobakterien enthält, ist gut geeignet.

Bei Rezidiven sprechen die meisten Patienten auf Metronidazol oder Vancomycin in derselben Dosierung erneut an. Anionenaustauscher wie Cholestyramin können die antibiotische Therapie ergänzen, indem sie das Clostridium-difficile-Toxin binden und eliminieren. Cholestyramin muss jedoch in einem zeitlichen Abstand von 2–3 Stunden zum Antibiotikum verabreicht werden, um eine Inaktivierung durch Bindung der beiden Medikamente zu verhindern.

> Die clostridienassoziierte Enterokolitis wird mit Metronidazol als erste Wahl oder alternativ mit Vancomycin oral über zehn Tage behandelt. Das auslösende Antibiotikum muss dabei abgesetzt werden. Nach der Beendigung der Antibiotikatherapie kann es in 10–20 % der Fälle zu Rezidiven kommen, die erneut eine Therapie mit Metronidazol oder Vancomycin erfordern. Vancomycin sollte zurückhaltend eingesetzt werden, um den generellen Selektionsdruck auf vancomycinresistente Enterokokken zu mindern.

Verlauf

Die Stuhlkulturen auf pathogene Keime ergeben zwei Tage später keine Auffälligkeiten. Das Ergebnis der Campylobacter-Kultur zwei Tage später ist ebenfalls negativ. Allmählich wird die Patientin wacher, sie schläft anfangs noch viel. Eine Kommunikation wird jedoch zunehmend möglich. Nach vier Tagen kann sie auf den Toilettenstuhl mobilisiert werden. Die Stuhlfrequenz hat von anfangs 8–10 x tgl. auf 2 x tgl. abgenommen. Dabei wird auf besondere Hygienemaßnahmen geachtet, um eine Übertragung auf andere Patienten durch Schmierinfektion zu vermeiden (Toilettenstuhl zur alleinigen Nutzung, Schutzkittel und Handschuhe bei Patientenkontakt). Nach einer Woche wird die Patientin mit deutlich gebessertem Allgemeinzustand entlassen.

■ ■ ■ Quintessenz

- In leichteren Fällen der Clostridium-difficile-Enteritis genügt das Absetzen des Antibiotikums.
- In schwereren Fällen wird mit Metronidazol oder Vancomycin (jeweils oral) über zehn Tage therapiert.
- Der Therapieerfolg wird von der klinischen Besserung des Patienten abhängig gemacht.
- Begleitend können Präparate zur Unterstützung der physiologischen Darmflora verabreicht werden.

8 Clusterkopfschmerz

8.1 Anamnese

Ein 30-jähriger Mann kommt mit unerträglichen Kopfschmerzen kurz nach Mitternacht in die Notaufnahme. Er berichtet, vor anderthalb Stunden mit diesen starken rechtsseitigen bohrenden Kopfschmerzen aufgewacht zu sein. Das Schmerzmaximum liege hinter dem Auge. Er könne den Schmerz durch nichts beeinflussen, weder durch Hinlegen noch durch Laufen an der frischen Luft. Außerdem „laufe" seine Nase. Zwar kenne er Kopfschmerzen im Sinne eines „Katers" nach Alkoholgenuss, aber die aktuellen Schmerzen seien anders, viel stärker und auf eine Seite beschränkt. Schmerztabletten habe er noch keine genommen. Seine Freundin habe einen Migräneanfall vermutet und ihm geraten, gleich ins Krankenhaus zu fahren. Auf sein gerötetes rechtes Auge angesprochen, reagiert der Patient überrascht.

Vorerkrankungen: Keine, früher Cannabiskonsum, jetzt nur noch Tabak (15 pack years), keine regelmäßige Medikation, kein Trauma.

8.2 Untersuchungsbefund

30-jähriger athletischer Patient in gutem Allgemein- und Ernährungszustand. Blutdruck 150/70 mm Hg, Puls 86/min, Temp. 36,9 °C, Blutzucker 89 mg/dl. Konjunktivale Injektion rechts, Rhinorrhö. Schweißperlen im Gesicht. Sonstiger neurologischer Status inklusive Hirnnerven unauffällig.

8.3 Medikamentenanamnese

Keine Dauermedikation.

8.4 Diagnostik

Apparative Untersuchungen: Das Notfalllabor ist unauffällig: Blutbild, Gerinnung, Nierenwerte, Elektrolyte, Leber- und Schilddrüsenwerte, CRP. Sämtliche apparative Untersuchungen wie Rö-Thorax, EKG, EEG und Schädel-MRT (inklusive Beurteilung der Nasennebenhöhlen) sind unauffällig. Auch eine Vorstellung beim HNO-und Augenarzt ergibt keine Pathologika.

Wie lautet die ärztliche Diagnose?

Es besteht der Verdacht auf Clusterkopfschmerz.

Steckbrief Clusterkopfschmerz

- Leitsymptom: Einseitige und in Attacken periodisch auftretende starke Kopfschmerzen
- Ausgeprägte Tagesrhythmik
- Ursache ungeklärt
- Beginn häufig mit Ende 20
- Männer sind etwas häufiger betroffen

8.5 Therapie

 Wie könnte der Patient behandelt werden?

Sie verabreichen noch in der Notaufnahme 6 mg Sumatriptan s. c. und lassen den Patienten Sauerstoff über eine Sauerstoffmaske inhalieren (Wirkmechanismus der Triptane siehe Kap. 22, Migräneanfall).
Nach einer halben Stunde ist der Patient beschwerdefrei. Da es sich um den ersten Anfall handelt, nehmen Sie ihn stationär auf, um am folgenden Tag noch Untersuchungen durchführen zu können.

 Wie lautet die akute Therapie des Clusterkopfschmerzes?

Der Clusterkopfschmerz ist selten und wird bei den Prüfungsfragen des IMPP unter dem Eigennamen Bing-Horton-Syndrom aufgeführt. Typisch sind heftige attackenartige, streng einseitige Kopfschmerzen mit Punctum maximum hinter dem Auge. Meistens sind junge Männer betroffen. Obligat sind autonome Symptome wie vermehrter Tränenfluss, konjunktivale Injektion, Rhinorrhö und Nasenschleimhautschwellung, Horner-Syndrom, Lidödem oder vermehrtes Schwitzen im Gesicht. Die Attacken sind meistens kürzer als Migräne-Anfälle.

Akute Therapie

Inhalation von 100 % Sauerstoff (10 Liter/min über Sauerstoffmaske) über 15–20 min.

Triptane:
- Sumatriptan 6 mg (Imigran®) s. c. zum schnelleren Wirkeintritt (keinesfalls i. v. verabreichen),

- Sumatriptan 20 mg nasal (Imigran® Nasenspray) bei langen Attacken,
- Zolmitriptan 5 mg (AscoTop®) p. o. als Schmelztablette oder nasal.

Lidocain 4 % (Xylocain® 4 % wässrige Lösung) als intranasale Applikation. Die Wirksamkeit von Lidocain ist jedoch nicht zweifelsfrei belegt.

> Im Gegensatz zur Migränetherapie sind orale Triptane bei Clusterkopfschmerz nur bei langen Attacken sinnvoll.

Wie lautet die prophylaktische Therapie des Clusterkopfschmerzes?

Bei episodischem und chronischem Clusterkopfschmerz sind folgende Pharmakotherapeutika indiziert:

Verapamil (Isoptin®) 3–4 x 80–480 mg/d ist Mittel der ersten Wahl. Es handelt sich um einen Calciumantagonisten mit antiarrhythmischer Wirkung. Vorsicht gilt besonders bei kardialen und älteren Patienten wegen möglicher vorbestehender Rhythmusstörungen! Regelmäßige EKG-Kontrollen aufgrund einer möglichen proarrhythmogenen Wirkung. Vorsicht bei gleichzeitiger Anwendung mit β-Blockern. Einschleichende Dosierung. Auch wenn Verapamil in den Empfehlungen der Neurologischen Gesellschaft primär empfohlen wird, ist die Anwendung bei Clusterkopfschmerz in Deutschland (noch) ein Off-Label-Use.

Lithium (z. B. Quilonum®) ist Mittel der zweiten Wahl, Dosierung nach Ziel-Serumspiegel 0,6–0,8 mmol/l.

Topiramat (Topamax® Migräne) ist ebenfalls Mittel der zweiten Wahl (bislang auch nur als Migräne-Prophylaktikum zugelassen in Deutschland).

Corticoide wie Prednisolon sind innerhalb von 1–2 Tagen wirksam, aber wegen der Nebenwirkungen nur als kurzfristige additive Therapie geeignet, z. B. bis zum Wirkungseintritt von Verapamil, dann sollte man das Corticoid wieder ausschleichen.

Methysergid kann zur Kurzzeitprophylaxe (max. für sechs Monate) eingesetzt werden, allerdings ist es derzeit nur über die internationale Apotheke aus dem Ausland zu beziehen.

Langwirksame Triptane wie Naratriptan (Naramig®) und Frovatriptan (Allegro®), vor allem abends zum Abfangen nächtlicher Attacken, nur zur Kurzzeitprophylaxe.

Alle sechs Monate sollte ein Versuch zur Reduzierung der Medikamente unternommen werden.

Während einer Clusterepisode lässt sich ein Anfall mit Nitroglycerin-Spray (z. B. Nitrolingual®-Spray) auslösen, was diagnostisch bei unklaren Fällen genutzt werden kann. Unter Therapie ist der Test negativ.

■ ■ ■ Quintessenz

- Im akuten Anfall helfen Sauerstoff-Inhalation und Triptane.
- Parenterales Sumatriptan ist Mittel der Wahl, da eine orale Triptantherapie wegen der meist kurzen Attackendauer von 15–180 min zu spät wirkt.
- Die Dauertherapie umfasst Verapamil als Mittel der ersten und Lithium, Corticoide sowie Topiramat als Mittel der zweiten Wahl. Außer bei Quilonum® handelt es sich bei diesen Anwendungen um einen Off-Label-Use.

9 COPD

9.1 Anamnese

Sie haben heute ärztlichen Dienst in der **Notaufnahme**. Es fährt ein Rettungswagen ein, der Ihnen einen 65-jährigen Patienten mit Atemnot bringt. Die Sanitäter berichten, sie haben den Patienten im Sessel sitzend, die Arme auf den Tisch aufstützend, vorgefunden. Er würde auffallend „giemen". Die initiale Sauerstoffsättigung lag bei 86 %. Mit zehn Liter Sauerstoff über eine Sauerstoffmaske sei er in die Aufnahme transportiert worden. Der Patient ist deutlich kurzatmig. Eine Anamnese ist zunächst nicht möglich. Der Sanitäter berichtet, der Patient habe in letzter Zeit zunehmend Dyspnoe verspürt, am Morgen sei es besonders schlimm gewesen. Seine Sprays habe er am Morgen ohne Erfolg angewandt. Auf Nachfrage bestätigt der Patient Husten und gelblich-zähen Auswurf. Seit einem Jahr habe er eine Langzeit-Sauerstoff-Therapie zuhause durchgeführt. Der letzte Krankenhausaufenthalt war vor einem halben Jahr aufgrund der gleichen Symptomatik. Er sei seit 40 Jahren Raucher.

9.2 Untersuchungsbefund

65-jähriger adipöser Patient (Größe ca. 165 cm, Gewicht 95 kg), schwitzend, diskrete zentrale Zyanose, unruhig wirkend. Er wendet die Lippenbremse an. Auffallend ist eine Tachypnoe mit Atemfrequenzen um 30/min, sowie eine Tachykardie mit Herzfrequenzen um 100/min. Auskultatorisch über der Pulmo verlängertes Expirium und expiratorisches Giemen. Die Temperatur beträgt 37,3°C. Der Blutdruck liegt bei 165/85 mm Hg.

9.3 Medikamentenanamnese

Der Patient berichtet, seine Frau habe seine Medikamente in einem Karton dabei. Allerdings sei sie mit dem Auto nachgefahren und noch nicht in der Notaufnahme eingetroffen. Er nehme zwei Sprays, eines davon bei Bedarf, das andere morgens und abends. Außerdem noch eine kleine weiße und eine rosa Blutdrucktablette.

9.4 Diagnostik

 Wie lautet die ärztliche Diagnose?

Es besteht der Verdacht auf akute Exazerbation einer chronisch obstruktiven Lungenerkrankung (COPD) aufgrund typischer Klinik, zusätzlich Raucher.

Steckbrief COPD

- Leitsymptom: Dyspnoe
- Chronisch obstriktive Bronchitis/Lungenerkrankung
- Dyspnoe, Husten, Auswurf
- Häufig Raucher
- Akute Exazerbation/stabile COPD möglich
- Respiratorische Partial-/Globalinsuffizienz

9.5 Therapie

 Wie könnte der Patient behandelt werden?

Zuerst muss die akute Exazerbation durchbrochen werden. Die Anlage der Sauerstoffmaske als Erstmaßnahme der Sanitäter war der erste therapeutische Schritt. Allerdings könnte ein hoher Sauerstofffluss zu einer CO_2-Retention führen. Idealerweise steuert man die Sauerstoffzufuhr über eine kapilläre oder arterielle Blutgasanalyse, aber in der Notaufnahme ist eine Steuerung über die Sauerstoff-Sättigung ausreichend. Unser Patient bekommt zunächst vier Liter Sauerstoff. Darunter hat er eine Sauerstoffsättigung von 91 %. Zusätzlich bekommt er 250 mg Prednisolon i. v. (z. B. Solu-Decortin®) und zwei Hub eines schnellwirksamen β_2-Sympathomimetikums und Parasympatholytikums, z. B. Fenoterol und Ipratropium (Berodual®). Des Weiteren ist in der akuten Exazerbation mit Orthopnoe eine fraktionierte Morphin-Gabe (z. B. 3–5 mg Morphin i. v.) zusammen mit 1 Ampulle Metoclopramid (z. B. Paspertin®) sinnvoll. Sollte es unter dieser Akutmedikation zu keiner Besserung kommen, kann 200 mg Theophyllin (z. B. Euphylong®) als Kurzinfusion über 20 min verabreicht werden.

> Die Therapie der akut exazerbierten COPD besteht aus der Gabe von Sauerstoff, intravenösen Glucocorticoiden, schnellwirksamen β_2-Sympathomimetika und Parasympatholytika sowie Morphin. Theophyllin sollte erst nach Gabe von Anticholinergika, β_2-Sympathomimetika und systemischen Corticoiden eingesetzt werden.

 Ist eine zusätzliche Medikation mit Theophyllin sinnvoll?

Überlegungen zum Einsatz von Theophyllin:

Vorteil: Theophyllin verstärkt die durch β_2-Sympathomimetika erreichte Bronchospasmolyse über Adenosinrezeptorblockade und Phosphodiesterasehemmung.

Nachteil: Theophyllin hat eine sehr variable Clearance, die abhängig von Alter, Rauchgewohnheiten, Komedikation und Begleiterkrankungen ist. Bei Mehrfachgabe empfiehlt sich ein therapeutisches Drug-Monitoring zur Vermeidung toxischer Plasmaspiegel (> 20 µg/ml).

Verlauf in der Notaufnahme

Innerhalb von 15 Minuten gibt der Patient eine Besserung seiner Atemnot an. Er atmet deutlich ruhiger und langsamer. Die Herzfrequenz liegt noch bei 100–120/min, der Blutdruck bei 145/80 mm Hg.

 Wird der Patient stationär aufgenommen?

Der Patient sollte stationär auf eine internistische Normalstation aufgenommen werden. Bei therapierefraktärer Orthopnoe, respiratorischer Azidose oder schwerer respiratorischer Insuffizienz ist ein intensivstationärer Aufenthalt gerechtfertigt. Manche Kliniken haben auch eine „Intermediate Care Unit" mit Möglichkeit zur nichtinvasiven Beatmung. Auf dem Weg auf die Station wird noch ein Röntgen-Thorax in einer Ebene im Sitzen durchgeführt.

 Welche medikamentöse Therapie kann während des stationären Aufenthalts angeordnet werden?

- β_2-Sympathomimetikum und Parasympatholytikum, z. B. Fenoterol und Ipratropium (Berodual®) über Vernebler alle drei Stunden,
- Anticholinergikum, z. B. Tiotropium 1 x 1 Hub (Spiriva®),
- langwirksames β_2-Sympathomimetikum, z. B. Formoterol oder Salmeterol (Oxis® oder Serevent®),
- inhalatives Corticoid, z. B. Budesonid (Pulmicort®),
- Glucocorticoide, z. B. Prednisolon 4 x 25 mg i. v. (z. B. Solu-Decortin®) über drei Tage, dann orale Folgetherapie mit 60 mg Prednison (z. B. Decortin®), alle drei Tage um 10 mg reduzieren,
- Antibiose bei erhöhten Entzündungsparametern und Fieber (kein Infiltrat im Röntgen-Thorax ersichtlich), z. B. Ceftriaxon 1 x 2 g i. v. (Rocephin®), Dauer: je nach Verlauf der Entzündungswerte und Fieber, etwa fünf Tage, Umstellung auf orale Folgetherapie nach drei Tagen auf Cefixim 2 x 200 mg (Cephoral®),
- der Einsatz von Mukolytika wird nicht allgemein empfohlen, nur Acetylcystein (z. B. 1 x tägl. ACC® 600) verfügt über zusätzliche antioxidative Eigenschaften, die neben der symptomatischen Erleichterung des Abhustens zur Verminderung der Exazerbationsrate beitragen sollen,
- Sauerstoff zwei Liter/min,
- Ringer-Lösung 3 x 500 ml pro Tag,
- niedermolekulares Heparin zur Thromboseprophylaxe, z. B. Nadroparin (Fraxiparin®) 1 x 0,3 ml.

Verlauf auf der Normalstation

Der Patient gibt eine Besserung des Allgemeinzustands an. Er ist bereits wieder auf Stationsebene mobil und schafft es zunehmend, seinen nun nicht mehr so zähen Schleim zu mobilisieren und abzuhusten. Das Giemen über der Pulmo ist nicht mehr nachzuweisen, das verlängerte Expirium besteht immer noch. Die Entzündungsparameter sind rückläufig.
Die Lungenfunktion vor Entlassung ergibt eine FEV_1 von 46 %.

 Welche Dauertherapie wird im Entlassbrief empfohlen?

Die GOLD-Kriterien werden in die Empfehlung einbezogen. Mit Hilfe der nachfolgenden Tabelle zeigt sich, dass der Patient an einer COPD GOLD III leidet. Hierdurch ergibt sich die folgende Dauertherapie.

- Schnellwirksame inhalative Bronchodilatatoren bei Bedarf, z. B. Fenoterol und Ipratropium (Berodual®),
- ein oder mehrere langwirksame inhalative Bronchodilatatoren, z. B. Formoterol und Tiotropium (Oxis®, Spiriva®),
- inhalative Corticoide, z. B. Budesonid (Pulmicort®),
- hochdosiert begonnene orale Corticoide müssen ausgeschlichen werden, denn eine dauerhafte Therapie bringt keine Vorteile, Reduktion um 10 mg alle drei Tage.

Hinweis: Manche Präparate gibt es auch in Kombination, um die Compliance des Patienten zu verbessern, z. B. besteht Viani® aus dem langwirksamen β_2-Sympathomimetikum Salmeterol und dem inhalativen Corticoid Fluticason, Symbicort® enthält das langwirksame β_2-Sympathomimetikum Formoterol und das inhalative Corticoid Budesonid.

Tab. 9.1 Einteilung der COPD nach GOLD (Global Initiative for Obstructive Lung Disease). Aus NVL COPD, 2004

Schweregrad	Charakteristik
0 (Risikogruppe)	Normale Spirometrie, chronische Symptome (Husten, Auswurf)
I (leichtgradig)	FEV1 ≥ 80 % Soll
II (mittelgradig)	50 % ≤ FEV1 < 80 % Soll
III (schwergradig)	30 % ≤ FEV1 < 50 % Soll
IV (sehr schwer)	FEV1 < 30 % Soll oder FEV1 < 50 % Soll mit chronischer respiratorischer Insuffizienz

Schweregrad I-IV zusätzliche Kriterien: FEV1/VK < 70 %,
Schweregrad I-III: mit und ohne chronische Symptome (Husten, Auswurf, Dyspnoe)

Von der Klinikapotheke werden Informationen zum Wirkmechanismus von Tiotropium erbeten:

Das **Anticholinergikum** Tiotropium (Spiriva®) bindet nach Inhalation reversibel an die Muskarinrezeptoren der glatten Bronchialmuskulatur. Damit kann der Neurotransmitter Acetylcholin, der dort aus den parasympathischen Nervenendigungen freigesetzt wird, nicht andocken und seine bronchokonstriktive Wirkung entfalten. Die bronchienerweiternde Wirkung hält wesentlich länger an als beim Ipratropium, da der Wirkstoff nur langsam vom M3-Rezeptor dissoziiert.

Tab. 9.2 Wirkungsdauer von Ipratropium und Tiotropium

Parameter	Ipratropium	Tiotropium
Dareichungsform	Dosieraerosol oder Lösung für Vernebler	Pulverinhalat über HandiHaler
Applikationen pro Tag	4	1

■ ■ ■ Quintessenz

- Die Therapie der COPD erfolgt symptomatisch nach Stufenschema.
- Eine akute Exazerbation erfordert erstens Sauerstoff-Gabe zum Ausgleich der Hypoxämie, zweitens die antiobstruktive Behandlung mittels Glucocorticoiden i. v., schnellwirksamen β_2-Sympathomimetika und Anticholinergika.
- Theophyllin sollte bei Bedarf erst nach den oben genannten Therapieoptionen zum Einsatz kommen.
- Die adäquate Schmerztherapie mit Morphin spielt ebenfalls eine wichtige Rolle.
- Je nach Zustand ist eine antibiotische Abdeckung zu erwägen.
- Wichtig, aber häufig vergessen, ist das Ausschleichen der Corticoidtherapie.

10 Diabetes mellitus mit Ketoazidose

10.1 Anamnese

Der Rettungsdienst bringt Ihnen einen 32-jährigen Mann in deutlich reduziertem Allgemeinzustand mit auffällig vertiefter Atmung in die Notaufnahme. Ein Freund berichtet, er wollte den Patienten heute (Montag) morgen zur Arbeit abholen. Als dieser nach mehrmaligem Klingeln öffnete und „richtig krank" aussah, sowie zweimal erbrach, rief der Freund den Rettungsdienst. Er berichtet weiterhin, dass der Patient seit einigen Jahren Diabetes habe und Insulin spritzen müsse. Der Rettungsdienst konnte den Blutzucker nicht messen, da das Messgerät immer „Error" anzeigte und habe den Patienten deshalb schnellstmöglich unter Gabe von Kochsalzinfusionen in ein Krankenhaus gebracht. Die Befragung des Patienten erweist sich aufgrund der Tachypnoe als schwierig. Sie erfahren aber, dass der Patient seit zweieinhalb Tagen kein Insulin mehr gespritzt habe, da er keine Teststreifen mehr für das Blutzuckermessgerät gehabt habe. Und weil er den Blutzucker nicht messen konnte, habe er sich auch nicht getraut, Insulin „blind" zu spritzen.

10.2 Untersuchungsbefund

32-jähriger Patient in reduziertem Allgemein- und sehr schlankem Ernährungszustand. Zu Größe und Gewicht kann er keine Angaben machen. Die Größe schätzen Sie auf 1,87 m und das Gewicht auf 80 kg. Unauffälliger körperlicher Untersuchungsbefund von Lunge und Herz. Diffuser Druckschmerz im Abdomen bei vorhandenen Darmgeräuschen in allen Quadranten. Die Herzfrequenz liegt bei 130/min, der Blutdruck bei 150/80 mm Hg. Ihnen fällt ein süßlicher Atem des Patienten und eine Kussmaulatmung auf. Der Blutzucker muss im Labor bestimmt werden, da die Blutzucker-Schnelltests in der Notaufnahme wie beim Rettungsdienst auch nur „Error" anzeigen. Um gleichzeitig Ihre Verdachtsdiagnose zu untermauern, nehmen Sie einen arteriellen Astrup an der Arteria radialis ab und lassen ihn ins Labor bringen.

10.3 Medikamentenanamnese

Novorapid® je nach Blutzucker und ein Basalinsulin, das der Patient nicht benennen kann.

10.4 Diagnostik

 Wie lautet die ärztliche Diagnose?

Es besteht der Verdacht auf Ketoazidose bei entgleistem Diabetes mellitus.

Steckbrief entgleister Diabetes mellitus mit Ketoazidose

- Leitsymptom: Appetitlosigkeit, Übelkeit, Erbrechen, Schwäche, Bewusstseinsverlust, vertiefte Atmung, Acetongeruch der Atemluft
- Häufig Typ-1-Diabetiker
- Insulinmangel, Flüssigkeitsdefizit
- Akute Stoffwechselentgleisung: ausgeprägte Hyperglykämie, metabolische Azidose (Ketonurie, Ketonämie durch vermehrten Fettabbau)
- Lebensbedrohlicher Zustand

 Wovon geht eine Bedrohung bei einer Ketoazidose für den Patienten aus?

- Metabolische Azidose durch die Ketogenese mit begleitender Hyperkaliämie,
- Hyperosmolarität durch die Hyperglykämie und den Wasserverlust,
- Dehydratation durch die osmotische Diurese,
- Natriumverlust durch Erbrechen, das die metabolische Azidose begleitet.

Erste Befunde in der Notaufnahme: In der arteriellen Blutgasanalyse zeigt sich folgende Befundkonstellation: pH 6,97, pO_2 110 mm Hg, pCO_2 9,6 mm Hg, Bicarbonat 2,1 mmol/l, Base-Excess –30, Blutzucker 694 g/dl. Das Kalium liegt bei 5,58 mmol/l, Natrium bei 123 mmol/l. Es handelt sich um eine metabolische Azidose mit erschöpfter respiratorischer Kompensation. Im Urin lassen sich Ketone nachweisen. Die Konstellation bestätigt die Verdachtsdiagnose Ketoazidose bei entgleistem Diabetes mellitus. EKG: Steiltyp, Sinusrhythmus, Herzfrequenz 108/min, hohe, spitze T-Wellen in V2–V4.

10.5 Therapie

Welche Akuttherapie wird eingeleitet?

Die Akuttherapie wird durch die Gabe von 8–10 ml/min Kochsalzlösung i. v., also etwa 500 ml/h, eingeleitet. Eine schwere Dehydratation bewirkt eine extreme Insulinresistenz. Allein mit der Rehydratation kommt es zu einem Blutzucker- und Ketonkörperabfall. Dieser Abfall ist nicht allein verdünnungsbedingt, sondern auch Folge des Insulinverlustes, welcher durch das Einstellen der Urinproduktion während der Azidose ausgesetzt hatte. Sobald die Höhe des pH-Werts, des Blutzuckers und des Kaliumspiegels bekannt ist, werden 10 I.E. Alt-Insulin und 50 mmol Natriumbicarbonat 8,4 % verabreicht. Da das Kalium durch die Kombination der Maßnahmen extrem abgesenkt werden kann, sollte man die Gabe von Natriumbicarbonat nur bei bestehender Hyperkaliämie durchführen, es sei denn man verfügt über geeignete Möglichkeiten zur Kaliumsubstitution, was in der Regel während des Transportes nicht der Fall ist. In der Regel wird hier ein Kaliumperfusor über einen zentralen Venenkatheter notwendig. Während des Transportes auf die Intensivstation erbricht der Patient zweimal.

Erster Tag auf der Intensivstation

Der Stationsarzt der Intensivstation legt dem Patienten zuerst einen arteriellen Zugang in die Arteria radialis, um eine engmaschige Blutzucker- und Elektrolytüberwachung zu gewährleisten. Danach wird der Patient mit einem zentralen Venenkatheter versorgt, um die hochdosierte Volumengabe und ggf. anfallende Kaliumsubstitution bei Blutzuckersenkung und Pufferung durchführen zu können. Über ZVD-Messungen kann nun eine hämodynamisch kontrollierte Rehydratration erfolgen.

Initial braucht der Patient 600 ml/h 0,9 %-ige NaCl- Lösung. Des Weiteren legt ihm das Pflegepersonal einen transurethralen Dauerkatheter. So ausgerüstet, können der Säure-Basen-Haushalt, der Blutzucker, die Elektrolyte, sowie die Urinausscheidung stündlich kontrolliert werden.

Das Natriumbicarbonat aus der Notaufnahme ist nun eingelaufen. Im ersten arteriellen Astrup danach zeigt sich ein pH von 7,049, pO_2 134 mm Hg, pCO_2 7,7 mm Hg, Bicarbonat 6,1, Base-Excess −29,6, Natrium 130 mmol/l, Kalium 5,4 mmol/, Blutzucker 774 mg/dl, Lactat 6,5 mmol/l.

Es erfolgt eine weitere Pufferung mit 50 mmol Natriumbicarbonat 8,4 % über 30 min. Eine Sauerstoffgabe ist bei einem Sauerstoffpartialdruck über 80 mm Hg nicht notwendig.

Jetzt wird ein Insulin-Perfusor mit 50 I.E. Alt-Insulin angeschlossen und so dosiert, dass eine durchschnittliche maximale Blutzuckersenkung von 100 mg/dl/h erreicht wird, um ein Hirnödem durch zu schnelle Senkung zu vermeiden. Man beginnt mit etwa 4 I.E./h und passt die Dosierung dann den Blutzuckerwerten an. Gleichzeitig wird eine Kaliumsubstitution mittels Kaliumperfusor begonnen, um den Kaliumabfall durch die Insulingaben und Pufferungen rechtzeitig abzufangen. Ein 50-ml-Perfusor wird mit 50 mmol gerichtet, sodass 1 ml einem mmol Kalium entspricht. Da es bei diabetischen Ketoazidosen überdurchschnittlich häufig zu thromboembolischen Ereignissen kommt, wird eine Thromboseprophylaxe mit 1 x 0,3 ml Enoxaparin s. c. (z. B. Fraxiparin®) angeordnet.

In der Zwischenzeit sind alle Laborwerte eingetroffen. Auffällig sind das Natrium mit 122 mmol/l, Kalium 5,67 mmol/l, Kreatinin 2,02 mg/dl und Harnstoff 69 mg/dl. Das HbA_{1c} liegt bei beeindruckenden 13,6 %, sodass davon auszugehen ist, dass der Patient erheblichen Schulungsbedarf hat. Tab. 10.1 zeigt den stündlichen Verlauf der Astrup-Werte.

Tab. 10.1 Stündlicher Verlauf der Astrup-Werte

	10 Uhr	11 Uhr	12 Uhr	13 Uhr	14 Uhr	15 Uhr	16 Uhr	17 Uhr	18 Uhr	24 Uhr
pH	7,049	7,055	7,174	7,239	7,24	7,21	7,20	7,24	7,27	7,33
pO_2	134	126	120	111	96,9	105	112	110	105	106
pCO_2	7,7	7,0	10,6	11,3	15,6	14,5	12,8	17,7	23,3	28,0
HCO_3	6,1	6,1	8,5	9,5	10,7	9,7	9,2	11,3	13,5	16,6
BE	-29,6	-30,0	-24,5	-21,8	-19,4	-21,2	-22,2	-18,3	-14,7	-10
Na^+	130	131	136	138	137	137	136	135	135	135
K^+	5,4	5,1	4,4	4,2	4,4	4,5	4,7	4,8	4,4	4,5
Blutzucker	774	708	444	332	288	303	307	290	256	225
Lactat	6,5	4,7	3,1	1,9	1,4	1,4	1,1	1,2	1,3	0,9

HCO_3 = Bicarbonat, BE = Base-Excess

> Hauptziel der Therapie sind ein adäquater Flüssigkeits- und Elektrolytersatz sowie eine langsame Normalisierung der Blutglucosewerte durch Ausgleich des Insulinmangels.

Was bewirkt die Bicarbonatgabe?

Bei der Behandlung einer Azidose durch Bicarbonat müssen sowohl die Risiken der bestehenden Azidose als auch die der Bicarbonatgabe berücksichtigt werden.

Durch eine Azidose kommt es zu

- negativer Inotropie am Herzen,
- geringerer Ansprechbarkeit von peripheren Gefäßen auf Katecholamine,
- Stoffwechselstörungen, vor allem des Leberstoffwechsels,
- Insulinresistenz,
- bei pH-Werten unter 6,8 Atemdepression,
- Verschiebung der Sauerstoff-Hämoglobin-Dissoziationskurve nach rechts im Sinne einer erleichterten Sauerstoffabgabe ins Gewebe (Bohr-Effekt).

Durch eine Bicarbonatgabe kommt es zu

- initialer intrazellulärer Verstärkung der Azidose,
- Rückbildung des Bohr-Effektes mit verminderter peripherer Sauerstoffabgabe ins Gewebe,
- Kaliumeinstrom in die Zellen und Gefahr der Hypokaliämie.

Verlauf bis zur Verlegung auf Normalstation

Die benötigten Insulinmengen lagen in den ersten vier Stunden bei 4 I.E./h, dann eine Stunde lang 2 I.E. Ab der sechsten Stunde brauchte der Patient noch 1,5 I.E./h. Ist ein Blutzuckerwert von 250 mg/dl erreicht, wird er unter laufendem Insulin-Perfusor und gleichzeitiger Glucosegabe (z. B. Glucose 5 %-Lösung) über 24 Stunden auf diesem Niveau belassen. Auch hier gilt weiterhin die Gefahr einer Hypokaliämie, weshalb der Kaliumperfusor weiter laufen sollte. Während des ganzen intensivstationären Aufenthalts scheidet der Patient sehr gute Urinportionen aus, sodass aufgrund der Gesamtkonstellation von einer prärenalen Ursache der erhöhten Nierenwerte auszugehen ist.

Innerhalb der ersten Stunden wird der Patient aufmerksamer, und die Atmung normalisiert sich. Auch die Übelkeit hat sich gebessert.

Am nächsten Tag sind die T-Wellen im EKG nicht mehr so hoch und spitz. Der Blasenkatheter kann entfernt werden. Der initiale diffuse Druckschmerz im Abdomen im Sinne einer Pseudoperitonitis diabetica ist nun nicht mehr vorhanden. Der Patient kann auf die Normalstation verlegt werden, wo er bezüglich der Insulin-Therapie nach dem Basis-Bolus-Prinzip eingestellt wird. Um diabetische Spätschäden zu vermeiden, muss er gut geschult werden. Der HbA_{1c} als Langzeit-Blutzuckerwert (Ziel: $\leq 6,5\%$) ist hierfür eine gute Orientierung.

EKG im Verlauf: Steiltyp, Sinusrhythmus, Herzfrequenz 67/min, keine Erregungsrückbildungsstörungen.

■ ■ ■ Quintessenz

- Bei der diabetischen Ketoazidose werden stationär die Exsikkose, die metabolische Azidose sowie die drohende Hypokaliämie behandelt.
- Die Therapie besteht demnach aus Insulin- und Volumengabe sowie Kaliumsubstitution. Eine Bicarbonat-Pufferung sollte erst ab einem pH-Wert unter 7,1 erfolgen.
- Zu bedenken ist, dass mit fortschreitendem Flüssigkeitsersatz die Insulinempfindlichkeit zu- und der Insulinbedarf abnimmt.
- Wichtig ist die langsame Senkung des Blutzuckers. In Folge eines raschen Blutzuckerabfalls kann sich ein Hirnödem ausbilden.

11 Epilepsie

11.1 Anamnese

Sie haben Notarztdienst und fahren gerade zu einem Einsatz mit dem Stichwort „Epileptischer Anfall". Am Straßenrand sehen Sie bereits einen Rettungs- und einen Polizeiwagen stehen, sowie einen Mann und eine Frau. Sie erfahren, dass die Patientin bereits im Rettungswagen liegt. Sie ist schläfrig, aber ansprechbar. Auf Nachfrage erzählt sie, vor zwei Jahren den letzten Krampfanfall gehabt zu haben. Seit einer Woche habe sie aufgrund des „Stresses" mit dem Ehemann keine Tabletten mehr genommen, weil die Packung leer war. Seit neun Jahren sei sie auf Valproinsäure eingestellt. Die Epilepsie sei seit der Kindheit bekannt. Andere Vorerkrankungen habe sie nicht. Keine Drogen- oder Alkoholanamnese, keine wesentlichen Vorerkrankungen, kein vorausgegangener Infekt oder Schädel-Hirn-Trauma. Die Patientin ist Hausfrau und war früher als Lagerarbeiterin tätig. In der Familie sei auch ihr Vater sowie ihr Bruder mit Epilepsie behaftet. Ihre Kinder (zwei und vier Jahre) seien bis auf die üblichen Kinderkrankheiten bisher gesund gewesen. Sie erfahren von der draußen stehenden Frau, dass sie Familienhelferin sei. Gerade als die Patientin mit ihren beiden Kindern aus der gemeinsamen Wohnung ihres Ehemannes auszog, ereignete sich der tonisch-klonische Anfall auf der Straße. Er habe ca. zwei Minuten gedauert, berichtet sie. Danach habe sie die Patientin mit Hilfe eines Polizisten, der den Umzug bewachte, in die stabile Seitenlage gelegt. Der Polizist informiert Sie über schwierige Familienverhältnisse mit häufigen Streitereien der Eheleute und dem Umzug der Patientin und ihrer Kinder in ein Frauenhaus.

11.2 Untersuchungsbefund

Müde wirkende, jedoch orientierte leicht adipöse 32-jährige Patientin. Blutdruck 130/60 mm Hg, Puls 120/min. Temp. 37,2 °C. GCS 15. SaO_2 96 % ohne Sauerstoffzufuhr. Pupillen mittelweit, isokor, lichtreaktiv. Zungenbiss beidseits lateral. Kein Meningismus, keine Paresen. Patientin hat eingenässt.

11.3 Medikamentenanamnese

Ergenyl® 500 1–1–1.

11.4 Diagnostik

 Wie lautet die ärztliche Diagnose?

Es besteht der Verdacht auf einen abgelaufenen Grand-Mal-Anfall.

Steckbrief Epilepsie

- Leitsymptom konvulsiver Anfall: Bewusstseinsverlust, Sturz, Verkrampfung, rhythmische Zuckungen der Extremitäten
- Leitsymptom nichtkonvulsiver Anfall: Absence-Anfall mit kurzer Bewusstseinspause ohne Sturz
- Leitsymptom myoklonischer Anfall: Einzelne oder regelmäßig wiederholte Zuckungen einzelner Muskelgruppen
- Idiopathische Epilepsie: Nicht durch eine andere Erkrankung bedingt, am ehesten genetische Disposition
- Symptomatische Epilepsie: Durch eine andere Erkrankung oder Schädigung bedingt
- Kryptogene Epilepsie: Ätiologie unklar

 Was würden Sie nun tun?

Sie fahren die Patientin in das Krankenhaus, in dem sie bekannt ist. In der Notaufnahme übergeben Sie die Patientin an die diensthabende Neurologin. Sie warten noch, bis die Neurologin den letzten Entlassbrief ausgedruckt hat. Wie Sie lesen können, handelt es sich um eine idiopathische Epilepsie mit generalisierten Anfällen.

11.5 Therapie

 Wie sieht das Therapieschema einer idiopathischen Epilepsie im Erwachsenenalter aus?

Die Auswahl der Antikonvulsiva richtet sich zum einen nach dem Anfallstyp, dem Alter der Patienten, Begleiterkrankungen und dem Nebenwirkungs- bzw. Wechselwirkungsprofil der Medikamente.

Therapie der ersten Wahl: Monotherapie mit Valproinsäure (Orfiril®, Ergenyl®), Lamotrigin (Lamictal®) oder Topiramat (Topamax®); bei Absencen als alleiniger Anfallsart Ethosuximid (Suxilep®)

Bei Symptompersistenz (bei anderer Ersttherapie) wird auf Valproinsäure mono umgestellt, andernfalls kommen Kombinationen zum Einsatz (siehe Tab. 11.1).

Tab. 11.1 Kombinationsmöglichkeiten bei Symptompersistenz. Nach AWMF-Leitlinie der Deutschen Gesellschaft für Neurologie: Epilepsie im Erwachsenenalter, 11/2004

Symptom	Arzneistoffkombination
Absencen	Valproinsäure + Ethosuximid
	Valproinsäure + Mesuximid (Petinutin®)
	Valproinsäure + Lamotrigin
	Valproinsäure + Clobazam (Frisium®)
Generalisiert tonisch-klonische Anfälle	Valproinsäure + Lamotrigin
	Valproinsäure + Phenobarbital/Primidon (Luminal®, Mylepsinum®)
	Monotherapie Lamotrigin
	Komedikation zur bisherigen Therapie mit Topiramat, Levetiracetam oder Clobazam
Myoklonisch-impulsive Anfälle	Komedikation mit Phenobarbital/Primidon
	oder Komedikation zur bisherigen Therapie mit Topiramat, Levetiracetam (Keppra®) oder Clobazam

Weitere Kombinationspartner erhöhen in der Regel nicht die Wirksamkeit, sondern nur die Nebenwirkungsrate.

Der Tagesablauf und vor allem die Schlafenszeiten sollten einem regelmäßigen Rhythmus folgen. Alkoholkarenz und gute Compliance sind weitere Faktoren für eine erfolgreiche Anfallsprophylaxe.

 Die Patientin fragt, ob sie nun auf ein anderes Medikament eingestellt wird.

Die Patientin war mit Valproinsäure gut eingestellt (zwei Jahre anfallsfrei), weshalb diese Medikation beibehalten werden sollte. Eventuell kann auf ein Retardpräparat umgestellt werden, was die Einnahme vereinfacht und die Compliance erhöht. Valproinsäure sediert nicht. Zu den substanzspezifischen Nebenwirkungen zählen (oft reversibler) Haarausfall, Gewichtszunahme, selten Pankreatitis und extrapyramidal-motorische Störungen. Valproinsäure lässt sich mit vielen anderen Antiepileptika kombinieren, allerdings muss bei der Dosierung berücksichtigt werden, dass Valproinsäure als metabolischer Inhibitor durch Kompetition um die Glucuronidierung in der Leber und die hohe Plasmaeiweißbindung den Serumspiegel anderer Medikamente erhöhen kann.

Verlauf

Am übernächsten Tag rufen Sie in der Klinik an und erkundigen sich nach der Patientin. Der Stationsarzt berichtet Ihnen, dass es der Patientin gut gehe. Der Valproinsäurespiegel sei deutlich unter dem therapeutischen Bereich (50–100 µg/ml) gewesen, weshalb man die Patientin erneut aufgesättigt habe.

■ ■ ■ Quintessenz

- Das primäre Behandlungsziel ist die Anfallsfreiheit.
- Sekundäres Therapieziel ist das Vermeiden bzw. Reduzieren beeinträchtigender Nebenwirkungen (kognitiver Bereich, Gewichtszunahme, Hirsutismus, Gingivahyperplasie).
- Die Monotherapie ist zu bevorzugen. Bei Kombinationstherapien ist das hohe Interaktionspotenzial der Antiepileptika zu berücksichtigen.

12 Erysipel

12.1 Anamnese

Die Mutter einer geistig behinderten Frau bringt ihre Tochter am Nachmittag zu Ihnen in die Notaufnahme. Sie berichtet, dass sie am Vortag eine flächige Rötung am rechten Bein bemerkt habe. Am Tag zuvor sei ihr eine Wunde an der rechten Ferse aufgefallen. Seit heute habe ihre Tochter Fieber. An Vorerkrankungen sei ein Zustand nach Meningitis im Säuglingsalter, welcher zu der geistigen Behinderung geführt hat, sowie ein Zustand nach Appendektomie vor 15 Jahren bekannt.

12.2 Untersuchungsbefund

48-jährige adipöse Patientin (Größe ca. 162 cm, Gewicht 87 kg). Der Blutdruck liegt bei 160/95 mm Hg, der Puls bei 68/min, der Blutzucker bei 133 mg/dl. Die Temperatur beträgt 38,0 °C. Am rechten Bein sehen Sie eine flächige, scharf begrenzte Rötung von der Ferse bis über das Knie reichend, welche überwärmt ist. An der rechten Ferse findet sich eine ca. 1 cm große trockene verkrustete Wunde. Den ganzen Befund sehen sie in Abb. 12.1. Die körperliche Untersuchung von Herz, Lungen und Abdomen ist unauffällig. Die Leistenlymphknoten rechts sind vergrößert. Die Patientin ist wach, kooperativ, aber nicht orientiert.

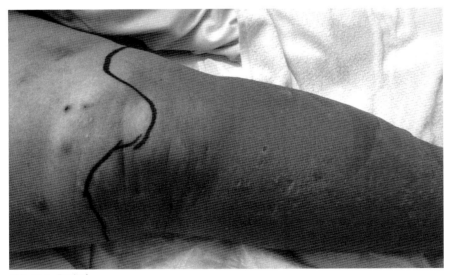

Abb. 12.1 Erysipel

12.3 Medikamentenanamnese

Keine Dauermedikation.

12.4 Diagnostik

 Wie lautet die ärztliche Diagnose?

Es besteht der Verdacht auf ein Erysipel.

Steckbrief Erysipel

- Leitsymptom: Hautrötung
- Entzündung von Haut und subkutanem Gewebe durch β-hämolysierende Streptokokken der Gruppe A
- Typische flächige, scharf begrenzte Rötung
- Eintrittspforte

12.5 Therapie

 Wie könnte die Patientin behandelt werden?

In der Notaufnahme selbst muss keine Therapie eingeleitet werden. Es wird Blut zur Bestimmung der Entzündungswerte abgenommen. Die Patientin wird auf Normalstation verlegt, wo eine Therapie begonnen wird.

 Mit welchem Erregerspektrum muss man beim Erysipel rechnen und woraus besteht die Therapie?

Wichtigster Erreger des Erysipels ist Streptococcus pyogenes (Streptokokken der Serogruppe A = β-hämolysierende Streptokokken), seltener auch Staphylococcus aureus.

Mittel der Wahl ist Penicillin. Resistenzen kommen kaum vor. Bei lokaler Infektion eignet sich orales Penicillin V = Phenoxymethylpenicillin gut, bei schwerem Verlauf 3 x 5–10 Mega Penicillin G i.v. Bei Penicillinunverträglichkeit muss man auf ein Makrolid-Antibiotikum, z.B. Erythromycin oder Roxithromycin, oder Clindamycin ausweichen. Bei Erysipel-Patienten mit positivem Staphylokokken-Nachweis ist ein Cephalosporin der 1. Generation (Cephazolin 3 x 2 g i.v. oder 3 x 1 g Cefixim p.o.) angezeigt. Bei ausgeprägt systemischer Reaktion hat sich die Gabe von 3 x 600 mg Clindamycin (Sobelin®) bewährt. Abhängig von seiner Konzentration am Infektionsort und der Empfindlichkeit des Erregers wirkt Clindamycin bakteriostatisch oder bakterizid auf Streptokokken und Staphylokokken und inhibiert bei letzteren die Produktion des exfoliativen Toxins.

Welche Therapie wird während des stationären Aufenthalts angeordnet?

- 3 x 10 Mega Penicillin G i. v.,
- niedermolekulares Heparin in prophylaktischer Dosierung, z. B. Fraxiparin® 1 x 0,3 ml,
- rechtes Bein hochlagern, gelockerte Bettruhe bis die Schwellung und Überwärmung abgeheilt ist,
- Kompressionsstrümpfe,
- kühlende Umschläge.

Verlauf auf der Normalstation

Die Entzündungswerte sind erhöht: Das CRP liegt bei 158 mg/dl, die Leukozyten bei 14/nl mit Linksverschiebung. Die übrigen Parameter des kleinen Notfalllabors wie Gerinnungswerte, Retentionswerte und Elektrolyte sind im Normbereich. Das Fieber sinkt am Folgetag auf 37,7 °C.

Als Apotheker nehmen Sie heute an der infektiologischen Visite teil. Was schlagen Sie für das weitere Vorgehen bei der antibiotischen Therapie vor?

Der Vorschlag ist, die intravenöse Antibiose auf 3 x 1,2 Mega I.E./d Penicillin V zu oralisieren. Hierdurch können der unnötige intravenöse Zugang sowie Kosten eingespart werden.

Die Rötung blasst schon am übernächsten Tag ab und ist schließlich am siebten Tag verschwunden. Das CRP liegt an diesem Tag bei 53 mg/dl, die Leukozyten bei 9/nl. In der Duplexsonographie kann eine tiefe Beinvenenthrombose ausgeschlossen werden. Die Patientin kann nun entlassen werden. Sie empfehlen im Entlassbrief, die Antibiose bis zum 10. Tag fortzuführen.

Hinweise zur Penicillintherapie: Bei Infektionen mit β-hämolysierenden Streptokokken sollte die Therapiedauer von zehn Tagen auch bei schnellerer Symptombesserung nicht unterschritten werden, um Spätkomplikationen wie rheumatischem Fieber oder Glomerulonephritis vorzubeugen. Patienten mit bekannten Allergien (Heuschnupfen, Asthma) besonders sorgfältig auf Überempfindlichkeitsreaktionen hin beobachten. Diese treten häufig, d.h. in ≥ 1 % bis < 10 % der Penicillin-Therapien, auf. Aufgrund der vorwiegend renalen Ausscheidung ist die Penicillin-Dosierung bei eingeschränkter Nierenfunktion anzupassen. Orale Antibiotika können die Wirkung oraler hormoneller Kontrazeptiva herabsetzen.

■ ■ ■ Quintessenz

- Das Erysipel wird mit Penicillinen behandelt.
- Bei rezidivierenden Erysipelen ist eine Dauertherapie mit Oralpenicillinen (Penicillin V 0,25–0,5 Mega I.E./d über sechs Monate) oder bei mangelnder Compliance ein Depotpenicillin (Benzylpenicillin-Benzathin 1,2 Mega I.E. i. m. alle vier Wochen) zu empfehlen.

13 Frühdyskinesie

13.1 Anamnese

Eine Krankenschwester ruft Sie als Stationsarzt ganz aufgeregt, Sie sollen sich beeilen, eine Patientin habe einen Krampfanfall. Sie finden eine 57-jährige Patientin mit bekannter Leberzirrhose vor, welche am Vortag wegen Aszites aufgenommen wurde. Sie liegt verkrümmt im Bett, der Kopf ist stark nach links verdreht. Die Augen blicken starr nach links oben. Die Patientin bewegt die Lippen, wie wenn sie Lippenstift auf den Lippen verteilen wolle. Beide Arme beugt und streckt sie rhythmisch. Eine Kontaktaufnahme ist möglich. Die Patientin reagiert auf die Frage, ob sie wach sei, mit einem Nicken. Unterdrücken kann sie die Bewegungen der Arme nicht. Die Schwester berichtet, die Patientin sei beim letzten Rundgang noch vollkommen unauffällig gewesen.

13.2 Untersuchungsbefund

Beim Durchbewegen der Arme zeigt sich eine gewisse Steifheit der Armmuskulatur. In der Beinmuskulatur scheint eine erhöhte Spannung vorzuliegen.

13.3 Medikamentenanamnese

Torem® 10 1–1–0, Esidrix® 1–0–0, Antra® 10 0–0–1, Paspertin® 20–20–20 Tropfen.

13.4 Diagnostik

 Wie lautet die ärztliche Diagnose?

Es besteht der Verdacht auf Frühdyskinesie aufgrund der Kombination aus Klinik und Medikamentenanamnese.

> **Steckbrief Störung des Bewegungsablaufs**
> - Leitsymptom: Störung des Bewegungsablaufs
> - Extrapyramidal-motorische Nebenwirkung antidopaminerg wirkender Medikamente
> - Fokale Dystonien, vor allem im Bereich des Halses und des Kopfes, tonische Blickkrämpfe
> - Auch: Spätdyskinesien, Parkinsonoid, Akathisie

13.5 Therapie

 Wie könnte die Patientin behandelt werden?

Sie lassen eine Ampulle mit 5 mg Biperiden (z. B. Akineton®) aufziehen und injizieren sie der Patientin langsam. Innerhalb von wenigen Minuten sistieren die Symptome. Die Patientin erzählt daraufhin, dass sie die Bewegungen nicht kontrollieren konnte und als unangenehm empfand. Die Bewegungen seien gegen ihren Willen passiert.

 Wie kann das beschriebene Phänomen erklärt werden?

Frühdyskinesien sind eine Nebenwirkung von Metoclopramid (Paspertin®), das die Patientin oral zu sich genommen hat. Metoclopramid wird als Antiemetikum und Prokinetikum eingesetzt. Es gehört wie Domperidon (Motilium®) zu den Dopamin-Rezeptor-Antagonisten. Die antiemetische Wirkung wird durch die Blockade von D_2-Rezeptoren in der Area postrema und im Brechzentrum vermittelt. Die Beschleunigung der Magen-Darm-Peristaltik beruht sowohl auf zentraler wie auf peripherer Dopaminrezeptorblockade. Außerdem werden Serotonin-Rezeptoren in der Darmwand aktiviert. Im Dopamin-Rezeptor-Antagonismus im Striatum liegt zugleich die Erklärung für die extrapyramidal-motorischen Störungen. Das Gleichgewicht zwischen hemmendem Dopamin und aktivierendem Acetylcholin ist zugunsten letzterem verschoben. Da zentrale und dyskinetische Nebenwirkungen häufiger bei Kindern vorkommen, sollte Metoclopramid bei Kindern unter zwei Jahren gar nicht und zwischen zwei und 14 Jahren nur nach strenger Indikationsstellung gegeben werden.
Die Dyskinesien können durch zentralwirkende Anticholinergika sofort vollständig behoben werden.
Domperidon kann die Blut-Hirn-Schranke im Gegensatz zu Metoclopramid praktisch nicht passieren und führt daher nur sehr selten zu zentralen unerwünschten Nebenwirkungen.

 Welche Nebenwirkungen von Metoclopramid sind weiter bekannt?

Frühdyskinesien treten in den ersten Behandlungstagen auf. Jeder, der Metoclopramid verordnet, sollte an extrapyramidal-motorische Störungen denken, wenn sich Patienten plötzlich anders verhalten als sonst. Von harmlos wirkendem Zungerausstrecken über Schlundkrämpfe bis hin zum Opisthotonus ist bei der Frühdyskinesie alles möglich.
Nach Tagen bis Wochen können auch Symptome auftreten, die dem Morbus Parkinson ähneln, z. B. Tremor, Rigor und Akinese. Man nennt dieses Syndrom Parkinsonoid. Gelegentlich kann es auch zu einer quälenden Unruhe der Beine, vorwiegend im Sitzen, kommen (Akathisie).

Spätdyskinesien dagegen sind hyperkinetische Störungen, die meist Monate bis Jahre nach Therapiebeginn mit Metoclopramid beginnen. Ein effektives „Gegenmittel" gibt es nicht bei Spätdyskinesien. Therapiestrategien liegen im ausschleichenden Absetzen des Präparates, Umsetzen auf Clozapin (Leponex®) und in präventiven Maßnahmen (von vornherein möglichst niedrige Dosierung).

Weitere Nebenwirkungen sind das seltene maligne neuroleptische Syndrom, die Hyperprolactinämie, zentralnervöse Störungen und Diarrhöen mit abdominellen Krämpfen.

Leponex unterliegt wegen der erhöhten Agranulozytosegefahr sehr strengen Anwendungsbeschränkungen und einem engmaschigen Blutmonitoring. Es ist nur als Medikament der zweiten Wahl bei ansonsten therapieresistenten Schizophrenien indiziert. Auch bei neuroleptikainduziertem Parkinsonoid stellt es eine Therapieoption dar. Allerdings nicht bei Patienten, die typische Langzeit-Metoclopramid-Konsumenten darstellen, da das pharmakologische Profil des Clozapins nicht das des Metoclopramids (Antiemese und Prokinese) abdeckt.

> ! Die extrapyramidal-motorischen Störungen können auch unter Therapie mit Neuroleptika, besonders unter hoch potenten konventionellen Präparaten wie z. B. Haloperidol (Haldol®), Flupentixol (Fluanxol®) oder Fluspirilen (Imap®) auftreten. Höheres Alter, weibliches Geschlecht und vorliegende Hirnschädigungen begünstigen die Nebenwirkungen.

■ ■ ■ Quintessenz

- Verordnet man Neuroleptika oder das so harmlos scheinende Metoclopramid, sollte man auf extrapyramidal-motorische Nebenwirkungen vorbereitet sein.
- Zu den Nebenwirkungen gehören die Früh- und Spätdyskinesien, das Parkinsonoid sowie die Akathisie.
- Während die Frühdyskinesien und das Parkinsonoid mit einem zentralwirkenden Anticholinergikum sehr schnell behandelt werden können, liegt die Therapie der Akathisie in der Dosisreduktion oder dem Umsetzen des Präparates und der Zusatztherapie mit einem zentralwirkenden Anticholinergikum.
- Bei den Spätdyskinesien dagegen muss die auslösende Substanz über Wochen und Monate ausgeschlichen werden. Des Weiteren ist ein Umsetzen auf Clozapin indiziert.

14 Gastritis Typ B und Ulkuskrankheit

14.1 Anamnese

Sie sind als Arzt in der Notaufnahme tätig. Eine 92-jährige Patientin kommt früh morgens in Begleitung ihrer Enkelin und klagt seit vier Wochen über Ekel vor Nahrung und epigastrische Schmerzen, die über den ganzen Bauch hinweg ziehen. Heute habe sie zweimalig gallig erbrochen, dabei keine Blutbeimengungen. In den letzten Tagen habe sie drei Kilogramm abgenommen. Auf Nachfrage gibt sie an, dass die Beschwerden unmittelbar nach Nahrungsaufnahme am schlimmsten seien. Die Enkelin übergibt Ihnen den Medikamentenplan, dem Sie die Präparate entnehmen. Da die Patientin schon mehrfach in Ihrem Krankenhaus stationär war, lesen Sie die Vorerkrankungen in den letzten Arztbriefen nach. Die Patientin gibt an, schon mehrfach wegen des Magens und des Darms behandelt worden zu sein. Außerdem leide sie unter chronischen Rückenschmerzen. Der Grund für den letzten Aufenthalt war eine ischämische Kolitis und Sigmadivertikulose gewesen. Beim vorletzten Aufenthalt vor drei Jahren bestand ein Harnwegsinfekt sowie eine distale Radiusfraktur nach Sturz über eine Teppichfalte. Die Echokardiographie während dieses Aufenthalts ergab eine leichtgradig eingeschränkte linksventrikuläre Funktion ohne Wandbewegungsstörungen. Des Weiteren besteht bei bekannter Osteoporose ein Zustand nach LWK-2-Fraktur mit konservativer Therapie vor sechs Jahren.

14.2 Untersuchungsbefund

92-jährige sehr schlanke Patientin, exsikkiert wirkend in reduziertem Allgemeinzustand. Sie ist wach und orientiert. Das Gewicht liegt geschätzt bei 51 kg. Der Blutdruck liegt bei 130/75 mm Hg, Puls 101/min, Blutzucker 85 mg/dl, Temperatur 37,3 °C. Das Herz sowie die Lunge sind auskultatorisch unauffällig. Das Abdomen ist weich, die Darmgeräusche sind in allen Quadranten vorhanden, ubiquitärer Druckschmerz über dem gesamten Abdomen mit Punctum maximum im Epigastrium. In der digital-rektalen Untersuchung keine tastbare Raumforderung, kein Teerstuhl oder frisches Blut am Fingerling. In der Ampulle findet sich weicher Stuhl. Die Haut wirkt trocken, es finden sich stehende Hautfalten.

14.3 Medikamentenanamnese

Rekawan® Kapseln 1–0–1, Lanitop® 1–0–0, ASS® 300 1–0–0, Voltaren® 75 retard 1–0–1, Ibuprofen 400 bei Bedarf.

14.4 Diagnostik

 Soll die Patientin stationär aufgenommen werden?

Die Patientin sollte aufgrund der Aetas und des Allgemeinzustands stationär aufgenommen werden. Wäre sie jünger und in besserem Allgemeinzustand, könnte man eine ambulante Gastroskopie vereinbaren.

 Wie lautet die ärztliche Diagnose?

Es besteht der Verdacht auf Ulcus ventriculi, auf Gastritis, Exsikkose aufgrund der Klinik in Kombination mit der NSAR-Einnahme.

Steckbrief Gastritis Typ B und Ulkuskrankheit

- Leitsymptom: Epigastrische Schmerzen
- Magenschleimhautentzündung bis hin zum Geschwür
- Eventuell Erbrechen
- Eventuell Helicobacter-pylori-Infektion
- NSAR-Einnahme
- Endoskopische Diagnostik notwendig

 Welche diagnostischen Maßnahmen sind zunächst nötig?

Zunächst sollte ein Notfalllabor mit kleinem Blutbild, Entzündungswerten, Gerinnung, Nierenwerten und Elektrolyten sowie ein Digoxinspiegel abgenommen werden. Wegen einer geplanten Gastroskopie sollte die Patientin nüchtern bleiben. Zunächst hängen Sie eine Flasche Ringer-Lösung an und verabreichen 40 mg Pantoprazol i.v. (z.B. 1 Ampulle Pantozol®) und verlegen die Patientin auf Normalstation.

Erste Befunde auf der Normalstation

Im Labor sind das kleine Blutbild bis auf das Hb von 119 g/l, normal. Das Kalium ist mit 2,9 mmol/l erniedrigt. Das Natrium, sowie die Gerinnungsparameter und Entzündungswerte sind normal. Kreatinin ist als Ausdruck der Exsikkose mit 2,2 mg/dl, sowie der Harnstoff mit 58 mg/dl mäßig erhöht. Der Digoxinspiegel liegt im Normbereich. Aufgrund der Hypokaliämie lassen Sie 20 mval KCl in die 500 ml Ringer-Lösung hinzufügen (max. Infusionsgeschwindigkeit für Kalium: 0,3 mmol K^+/kg KG/h).

Die Wirkung von Herzglykosiden wird durch Elektrolyte beeinflusst. Eine Hypokaliämie sowie eine Hyperkalzämie führen aufgrund der positiv bathmotropen Wirkung zu einem erhöhten Risiko von Arrhythmien (z. B. Extrasystolen). Andererseits begünstigt eine Hyperkaliämie das Auftreten von bradykarden Rhythmusstörungen einschließlich AV-Block.

In der Gastroskopie zeigen sich zwei mitteltiefe (8 mm große) Ulcera ventriculi und eine feinfleckige Rötung im Magenantrum mit Antrumgastritis. Es wird ein Helicobacter-pylori-Schnelltest durchgeführt, mehrere Probeexzisionen aus dem Rand der Ulzera sowie dem Antrum entnommen und zur histologischen Untersuchung eingesandt. Am Nachmittag erfahren Sie telefonisch, dass der Helicobacter-pylori-Schnelltest positiv ist.

14.5 Therapie

Sollte Helicobacter pylori eradiziert werden? Welche medikamentöse Therapie wird während des stationären Aufenthalts angeordnet?

Der Keim sollte eradiziert werden, da er bei 10 % der Infizierten in Gegenwart von Magensäure zu einem Ulkus führt, unter dem die Patientin bereits leidet.

Französische Helicobacter-pylori-Eradikationstherapie über sieben Tage:

- 2 x 40 mg Pantoprazol oral (z. B. Pantozol®),
- 2 x 500 mg Clarithromycin oral (z. B. Klacid®),
- 2 x 1 g Amoxicillin oral (z. B. Amoxypen®).

Die **Ringer-Lösung** sollte mit dem Kaliumzusatz aufgrund des exsikkierten Zustands und der Hypokaliämie vorerst weitergegeben werden. Eine orale Kaliumzufuhr mittels Kalium-Brausetabletten (z. B. Kalinor® Brause) reizt die Patienten oft zusätzlich zu ihrer Grundkrankheit zum Erbrechen. Bei einem basalen Wasserbedarf von 30 ml/kg KG benötigt die Patientin etwa 1 500 ml Flüssigkeit, also 3 x 500 ml Ringer-Lösung/d. Das Kaliumdefizit wird wie folgt berechnet: Kaliumdefizit (mmol) = kg KG x 0,2 x 2(4,5 − Serumkalium). Mit den kg KG x 0,2 wird das Extrazellulärvolumen beschrieben. Diese Patientin hat demzufolge ein Kaliumdefizit von 32 mmol (51 x 0,2 x 2 (4,5 − 2,9) = 32). Am folgenden Tag kann auf den Kaliumzusatz verzichtet werden.

Gabe von **niedermolekularem Heparin** in prophylaktischer Dosierung, z. B. Nadroparin 1 x 0,3 ml subcutan (z. B. Fraxiparin®).

 Als Apotheker sprechen Sie den Arzt auf die bisherige Hausmedikation an. Gemeinsam überlegen Sie das weitere Vorgehen:

Die Hausmedikation der Patientin wird vorerst pausiert. Es ist zu hinterfragen, ob ASS® 300 und Lanitop® (Digoxin) überhaupt noch notwendig sind. Weil keine schwere Herzinsuffizienz, absolute Arrhythmie oder KHK/PAVK bekannt sind, sind die beiden Medikamente nicht indiziert und werden abgesetzt. Nichtsteroidale Antirheumatika wie Diclofenac und Ibuprofen sollten ohne Magenschutz bei Ulkusanamnese nicht auf Dauer eingenommen werden. Alternativ setzen Sie ein zentralwirkendes Analgetikum an: 3 x 30 Tropfen Tramadol (z. B. Tramadolor®). Dabei entsprechen 20 Tropfen Tramadolor® 50 mg Tramadol.

> Eine Eradikationstherapie enthält einen Protonenpumpeninhibitor und Clarithromycin sowie Amoxicillin (französische Tripel-Therapie) oder Metronidazol (italienische Tripel-Therapie). Die französische ist Studien zufolge der italienischen aufgrund der günstigeren Resistenzlage überlegen. Die Therapiedauer beträgt sieben Tage.

Verlauf auf der Normalstation

Am dritten Tag werden die Retentionswerte und Elektrolyte kontrolliert. Kreatinin ist auf 1,6 mg/dl, der Harnstoff auf 49 mg/dl gefallen. Das Kalium ist aufgrund der i. v. Gabe auf 3,4 mmol/l angestiegen.

Da sich der Allgemeinzustand der Patientin gebessert hat und sie mittlerweile trinkt, kann die Ringer-Lösung abgesetzt werden. Die Patientin muss allerdings zum Trinken angehalten werden, da sie wenig Durst empfindet.

Die epigastrischen Schmerzen waren am zweiten Tag bereits gebessert, nachdem sie sich nach der Gastroskopie aufgrund der Luftinsufflation zunächst verstärkt hatten. Sie darf bereits leichte Kost zu sich nehmen. Der Ekel vor Nahrung und besonders die postprandialen Schmerzen haben sich gebessert.

Die Histologie des Ulkusrandes ergibt einen scharfrandigen Schleimhautdefekt, der von entzündlichen Infiltraten begrenzt wird, es besteht kein Anhalt für Malignität. Die Histologie des Antrums bestätigt die Diagnose einer Gastritis. In allen Proben kann Helicobacter pylori nachgewiesen werden. Die Patientin leidet also an einer Typ-B-Gastritis mit Ulcera ventriculi. Die nichtsteroidalen Antirheumatika haben den Prozess noch gefördert.

Patienten mit Ulkusanamnese sollten – falls erforderlich – unselektive NSAR mit niedrigem ulkogenem Potenzial wie z. B. Ibuprofen gleichzeitig mit einem Protonenpumpenblocker, z. B. Omeprazol oder Pantoprazol, erhalten. In der Langzeittherapie haben sich die Hoffnungen in eine höhere gastrointestinale Sicherheit der selektiven COX-2-Hemmer nicht bestätigt. Inzwischen weiß man, dass die COX-2 auch an physiologischen Adaptationsvorgängen wie der Ulkusheilung beteiligt ist. Das erhöhte Risiko unerwünschter kardiovaskulärer und schwerer kutaner Ereignisse hat bereits zur Marktrücknahme einiger COX-2-Hemmer geführt.

Die Schmerztherapie mit Tramadol spricht bei der Patientin gut an und wird beibehalten. Am vierten Tag kann die Patientin nach Hause entlassen werden.

Welche Dauertherapie kann im Entlassbrief empfohlen werden?

- Da die Eradikationstherapie sieben Tage nicht unterschreiten sollte, empfehlen Sie 2 x 40 mg Pantoprazol oral (z. B. Pantozol®), 2 x 500 mg Clarithromycin oral (z. B. Klacid®) und 2 x 1g Amoxicillin oral (Amoxypen®) für drei Tage weiter.

- Die Rekawan® Kapseln (häusliche Therapie) enthalten je 8 mmol Kalium und können unter Empfehlung von Kaliumkontrollen weitergegeben werden. Bei Bedarf kann die Dosis vom Hausarzt erhöht werden. Auch regelmäßige Kontrollen der Retentionswerte sollten empfohlen werden. Die magenreizende Wirkung von oralem KCl wird durch Einnahme mit viel Flüssigkeit und zum Essen gemildert.

- Eine Osteoporosetherapie ist indiziert, zumal die Patientin schon eine LWK-2-Fraktur erlitten hat. Sie empfehlen deshalb täglich je 1 000 mg Calcium (z. B. Calcium Hexal®) und 1 000 I.E. Colecalciferol/Vitamin D (Vigantoletten®). Aufgrund der bestehenden GIT-Problematik sehen Sie vorerst von einer oralen Bisphosphonattherapie ab.

- Zur Schmerztherapie haben sich während des stationären Aufenthalts 3 x 30 Tropfen Tramadol (z. B. Tramadolor®) bewährt und werden weiterverordnet.

- Cave: Zur Vermeidung von Über- oder Unterdosierungen benennen Sie im Arztbrief oder auf dem Rezept die gewünschte Menge des Wirkstoffs pro Gabe in mg, nicht die Tropfenzahl! Gerade bei flüssigen Arzneiformen differieren die Wirkstoffkonzentrationen bei Generika-Herstellern teilweise beträchtlich.

▪ ▪ ▪ Quintessenz

- Die Einnahme von nichtsteroidalen Antirheumatika ist ein unabhängiger Faktor für die Ulkusentstehung, setzt aber ebenfalls das Vorhandensein von Magensäure voraus.

- Das peptische Ulkus ist durch eine Verminderung der Säuresekretion mittels Protonenpumpeninhibitoren oder H_2-Blockern zu behandeln.

- Wird zusätzlich die Anwesenheit von Helicobacter pylori nachgewiesen, ist eine Eradikationstherapie (französiche oder italienische Tripel-Therapie) indiziert.

- Etwa sechs Wochen nach Beendigung der Therapie sollte eine Kontroll-Gastroskopie oder alternativ ein ^{13}C-Urease-Atemtest durchgeführt werden, um den Therapieerfolg bezüglich der Eradikation zu bestätigen.

15 Glomerulonephritis

15.1 Anamnese

Im städtischen Krankenhaus wird auf Ihre Station ein 65-jähriger Patient aufgenommen, der durch seine Hausärztin eingewiesen wird. Auf dem Einweisungsschein können Sie Ödeme und neu diagnostizierte arterielle Hypertonie entziffern. Der Patient berichtet, wegen zunehmend dicker Beine mit Spannungsgefühl und Gewichtszunahme von etwa 8 kg im letzten Monat zur Hausärztin gegangen zu sein. Die habe die Beine untersucht, und beim Eindrücken der Haut sei eine Delle erschienen und nur ganz langsam wieder verschwunden. Beim Messen des Blutdrucks habe die Hausärztin dann gesagt, er müsse ins Krankenhaus. Wahrscheinlich habe er eine Herzschwäche. Auf Nachfrage verneint er Atemnot, Palpitationen und Schmerzen. Er könne noch gut im Garten arbeiten. In der letzten Zeit traten auch keine Infekte, Fieber und Husten auf. Er sei noch nie im Krankenhaus gewesen. Allergien seien nicht bekannt, Alkohol trinke er nur bei gesellschaftlichen Anlässen und dann auch eher wenig. Sie fragen nach der Urinmenge in den letzten Tagen. Der Patient sagt, diese sei normal gewesen, aber der Urin sei in letzter Zeit merkwürdig schaumig gewesen. Er lebe mit seiner Lebensgefährtin zusammen und habe keine Kinder. Vorerkrankungen: ambulant operierter „schnellender Daumen" vor etwa acht Jahren, Nikotinkonsum (35 pack years), benigne Prostatahypertrophie.

15.2 Untersuchungsbefund

65-jähriger Patient in gutem Allgemein- und Ernährungszustand. Größe 1,80 m, Gewicht 87 kg. Blutdruck 160/100 mm Hg, Puls 76/min, Temp. 36,9 °C, Blutzucker 133 mg/dl. Cor: Herztöne rein, keine vitientypischen Geräusche
Pulmo: vesikuläres Atemgeräusch, beidseitig basal abgeschwächt, keine Rasselgeräusche, beidseitig basal gedämpfter Klopfschall. Abdomen: kein Druckschmerz, keine Resistenzen, Darmgeräusche in allen Quadranten vorhanden, Leber und Milz nicht tastbar. Nierenlager nicht klopfschmerzhaft. Peripherer Gefäßstatus: bei massiven Unterschenkelödemen nicht tastbare Fußpulse.

15.3 Medikamentenanamnese

Belok-Zok® 1–0–0, Norvasc® 5 1–0–0, Furorese® 40 1–1–0 seit drei Tagen.

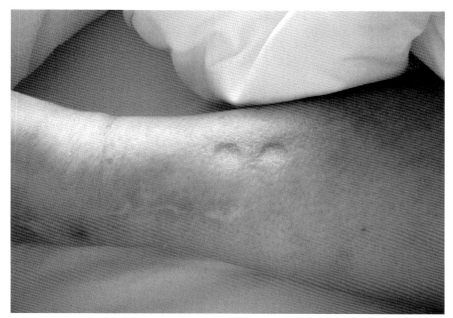

Abb. 15.1 Unterschenkelödeme

15.4 Diagnostik

Labor: Das Blutbild ist bis auf Leukozyten von 16,64/nl normal. Quick/INR und PTT, HbA$_{1c}$, Leberwerte, CK, CRP, Schilddrüsenwerte, IgA, IgM und C$_3$ sind normwertig. Nierenwerte und Elektrolyte: Kreatinin 1,1 mg/dl, Harnstoff 62 mg/dl, Natrium 135 mmol/l, Kalium 3,7 mmol/l, Calcium 1,83 mmol/l, Phosphat 0,76 mmol/l. Harnsäure 7,6 mg/dl, Protein im Serum 48 g/l, Albumin im Serum 10 g/l, Triglyceride 254 mg/dl, Cholesterin (gesamt) 310 mg/dl, IgG 3,4 g/l.

Urinlabor: Urinstix: Eiweiß dreifach positiv, Erythrozyten zweifach positiv. Glucose, Leukozyten und Nitrit negativ. 24-h-Urin: 17,3 g Proteine. Urinsediment: 10 dysmorphe Erythrozyten, 2–5 Leukozyten/Gesichtsfeld, zahlreiche Detritus, massenhaft granulierte und hyaline Zylinder, keine Erythrozytenzylinder. Urikult® negativ.
Immunfixationselektrophorese im Serum: keine monoklonale Gammopathie nachweisbar. Immunfixationselektrophorese im Urin: kein Bence-Jones-Protein nachweisbar.

EKG: Indifferenztyp, Sinusrhythmus, Herzfrequenz 72/min, unauffälliger Stromkurvenverlauf

Abdomensonographie: Grenzwertig große Leber, Steatosezeichen, Vena cava 2,0 cm, mäßige Pleuraergüsse, wenig Aszites. Nieren beidseitig geschwollen, glatt konturiert, rechts 13,5 cm, links 13 cm. Rechte Niere weist eine Parenchymbrücke als möglichen Hinweis auf eine doppelte Nierenanlage auf. Die Nierenkonturen sind glatt, der Parenchymsaum ist breit und leicht hyperechogen. Die Markpyramiden sind echoarm, kein Aufstau, keine Steine. Akute Glomerulonephritis möglich.

Doppleruntersuchung der Nierengefäße: Nierenvenenthrombose rechts.

Röntgen-Thorax in zwei Ebenen: Frei auslaufende Pleuraergüsse beidseitig, sonst unauffällig.

Wie lautet die ärztliche Diagnose?

Es besteht der Verdacht auf nephrotisches Syndrom aufgrund der Klinik und der Laborbefunde.

Steckbrief Glomerulonephritis

- Leitsymptom: Ödeme
- Nephrotisches Syndrom: Symptomkomplex, bestehend aus Proteinurie, Hypoproteinämie, Ödeme durch Hypoalbuminämie, Hyperlipoproteinämie
- Häufigste Ursachen eines nephrotischen Syndroms: membranöse Glomerulonephritis (Erwachsene), Minimal-change-Glomerulonephritis (Kinder), fokal-segmentale Glomerulonephritis
- Sekundär auch bei Infektionskrankheiten, Tumoren, Autoimmunerkrankungen (systemischer Lupus erythematodes) oder der Einnahme bestimmter Pharmaka (z. B. Penicillamin)

Welche weiteren diagnostischen Maßnahmen sollten durchgeführt werden?

Jetzt muss eine Nierenbiopsie zur Klärung der Ursache des nephrotischen Syndroms durchgeführt werden. Die Biopsie der linken Niere ergibt das Frühstadium einer membranösen Glomerulonephritis (Stadium I bis II) mit Kapseladhäsion in einem von insgesamt elf beurteilbaren Glomeruli, kleinstherdige tubuläre Atrophie, sowie eine gering- bis mäßiggradige Arterio-Arteriolosklerose.
Am häufigsten ist die Ätiologie der membranösen Glomerulonephritis idiopathisch. In den übrigen Fällen ist sie mit Infektionskrankheiten, Tumoren, Autoimmunerkrankungen oder mit der Einnahme bestimmter Pharmaka (z. B. Penicillamin, Captopril, Gold, NSAR) vergesellschaftet. Deshalb wird noch ein Hepatitis- und HIV-Suchprogramm, ein Kollagenosenscreening inkl. Anti-Doppelstrang DNA (zum Ausschluss eines Lupus erythematodes) und der PSA-Wert bei dem Patienten abgenommen. Es finden sich jeweils keine Auffälligkeiten.

15.5 Therapie

Wie könnte der Patient behandelt werden?

Die membranöse Glomerulonephritis hat eine gute Spontanremissionsrate von über 50 %, sodass oft bei Patienten mit initial normaler Nierenfunktion eine supportive Therapie für 6–12 Monate gerechtfertigt ist. Kann das nephrotische Syndrom auf diese Weise gut kontrolliert werden und tritt kein Nierenfunktionsverlust ein, ist eine längere Beobachtungszeit möglich. Tritt in der Beobachtungszeit ein Nierenfunktionsverlust ein, ist eine immunsuppressive Therapie immer noch gut wirksam. Anders sieht es dagegen bei persistierendem ausgeprägtem nephrotischen Syndrom mit einer Proteinurie über 10 g/24 h und thromboembolischen Komplikationen oder einer progredienten Abnahme der GFR aus. Dann kann die Indikation zur Immunsuppression ohne Beobachtungsintervall gegeben sein. Deshalb wird folgende Therapie mit **Corticosteroid/Cyclophosphamid** begonnen:

- Methylprednisolon 1 g i. v. Tag 1,2,3,
- Prednison (Decortin®) 0,4 mg/kg alle 2 Tage Monat 1,3,5,
- Cyclophosphamid (Endoxan) 1,5–2,5 mg/kg KG/d Monat 2,4,6.

Wichtig: Unter Cyclophosphamid immer an Pneumocystis-jirovecii-Prophylaxe denken: 3 x/Woche 1 Tbl. Cotrimoxazol 960 mg. Cave: Hämorrhagische Zystitis als NW einer Therapie mit Cyclophosphamid möglich
Möglich ist auch ein Regime mit Methylprednisolon/Chlorambucil (sog. Ponticelli-Schema): Dieser zweimonatige Zyklus wird dreimal in Folge durchgeführt (Gesamttherapiedauer sechs Monate), Nachteil: mehr NW als das Cyclophosphamid-Regime, Risiko einer sekundären Leukämie:

- Methylprednisolon (Urbason solubile®) 1 g i. v. Tag 1,2,3,
- Methylprednisolon (Urbason®) 0,4 mg/kg/d p. o. für 27 d,
- Chlorambucil (Leukeran®) 0,2 mg/kg/d für 1 Monat.

Ebenfalls möglich ist die Therapie mit **Prednison/Ciclosporin** A über sechs Monate:

- Prednison 0,15mg/kg/d und
- 3–5 mg/kg/d Ciclosporin A (Sandimmun®), aufgeteilt auf 2 Dosen.
  Für Ciclosporin A sollte ein engmaschiges therapeutisches Drug-Monitoring (TDM) durchgeführt werden. Talspiegel von 110–170 ng/ml werden angestrebt. Da es über CYP 3A4 metabolisiert wird, gibt es zahlreiche Interaktionen zu beachten, z. B. mit Statinen. Zwar senkt Ciclosporin die Proteinurie signifikant, aber die Frage nach einem günstig beeinflussten Nierenfunktionsverlust ist nicht hinreichend geklärt. Beim Beenden der Therapie sorgfältig ausschleichen, um ein Rezidiv zu vermeiden!

Zusätzlich sind folgende Therapien möglich:

- Diuretische Therapie mit Schleifendiuretikum und Thiazid (sequenzielle Nephronblockade): Torasemid 20 mg (z. B. Torem®) 1–1–0 p. o., Hydrochlorothiazid 25 mg (z. B. Esidrix®) 1–0–0 p. o.
- Antihypertensive Therapie mit β-Blocker und Calciumantagonist wird beibehalten: Metoprolol 95 mg (Belok-Zok®) 1–0–0 p. o., Amlodipin 5 mg (Norvasc®) 1–0–0 p. o. Zusätzlich wird ein ACE-Hemmer angesetzt: Ramipril 5 mg (z. B. Delix®) 1–0–0 p. o. Möglicherweise kann eine Komponente im Verlauf abgesetzt werden, da die Diuretika und ACE-Hemmer als Blutdrucksenker dazukommen.
- Lipidsenkende Therapie mittels CSE-Hemmer: Simvastatin 20 mg (z. B. Zocor®) 0–0–1 p. o.
- Antikoagulation mit niedermolekularem Heparin in therapeutischer Dosierung: Nadroparin 0,7 ml (z. B. Fraxiparin®) 1–0–1 s. c. Im Verlauf orale Antikoagulation mit Phenprocoumon (Marcumar®) nach INR (Zielbereich 2–3). Cave: Cumarine interagieren mit Statinen! Bei stark schwankenden Albuminkonzentrationen könnte die Einstellung ebenfalls erschwert sein.
- Rauchstopp hat eine antiproteinurische Wirkung.

Welches Medikationsmonitoring legen Sie als Apotheker dem Arzt bei der Kurvenvisite ans Herz?

Im Verlauf sind aufgrund der Grunderkrankung und der Therapie mit Diuretika und ACE-Hemmer regelmäßige Kontrollen der Nierenwerte und Elektrolyte wichtig. Des Weiteren Blutbildkontrollen unter Chlorambucil-Therapie. Kalium muss unter der diuretischen Therapie mehrfach substituiert werden (Kalinor® Brause). Sobald es der Zustand des Patienten zulässt, sollte eine Reduktion der Diuretikadosis auf die niedrigste noch effektive Stufe angestrebt werden.
Um die nephroprotektive Wirkkomponente des ACE-Hemmers voll auszunutzen, sollte man die Ramipril-Dosis unter Nierenwertkontrolle auf die zulässige Tageshöchstdosis erhöhen (10 mg/d).
Der Patient wird darauf aufmerksam gemacht, auf Muskelschmerzen zu achten, um eine Rhabdomyolyse, bekannte Nebenwirkung von CSE-Hemmern, frühzeitig zu erkennen. Bei deren Auftreten oder einer CK-Erhöhung über die dreifache Norm muss das Präparat abgesetzt werden. Pravastatin wird als einziges Statin nicht über CYP 3A4 metabolisiert und verursacht diese Nebenwirkung nicht.

Verlauf

Die Unterschenkelödeme lassen sich unter zusätzlicher Kompressionstherapie sehr gut mobilisieren, sodass die Torasemid-Dosis bei Entlassung auf 1 x 10 mg pro Tag reduziert werden kann. Sonografisch sind die Pleuraergüsse nur noch als minimale Randwinkelergüsse nachweisbar. Im Entlassbrief empfehlen Sie eine eventuelle weitere Reduktion von Torasemid im Verlauf. In der Kombination mit 10 mg Ramipril pro Tag werden die Blutdruckwerte derzeit erfolgreich in den Zielbereich unter 120/70 mm Hg gesenkt.

Im Verlauf (nach ca. drei bis sechs Monaten) sollte die Tumorsuche noch einmal wiederholt werden, da sich ein Karzinom nicht selten erst Monate nach der Diagnose einer membranösen Glomerulonephritis zeigt.

Der Patient sollte ambulant unbedingt von einem Nephrologen betreut werden.

■ ■ ■ Quintessenz

- Die supportive Therapie der Glomerulonephritis mit nephrotischem Syndrom besteht aus: Blutdruckeinstellung, ACE-Hemmern auch bei Normotension, Diuretika bei Ödemen, Salz- und Proteinrestriktion, Verzicht auf Zigarettenrauch, Lipidsenkung, Meiden nephrotoxischer Substanzen, evtl. Antikoagulation, Infektprophylaxe, an Diurese angepasste Trinkmenge.
- Bei persistierendem ausgeprägtem nephrotischen Syndrom mit einer Proteinurie über 10 g/24 h und thrombembolischen Komplikationen oder einer progredienten Abnahme der GFR ist eine immunsuppressive Therapie angezeigt.
- Die empfohlene Therapiedauer von Ciclosporin variiert von sechs Monaten bis zu zwei Jahren.

16 Herzinsuffizienz

16.1 Anamnese

Ein 68-jähriger Patient wird um drei Uhr vom Notarzt in die Aufnahme gebracht, in der Sie ärztlichen Dienst haben. Der Notarzt berichtet, von der Ehefrau des Patienten alarmiert worden zu sein. Er habe in den letzten Tagen zunehmende Dyspnoe verspürt. Am Abend sei er schon nicht mehr gut ins Bett gekommen, geschlafen habe er mit erhöhtem Oberkörper. Um zwei Uhr sei er mit starker Atemnot aufgewacht, habe die Beine aus dem Bett hängen lassen, aber keine Linderung gefunden. Nach 40 mg Furosemid und 5 mg Morphin sei die Symptomatik gebessert gewesen. Der Patient ist noch kurzatmig und durch das Morphin verhangen, eine Anamnese ist jedoch möglich. Im Computer sehen Sie, dass er vor einem Jahr in Ihrem Krankenhaus stationär war. Es ist eine ischämische Kardiomyopathie mit hochgradig eingeschränkter linksventrikulärer und noch guter rechtsventrikulärer Pumpfunktion bekannt. Klappenvitien lagen nicht vor. Der Patient hat im Rahmen dieses Aufenthalts einen biventrikulären ICD-Schrittmacher zur Resynchronisationstherapie bekommen. Er sagt, nach der Schrittmacherimplantation sei es ihm besser gegangen. Er sei etwas belastbarer gewesen und konnte mit seiner Frau wieder (langsam) spazieren gehen. Vor einem halben Jahr sei er in einem anderen Krankenhaus auch wegen Luftnot stationär gewesen. In den letzten Tagen jedoch habe er eine Schwellung der Beine bemerkt. Zum Arzt wollte er nicht, weil er doch schon so oft im Krankenhaus war. Weitere **Vorerkrankungen** sind: Zustand nach Myokardinfarkt (NSTEMI), PAVK mit Zustand nach PTA der Arteria femoralis rechts, arterielle Hypertonie, Hyperlipidämie, Zustand nach ischämischem Schlaganfall ohne Residuen, Diabetes mellitus Typ 2, ACE-Hemmer-Unverträglichkeit (Reizhusten). Eine COPD ist nicht bekannt.

16.2 Untersuchungsbefund

68-jähriger Patient in reduziertem Allgemein- und leicht adipösem Ernährungszustand. Größe 1,75 m, Gewicht 87 kg (während des letzten Aufenthalts 79 kg). Blutdruck 175/85 mm Hg, Puls 113/min, Atemfrequenz 26/min, Temp. 37,2 °C, Blutzucker 128 mg/dl, SaO_2 99 % (unter 10 Liter Sauerstoffmaske). Cor: Herztöne leise, keine vitientypischen Geräusche. Pulmo: ubiquitär grobblasige Rasselgeräusche, sonorer Klopfschall, Lungengrenzen nicht beurteilbar. Abdomen: weich, kein Druckschmerz, regelrechte Darmgeräusche, Nierenlager nicht klopfschmerzhaft. Massive Unterschenkelödeme beidseitig, Fuß- und Kniekehlenpulse nicht tastbar. Leistenpulse beidseitig gut tastbar.

16.3 Medikamentenanamnese

Concor® COR 3,75 1–0–0, Dytide® H 1–0–0, Furorese® 40 2–0–1, Olmetec® 20 1–0–0, Godamed® 100 1–0–0, Mevinacor® 20 0–0–1, Metformin 500 1–0–1.

16.4 Diagnostik

Im **Notfalllabor** finden sich folgende Auffälligkeiten: Kreatinin 1,3 mg/dl, CRP 12 mg/l, leicht erhöhte Leberwerte. Blutgasanalyse: respiratorische Partialinsuffizienz. Normal sind: Blutbild, Gerinnung, Harnstoff, Kalium und Natrium (niedrig normal), CK.

Ruhe-EKG: Überdrehter Linkstyp, Sinusrhythmus, Linksschenkelblock, Herzfrequenz 117/min.

Röntgen-Thorax im Liegen: Bild eines Lungenödems, Randwinkelergüsse nicht auszuschließen, regelrechte Schrittmacher- und Elektrodenlage.

 Wie lautet die ärztliche Diagnose?

Es besteht der Verdacht auf dekompensierte Herzinsuffizienz, NYHA IV.

> **Steckbrief Herzinsuffizienz**
> - Leitsymptom: Atemnot, Ödeme
> - Verminderte Herzfunktion, gestörte Füllung des Herzens
> - Sehr häufige internistische Erkrankung
> - Akute oder chronische Herzinsuffizienz
> - Die Einteilung des Schweregrads erfolgt nach NYHA (New York Heart Association)
> - Mangelversorgung des Körpers und seiner Organe mit Sauerstoff
> - Aufstau von Blut in den Körpervenen und/oder den Lungenvenen, Ödeme

Der Patient wird auf die Normalstation aufgenommen.

 Die Ehefrau des Patienten erzählt Ihnen als Apotheker, dass ihr Mann die „Wassertabletten" abends nicht einnehme, weil er sonst nachts so oft auf die Toilette müsse. Wie ist mit dieser Information umzugehen?

Das kurzwirksame Schleifendiuretikum Furosemid (Furorese®) in der Dauermedikation des Patienten sollte grundsätzlich nicht abends gegeben werden.
Bei der Weitergabe der Medikamentenanamnese an den Arzt machen Sie folgenden Vorschlag, sofern die Diurese weiterhin indiziert ist: Die Umstellung auf ein

langwirksames Präparat wie Torasemid (z. B. Torem®, Unat®), welches nur einmal täglich morgens eingenommen werden muss, könnte der Patientencompliance hier sehr zuträglich sein.

Bei Torasemid ist auf folgende Nebenwirkungen zu achten:

- Elektrolytverluste, vor allem Hypokaliämie,
- Glucose und Kreatininwerte regelmäßig checken, γ-GT↑,
- initial auftretende Magen-Darm-Probleme bessern sich meist mit der Zeit.

16.5 Therapie

Wie sieht die Akuttherapie aus?

- Zunächst senken Sie den Blutdruck und die Vorlast mittels 2 Hub Nitrolingual® Spray sublingual. Nachdem 3 min später eine Blutdrucksenkung eingetreten ist (jetzt bei 150/75 mm Hg), ordnen Sie einen Nitro-Perfusor an (Glyceroltrinitrat = Nitroglycerin, z. B. Nitrolingual® infus) mit 60 mg in 60 ml, der je nach Blutdruck gesteuert wird. Sie beginnen mit 2 ml/h.

- Wichtig ist nun die diuretische Therapie: Sie setzen 3 x 20 mg Torasemid i. v. (z. B. Torem®) an und weisen die Schwester an, die Ausscheidung zu überprüfen. Falls dies nicht möglich sein sollte, müsste der Patient vorübergehend einen Blasenkatheter bekommen. Das bisher eingenommene kaliumsparende Diuretikum (Dytide® enthält Triamteren und Hydrochlorothiazid) setzen Sie auf 1 x 25 mg Spironolacton p. o. um (z. B. Aldactone®).

- Der β-Blocker wird in der akuten kardialen Dekompensation pausiert und wieder angesetzt, sobald die Herzinsuffizienz stabil ist. Die übrige häusliche Therapie, bestehend aus dem AT_1-Antagonisten Olmetec® (Olmesartan), dem Thrombozytenaggregationshemmer Godamed® (Acetylsalicylsäure) und dem CSE-Hemmer Mevinacor® (Lovastatin) wird beibehalten (KHK-Dauertherapie). Auch das Antidiabetikum Metformin kann weitergegeben werden. Es muss auf Änderungen im Säure-Basen-Haushalt (Lactazidose), vor allem in Kombination mit hochdosierten Diuretika, geachtet werden.

- Antikoagulation: Thromboseprophylaxe mit 1 x 0,3 ml Enoxaparin s. c. (z. B. Clexane®).

- Aufgrund des niedrig normalen Kaliumwerts, setzen Sie noch einmalig eine Kalium-Brausetablette an (z. B. Kalinor®), um die Arrhythmieschwelle zu erhöhen. Die weitere Anordnung wird von den Ergebnissen der Blutwerte abhängig gemacht.

- Bei wiederholter Dyspnoe-Attacke könnte der Patient nochmals 3–5 mg Morphin i. v. bekommen. Dies ist jedoch momentan nicht notwendig.

- Vier Liter Sauerstoff über eine Nasenbrille.
- Kompressionsstrümpfe beidseitig.

Wie wird die Herzinsuffizienz dauerhaft therapiert?

ACE-Hemmer sind die Therapie der ersten Wahl. Zugelassen sind z. B. Enalapril, Lisinopril, Ramipril u. a. Bei Vorliegen von Unverträglichkeiten stellen Angiotensin-I-Rezeptorblocker eine sinnvolle Alternative dar. Bei diesem Patienten ist in einem der letzten stationären Aufenthalte Reizhusten unter ACE-Hemmer aufgefallen, weswegen er ein Sartan in der Dauertherapie hat: Olmesartan. Beide Wirkstoffgruppen sollten niedrig dosiert begonnen und im Verlauf gesteigert werden. Cave: Bei Kombination von Olmesartan und kaliumsparenden Diuretika ist wegen des Risikos eines Kaliumanstieges die regelmäßige Kaliumkontrolle wichtig!

Diuretika sind essenziell für die symptomatische Therapie, wenn eine Flüssigkeitsrestriktion vorliegt. Diese sollten nach Möglichkeit immer mit einem ACE-Hemmer und β-Blocker kombiniert werden. Kaliumsparende Diuretika, die nicht zur Gruppe der Aldosteronantagonisten gehören, sollten nur dann verabreicht werden, wenn trotz ACE-Hemmer und Kombination mit einem Aldosteronantagonisten eine Hypokaliämie bei schwerer Herzinsuffizienz besteht.

β-Rezeptorenblocker sind bei allen Patienten mit stabiler Herzinsuffizienz (NYHA II–IV) in Kombination mit einem ACE-Hemmer indiziert. Aktuell werden nach Studienlage nur Bisoprolol, Carvedilol, Metoprolol und Nebivolol empfohlen. Auch die β-Blocker sollten niedrigdosiert begonnen und in 1–2-wöchigem Abstand auf die Erhaltungsdosis gesteigert werden.

Niedrig dosierte Aldosteronrezeptor-Antagonisten werden zur Therapie der schweren systolischen Herzinsuffizienz (NYHA III–IV) zusammen mit ACE-Hemmer, β-Blocker, und Diuretikum gegeben. Cave: bei Kalium > 5 mmol/l und Kreatinin > 2,0 mg/dl absetzen bzw. pausieren. Regelmäßige Kalium- und Kreatininkontrollen!

Herzglykoside sind bei symptomatischer Herzinsuffizienz und gleichzeitig vorliegendem Vorhofflimmern indiziert.

> Bei herzinsuffizienten Patienten mit tendenziell niedrigen Blutdruckwerten sollte trotzdem der Versuch unternommen werden, einen ACE-Hemmer anzusetzen. Das Präparat kann abends genommen werden, kurz bevor sich der Patient ins Bett legt, um die blutdrucksenkende Wirkung besser aufzufangen.

Der Patient fragt während der Visite am nächsten Tag, wie er zukünftig Krankenhausaufenthalte vermeiden könne.

Sie sprechen die regelmäßige Tabletteneinnahme an und erklären ihm, dass er jetzt eine langwirksame „Wassertablette" bekomme, die er fortan nur noch morgens einnehmen solle. Der Patient sollte sich täglich wiegen. Sobald er innerhalb eines Tages ein Kilo mehr wiege, müsse er unverzüglich seinen Hausarzt aufsuchen, am Wochenende den ärztlichen Bereitschaftsdienst. Dann könne mit hoher Wahrscheinlichkeit mittels einer (vorübergehenden) Intensivierung der Diuretikatherapie ein Krankenhausaufenthalt vermieden werden. Zudem raten Sie ihm, eine Trinkmengenbeschränkung auf 1,5 Liter (in heißen Sommern auch 2 Liter) einzuhalten.

Verlauf

Zwei Tage nach stationärer Aufnahme ist der Patient in Ruhe beschwerdefrei. Nach vier kg Gewichtsverlust kann die Diuretikadosis oralisiert werden (Torem® 10 2–2–0). Der β-Blocker wird in der häuslichen Dosierung wieder angesetzt. Im Verlauf des einwöchigen Aufenthalts kann die Diuretikadosis reduziert werden. Das Kreatinin ist rückläufig (Kreatinin 1,2 mg/dl). Unter der Therapie mit Spironolacton und initial mehrmaligen Gaben von Kalium-Brausetabletten ist das Kalium stabil bei 4,8 mmol/l. Es sollte regelmäßig beim Hausarzt kontrolliert werden. Das Ergebnis des am Aufnahmetag abgenommenen BNP (Herzinsuffizienzmarker) erreicht Sie nun: Wie erwartet ist der Wert stark erhöht: 29342 pg/ml (Normwert < 100 pg/ml).
Der Patient wird mit Torem® 10 1½–0–0 entlassen. Im Entlassbrief bitten Sie den Hausarzt, die Diuretikadosis ggf. im Verlauf anzupassen. Außerdem sollte er den β-Blocker und den AT_1-Antagonisten weiter steigern.

■ ■ ■ Quintessenz

- In der Therapie der Herzinsuffizienz sind die ACE-Hemmer Therapie der ersten Wahl.
- Alternativ werden bei Unverträglichkeit AT1-Antagonisten gegeben.
- Ab dem Stadium NYHA II sind auch β-Blocker indiziert.
- Diuretika sind essenziell für die symptomatische Therapie, wenn eine Flüssigkeitsrestriktion vorliegt.
- Niedrig dosierte Aldosteronantagonisten ergänzen die Therapie mit ACE-Hemmern, β-Blockern und Diuretika.

17 Hyperemesis gravidarum

17.1 Anamnese

In die Notaufnahme kommt eine 34-jährige Frau in Begleitung ihrer Freundin. Auf der Einweisung des niedergelassenen Gynäkologen lesen sie: rezidivierendes Erbrechen mit Exsikkose. Die Patientin befindet sich in der 10. Schwangerschaftswoche. Sie berichtet, seit drei Tagen an heftiger Übelkeit und Erbrechen zu leiden. Da sie zum ersten Mal schwanger ist, dachte sie anfangs, das sei normal. Jetzt sei sie allerdings so schwach, dass sie kaum mehr ins Büro gehen könne. Ständig werde ihr schwindelig beim Aufstehen und Gehen. Die Übelkeit sei eigentlich den ganzen Tag da. Nachts könne sie kaum einschlafen oder wache sogar auf, um sich zu erbrechen. Sie wisse, dass sie den Flüssigkeitsverlust ausgleichen müsse, komme mit dem Trinken aber nicht nach. Vorerkrankungen bestünden nicht. Ihr Lebensgefährte sei derzeit auf Geschäftsreise im Ausland. Sie nehme keine Dauermedikamente ein.

17.2 Untersuchungsbefund

34-jährige schlanke, blasse Patientin in gutem Allgemeinzustand. Größe 1,68 m, Gewicht 62 kg. Blutdruck 85/45 mm Hg, Puls 110/min. Temperatur 37,8 °C. Körperlicher Untersuchungsbefund bis auf trockene Zunge und spröde Lippen unauffällig.

17.3 Medikamentenanamnese

Keine Dauermedikation.

17.4 Diagnostik

Ultraschall: vitale intrauterine Gravidität.

Blut: Hb 124 g/l, , Hkt 0,54 , Leukozyten 11,6/µl, Thrombozyten 365/nl, CRP 16 mg/l, Kreatinin 1,36 mg/dl, Harnstoff 35 mg/dl, Natrium 126 mmol/l, Kalium 3,14 mmol/l, Blutzucker 76 mg%.
Die Leber- und Schilddrüsenwerte sind im Normbereich.

Urin: Ketonurie.

Wie lautet die ärztliche Diagnose?

Es besteht der Verdacht auf Hyperemesis gravidarum aufgrund der typischen Klinik während der Schwangerschaft.

Steckbrief Hyperemesis gravidarum

- Leitsymptom: Übermäßiges und anhaltendes Erbrechen während der Schwangerschaft
- Bei Hyperemesis gravidarum kann das Erbrechen den ganzen Tag und auch die Nacht anhalten
- Gehäuftes Auftreten im ersten und zweiten Trimenon
- Genaue Ursache unklar, hormonelle Faktoren spielen eine Rolle
- Kreislaufkollaps, Hypotonie, Elektrolytverschiebungen

17.5 Therapie

 Welche Akuttherapie wird eingeleitet?

Eine morgendliche Übelkeit ohne Beeinträchtigung des Allgemeinzustands muss nicht therapiert werden. Anders ist es bei der Hyperemesis gravidarum, die zu ernstzunehmenden Gesundheitsproblemen führen kann und deshalb stationär behandelt werden sollte. Nach einer unauffälligen internistischen Untersuchung samt Abdomensonographie verordnen Sie Bettruhe und therapieren wie folgt:

- Flüssigkeits- und Elektrolytersatz: Der basale Wasserbedarf liegt bei 30ml/kg Körpergewicht. Bei einem Gewicht von 62 kg errechnen sich 1860 ml. Sie verordnen demzufolge 2 x 500 ml 5 %ige Glucoselösung und 2 x 500 ml Ringerlösung.
- Da anhaltendes Erbrechen zu einem Vitamin-B-Mangel führen kann, fügen Sie 1 Ampulle Vitamin B Komplex Sanum® N in eine der beiden Ringer-Lösungen. Zusätzlich können Sie 500–1 000 mg Vitamin C substituieren.
- Antiemetika: Grundsätzlich ist die Anwendung von Medikamenten im 1. Trimenon besonders sorgfältig zu prüfen und die Indikation streng zu stellen. Mittel der Wahl bei Schwangerschaftserbrechen ist Doxylamin (Gittalun®, Sedaplus®). Dieses besitzt in Deutschland bislang nur die Zulassung als Schlafmittel. Dennoch kann der Off-Label-Use bei Schwangerschaftserbrechen gut vertreten werden, da keine schädlichen Auswirkungen auf den Embryo zu erwarten sind. Als Reservemittel bei unzureichender Wirkung kann auch auf Metoclopramid (Paspertin®), Promethazin (Atosil®) oder Ondansetron (Zofran®) zurückgegriffen werden.

Tritt keine Besserung ein, ist Dimenhydrinat (Vomex A®) eine Alternative. Bei Schwangerschaftsübelkeit und -erbrechen im üblichen Ausmaß (nicht wie hier im Extremfall der Hyperemesis) lassen sich auch mit Ingwer (Zintona®), Nux vomica Globuli oder Nausyn® gute Erfolge erzielen.

Verlauf

Unter der Therapie ist die Patientin innerhalb der nächsten zwei Tage beschwerdegebessert. Nach drei Tagen beginnen Sie mit dem oralen Kostaufbau. Dabei erklären Sie der Patientin, dass jetzt häufige kleine, kohlenhydratreiche, geruchsarme Mahlzeiten wichtig sind. Bei Fortbestand der Beschwerden, sollte man internistische Erkrankungen ausschließen und ein psychosomatisches Konsil anmelden.

Kann die Patientin über fünf bis sechs Tage keine Nahrung aufnehmen bzw. bei sich behalten, muss man diese auf alternativen Wegen zuführen, um eine Unterversorgung auch des Föten zu vermeiden. Zunächst kann hochkalorische Trink- oder Sondennahrung angeboten werden, um die Darmfunktion zu erhalten. Als Trinknahrung kommt z. B. Fresubin® energy in Betracht. An Sondennahrungen stehen u. a. Fresubin® 1 200 oder 1 500 complete oder Fresubin® original fibre (ballaststoffreich) zur Verfügung. Erst nach Versagen dieser enteralen Ernährungszufuhr ist auf eine parenterale Ernährung umzustellen.

▪ ▪ ▪ Quintessenz

- Bei der Therapie der Hyperemesis gravidarum sind der Ersatz von Flüssigkeit, Elektrolyten, Vitaminen und die Gabe von Antiemetika wichtig.

18 Hyperkaliämie

18.1 Anamnese

Ein 81-jähriger Patient wird wegen Verschlechterung des Allgemeinzustands vom ärztlichen Bereitschaftsdienst in das Krankenhaus eingewiesen. Er kommt in Begleitung seiner Ehefrau über den Rettungsdienst und berichtet über „flotte Verdauung" vor zwei Tagen und zunehmender Abgeschlagenheit und Schwäche. Sonst sei er im Alltag noch gut mobil. Das Ehepaar nimmt keine Leistungen von Pflegediensten in Anspruch, sondern versorgt sich selbst. Vorerkrankungen: Zustand nach atypischer Pneumonie mit Exsikkose, häusliche Sauerstofftherapie bei Lungenfibrose unbekannter Ätiologie und eingeschränkter rechtsventrikulärer Pumpfunktion, intermittierende absolute Arrhythmie bei Vorhofflimmern, arterielle Hypertonie, axiale Hiatushernie, Niereninsuffizienz unklarer Ätiologie, benigne Prostatahypertrophie, Zustand nach Antrumgastritis. Aufgrund von Laborauffälligkeiten und einem Kammerersatzrhythmus im EKG wird er auf die Überwachungsstation verlegt.

18.2 Untersuchungsbefund

81-jähriger Patient in reduziertem Allgemeinzustand und sehr schlankem Ernährungszustand, wach und orientiert, jedoch müde wirkend. Größe 1,80 m, Gewicht 62 kg. Blutdruck 82/48 mm Hg, Puls 39/min, Blutzucker 111 mg/dl. Exsikkosezeichen: stehende Hautfalten, trockene Zunge. Cor: Herztöne rein, keine vitientypischen Geräusche
Pulmo: diskret feinblasige Rasselgeräusche beidseits basal, sonorer Klopfschall. Abdomen: Darmgeräusche in allen Quadranten spärlich positiv, kein Druckschmerz, keine Resistenz, Leber und Milz nicht tastbar.

18.3 Medikamentenanamnese

Spironolacton® 50 ½–0–0, Atacand® 8 1–0–0, Rifun® 40 1–0–0, Torasemid 5 2–0–0, Digimerck® minor 0–0–1, Fluimucil® long 1–0–0, Risperdal® 0,5 0–0–1, Procoralan® 5 ½–0–½, Allopurinol 300 0–0–½, Marcumar® nach INR.

18.4 Diagnostik

Labor: Hb 132 g/l, Leukozyten 9,35/nl, Thrombozyten 249/nl, CRP 35,1 mg/l, Leberwerte im Normbereich, Quick 22 %, INR 3,9, CK 63 U/l, GOT 47 U/l, Harnsäure 4,6 mg/dl, Kreatinin 2,29 mg/dl, Harnstoff 170 mg/dl, Natrium 127 mmol/l, Kalium 8,06 mmol/l, Calcium 2,39 mmol/l, Blutfette und Serum-Eiweißelektrophorese unauffällig, Digitoxinspiegel 29,03 UG/l (10–30 UG/l).

Blutgasanalyse: Unter 2 Liter Sauerstoff: pH 7,35, pO2 77,7 mm Hg, pCO_2 22,9, Base-Excess –11,1 mmol/l, Standardbicarbonat 15,8 mmol/l, Lactat 1,1 mmol/l.

 Wie lautet die ärztliche Diagnose?

Es besteht der Verdacht auf Hyperkaliämie bei Niereninsuffizienz und Spironolacton sowie AT_1-Antagonisten-Therapie.

Steckbrief Hyperkaliämie

- Leitsymptom: Diarrhö und Schwäche
- Erhöhung des Serum-Kaliums über 5,2 mmol/l
- Ursachen: Kaliumüberdosierung, Nierenversagen, Zerstörung von Zellen mit Freisetzung von Kalium

18.5 Therapie

 Wie könnte der Patient behandelt werden?

Zunächst wird die Elektrolytmessung wiederholt, um einen falsch hohen Kaliumspiegel auszuschließen, der z. B. durch zu langes Stauen beim Blutabnehmen oder eine zu lange Transportzeit entstehen kann. Die Hausmedikation wird pausiert. Dann wird ein Blasenkatheter gelegt, um die Ausscheidung überwachen zu können (Spontanvolumen 300 ml konzentrierter Urin). Danach wird der Patient mit einer arteriellen Blutdruckmessung versorgt. Damit wird nicht nur der Blutdruck überwacht, sondern auch die Blutgase und der Kaliumwert. Der gerade für das Labor entnommene Kaliumwert stimmt mit dem aus der arteriellen Blutgasanalyse überein und bestätigt sich als so hoch wie zu Beginn. Die Kreislaufparameter sind auf niedrigem Niveau stabil (systolische Blutdruckwerte um 60 mm Hg, wenn der Patient schläft und 80–90 mm Hg bei wachem Pat.). Leider lehnt er eine Dialyse ab, weswegen das Kalium auf konservativem Weg gesenkt werden muss. Über eine Dialyse ließe sich das Kalium schnell und effektiv senken, würde bei diesem Patienten aber wahrscheinlich eine Katecholaminunterstützung des Kreislaufs erforderlich machen.

Sie überprüfen noch sonographisch orientierend die Pumpleistung des Herzens und den Flüssigkeitszustand anhand der Weite der Vena cava inferior. Die rechtsventrikuläre Pumpfunktion ist leichtgradig eingeschränkt, der rechte Ventrikel eher schmal, die linksventrikuläre Funktion ist gut. Die Vena cava inferior hat eine Breite von 1,9 cm. Insgesamt ist also eine Volumentherapie möglich, ohne eine kardiale Dekompensation befürchten zu müssen.

❓ Wie lässt sich der Kaliumspiegel medikamentös senken?

Zur medikamentösen Behandlung der Hyperkaliämie kommen drei Prinzipien infrage. Diese sind in der folgenden Tabelle mit der entsprechenden Therapie aufgeführt.

Tab. 18.1 Medikamentöse Therapie der Hyperkaliämie

Prinzip der Kaliumsenkung	Medikamente	Mechanismus
Antagonisierung des membrantoxischen Effekts (Herzmuskelzellen)	Calciumgluconat i.v.	Calcium ist ein funktioneller Antagonist von Kalium und verhindert die akuten elektrischen Folgen der Hyperkaliämie am Myokard, senkt aber nicht den Serum-Kaliumspiegel. Cave bei Hyperkalzämie. Keine Anwendung bei bestehender Digitalis-Therapie. Calcium i.v. verstärkt die Digitalistoxizität.
Stimulation der zellulären Aufnahme von Kalium	Glucose und Insulin i.v.	Verschiebung des Kaliums aus dem Extra- in den Intrazellulärraum.
	β$_2$-Sympathomimetika per Inhalation oder i.v.	Die Kombinationstherapie mit β-Sympathomimetikum und Glucose/Insulin verstärkt nicht nur die kaliumsenkende Wirkung, sondern antagonisiert auch die hypoglykämische Wirkung von Insulin.
	Natriumhydrogencarbonat i.v.	Cave: Natriumhydrogencarbonat nicht bei Alkalose oder Hypernatriämie!
Entfernung des Kaliums aus dem Körper	Diuretika i.v.	Erhöhte Ausscheidung von Kalium durch Schleifendiuretika.
	Kaliumaustauscherharze p.o. oder rektal	Die anionischen Reste der Kationenaustauscherharze binden Kalium und tauschen Natrium gegen Kalium aus.

❓ Wie könnte der Patient behandelt werden?

Folgende Medikamente werden eingesetzt:

- Insulin/Glucose: 100 ml/h G 40 %, Insulinperfusor zunächst auf 1 I.E./h, später bei höherem Blutzuckerspiegel Steigerung,
  Faustregel für Normalstation: 20 I.E. Insulin in 200 ml G 20 % über 20 min,
- Diuretikum: 3 x 10 mg Torasemid i.v. (z.B. Torem®),
- Kationenaustauscher: 3 x 1 Beutel á 15 g Polysulfonsäure p.o. (z.B. CPS® Pulver, Resonium® A Pulver),
- Natriumhydrogencarbonat 8,4 %: 100 mmol Natriumhydrogencarbonat über 1 h i.v.,
- Calciumgluconat ist unter der Therapie mit Digitoxin nicht möglich.

Je nach Ursache, Ausprägung und Klinik einer Hyperkaliämie werden zur Behandlung Medikamente nach den folgenden Prinzipien eingesetzt: Antagonisierung des membrantoxischen Effektes, Stimulation der zellulären Aufnahme von Kalium, Entfernung des Kaliums aus dem Körper.

Verlauf

Stündlich wird eine **Blutgasanalyse** durchgeführt und die Therapie angepasst. Der Patient scheidet in den ersten beiden Stunden kaum, dann zunächst dunklen, konzentrierten Urin in kleinen Stundenportionen von 30–40 ml aus. Nach vier Stunden werden die Portionen größer (erst 100 ml, dann 150 ml, Urin nun heller). Insgesamt wird in den ersten 12 Stunden 300 ml Natriumhydrogencarbonat gegeben, ohne eine Hypernatriämie oder Alkalose hervorzurufen. Das Insulin lässt sich unter der Glucose-Infusion maximal auf 2 I.E./h steigern ohne eine Hypoglykämie zu riskieren. Die anfängliche respiratorisch kompensierte metabolische Azidose wird langsam ausgeglichen. Der base excess wird allmählich positiv, der pH ausgeglichen (bis max. 7,45). Nach vier Stunden beträgt der Kaliumspiegel 7,4 mmol/l, nach 7 Stunden 6,4 mmol/l. Das EKG und der Blutdruck sind zu diesem Zeitpunkt noch unverändert. Nach 16 Stunden liegt er bei 5,8 mmol/l. Jetzt findet sich im EKG eine Absolute Arrhythmie mit Frequenzen um 50/min. Der Blutdruck liegt konstant um 90/60 mm Hg. Der Patient wird noch zwei Tage auf der Intensivstation behandelt bis er auf die Normalstation verlegt werden kann. Bei Verlegung liegt das Kalium bei 4,6 mmol/l. Der Patient war zu jedem Zeitpunkt zu allen Qualitäten orientiert. Am Folgetag wurde er schon zum Essen in den Stuhl mobilisiert. Drei Wochen nach Verlegung auf Normalstation treffen Sie einen Kollegen und fragen nach dem Patienten. Dieser berichtet Ihnen, der Patient habe eine Pneumonie beidseits entwickelt, welche unter antibiotischer Therapie mit Ceftriaxon gut behandelbar war. Die Pneumonie habe allerdings den Entlasstermin verzögert. Die häusliche Therapie wurde modifiziert. Spironolacton wurde abgesetzt. Eine Herzinsuffizienz als Indikation liegt nicht vor. Wahrscheinlich ist Spironolacton ursprünglich zur Verhinderung einer Hypokaliämie unter Therapie mit Schleifendiuretika angesetzt worden. Der AT_1-Antagonist wurde bei noch grenzwertigen Blutdruckwerten pausiert. Torasemid wurde in reduzierter Dosierung weitergegeben (1 x 5 mg/d p.o.). Digimerck® wurde zur Frequenzkontrolle bei weiterhin bestehendem Vorhofflimmern (Herzfrequenz bei Entlassung 85/min) belassen. Bei grenzwertig hohen Digitoxinspiegeln gibt es die Möglichkeit, an einem Tag der Woche, z. B. sonntags die Herzglykosidtherapie zu pausieren; dieses Vorgehen setzt natürlich eine gute Compliance voraus und muss auch durch regelmäßige Spiegelkontrollen kontrolliert werden. Procoralan® wurde bei fehlendem Sinusrhythmus abgesetzt. Allopurinol (bereits halbe Dosierung bei Niereninsuffizienz), Rifun, Risperdal und Marcumar wurden wie vorbestehend belassen, obwohl die Indikation für Risperdal nicht ganz klar ist.

Quintessenz

- Entgleisungen des Kaliumspiegels in beide Richtungen sind im klinischen Alltag nicht selten.
- Von der Hyperkaliämie sind häufig ältere Patienten mit eingeschränkter Nierenfunktion und Dauertherapie mit ACE-Hemmern/AT_1-Antagonisten und kaliumsparenden Diuretika betroffen.
- Bei Herzinsuffizienz-Patienten wird die Kombination aus ACE-Hemmern/AT_1-Antagonist und Spironolacton oder Eplerenon empfohlen. Deshalb sind engmaschige Elektrolytkontrollen unerlässlich.
- Hyperkaliämien können darüber hinaus als Nebenwirkung folgender Medikamente auftreten: COX-2-Inhibitoren, hohe Cotrimoxazol-Dosen, β-Blocker, Lithium, Heparin, Ciclosporin, Digitalisglykoside.
- Zur Senkung des Kaliumspiegels bzw. Behandlung seiner toxischen Wirkung stehen je nach Höhe des Werts und Klinik verschiedene Medikamente zur Verfügung.
- Drei Prinzipien spielen eine Rolle: Entfernung des Kaliums aus dem Körper, Stimulation der zellulären Aufnahme von Kalium und Antagonisierung des membrantoxischen Effektes (Herzmuskelzellen).

19 Hypertonie, arterielle

19.1 Anamnese

Ein 58-jähriger Patient kommt mit Einweisung vom Hausarzt in die Notaufnahme und klagt über ein Pfeifen in den Ohren wechselnder Intensität. Er sei bereits beim HNO-Arzt gewesen, der nichts Auffälliges gefunden habe. Heute Morgen sei er wegen thorakaler Schmerzen aufgewacht. Beim Aufsetzen sei ihm schwindelig geworden. Sehstörungen und Kopfschmerzen haben nicht bestanden. Als seine Frau ihm den Blutdruck mit ihrem Gerät maß, lag er bei 200/130 mm Hg. Daraufhin habe sie ihn zum Hausarzt gedrängt, der ihm eine Adalat® 5 gab. Da sich der Blutdruck nicht wesentlich besserte, bekam er eine zweite Adalat® 5. Daraufhin wurde ihm ganz heiß, und das Herz fing an zu rasen. Momentan habe er bis auf das Pfeifen in den Ohren keine Beschwerden, insbesondere keine thorakalen Schmerzen oder Dyspnoe. Die Belastung im Alltag sei normal. Schlafprobleme bestünden nicht, auch kein Schnarchen. Positive Familienanamnese hinsichtlich kardiovaskulärer Ereignisse (Vater mit 67 Jahren an Herzinfarkt gestorben, Mutter hatte Schlaganfall im Alter von 78 Jahren).

Vorerkrankungen: Diabetes mellitus Typ 2 seit zwei Jahren, Nikotinkonsum: 1 Päckchen tgl. seit 35 Jahren (35 pack years). Beruf: technischer Zeichner.

19.2 Untersuchungsbefund

58-jähriger, leicht adipöser Patient in gutem Allgemeinzustand. Größe 1,80 m, Gewicht 91 kg. Blutdruck 160/80 mm Hg beidseits, Puls 107/min, Temp. 37,5 °C, Blutzucker 119 mg/dl. Cor: Herztöne rein, regelmäßig, keine vitientypischen Geräusche. Pulmo: vesikuläres Atemgeräusch, sonorer Klopfschall, keine Rasselgeräusche. Abdomen: weich, kein Druckschmerz, Darmgeräusche in allen Quadranten vorhanden, keine Resistenzen. Nierenlager frei. Regelrechter peripherer Pulsstatus. Kein fokal neurologisches Defizit.

19.3 Medikamentenanamnese

Diabetase® 850 1–0–1, ASS® 100 1–0–0.

19.4 Diagnostik

Labor: Die Werte des großen Labors sind bis auf das Gesamtcholesterin von 210 mg/dl und das LDL-Cholesterin von 123 mg/dl unauffällig (Blutbild, Gerinnung, Elektrolyte, Leber-, Nieren- und Schilddrüsenwerte, CRP, Serum-Elektrophorese, Urinstatus, HbA$_{1c}$ 6,2 %, Troponin T).

Ruhe-EKG: Indifferenztyp, Sinusrhythmus, Herzfrequenz 98/min, keine Erregungsrückbildungsstörungen.

Transthorakale Echokardiographie: Gute systolische und diastolische linksventrikuläre Funktion, gute rechtsventrikuläre Funktion, keine Kappenvitien, kein Perikarderguss, beginnende Linksherzhypertrophie.

Röntgen-Thorax in zwei Ebenen: Unauffällig, insbesondere keine kardialen Dekompensationszeichen.

 Wie lautet die ärztliche Diagnose?

Es besteht der Verdacht auf hypertensive Entgleisung.

Steckbrief arterielle Hypertonie

- Leitsymptom: Milde arterielle Hypertonie meist symptomlos, hypertensive Entgleisung: Kopfschmerzen, Ohrensausen, Schwindel
- Erhöhter Blutdruck über 140/90 mmHg
- Störungen des Hormonsystems, des Herz-Kreislaufsystems, Nierenerkrankungen
- Folgeerkrankungen z. B. koronare Herzkrankheit, Schlaganfall, Niereninsuffizienz
- Häufiges Krankheitsbild

19.5 Therapie

 Wie würden Sie weiter vorgehen?

Die Schwestern auf Station legen ein Blutdruckprotokoll mit zweistündlichen Messungen an. Sie verordnen zunächst ein Thiaziddiuretikum in Kombination mit einem ACE-Hemmer: Hydrochlorothiazid 25 mg (z. B. Esidrix®) 1-0-0 p. o. und Ramipril 2,5 mg (z. B. Delix®) 1-0-0 p. o. Aufgrund der Empfehlung von Acetylsalicylsäure beim Diabetiker mit arterieller Hypertonie, verordnen Sie ASS 100 1-0-0 p. o. zur Senkung des kardiovaskulären Risikos weiter. Auch das Biguanid Metformin sollte der Patient weiter einnehmen.

Bei der nachmittäglichen Kurvenvisite schauen Sie sich das Protokoll an. Die drei bisher gemessenen Blutdruckwerte sind: 160/70 mm Hg, 130/80 mm Hg und 155/75 mm Hg. Sie melden folgende Untersuchungen zur Durchführung in den nächsten Tagen an: 24-Stunden-Blutdruckmessung (idealerweise bei Aufnahme und vor Entlassung, aber in der Praxis selten durchführbar), Abdomensonographie mit Beurteilung der Nierenarterien, Carotis-Duplex.

Bei der Therapie der arteriellen Hypertonie geht es nicht nur um die reine Blutdrucksenkung, sondern um eine Verminderung der Wahrscheinlichkeit kardiovaskulärer Ereignisse und Vermeidung sowie Verbesserung evtl. bereits vorhandener Organschäden. Es sollten alle Risikofaktoren behandelt werden. Die familiäre Belastung kann der Patient nicht beeinflussen, aber er sollte das Rauchen einstellen und versuchen, Gewicht abzunehmen, am besten in Kombination mit körperlicher Betätigung und sich dabei bewusster ernähren (Stichwort mediterranes Essen). Wahrscheinlich bessert sich darunter auch das Cholesterin. Der Diabetes scheint gut eingestellt zu sein.

Grundsätze der antihypertensiven Behandlung sind:

- einschleichende Dosierung und langsames Titrieren bis zum Erreichen des Zielblutdrucks,
- Antihypertensiva mit langer Wirkungsdauer zur Erhöhung der Compliance verordnen,
- die Auswahl der Präparate sollte sich nach Begleiterkrankungen, Risikofaktoren und Nebenwirkungen richten.

> **Nennen Sie kurz den Wirkmechanismus der Antihypertensiva und die wichtigsten Nebenwirkungen!**

Thiazide (z. B. Hydrochlorothiazid) erhöhen die Ausscheidung von Na, Cl, K, Mg.

NW: Wadenkrämpfe, Hyponatriämie.

KI: Krea > 2,5 mg/dl., Hyponatriämie

Schleifendiuretika (z. B. Furosemid) hemmen den Na/K/Cl-Symport am dicken aufsteigenden Ast der Henle-Schleife.

NW: Hypotonie, Kreislaufkollaps, Ototoxizität (vor allem nach schneller i. v.-Applikation).

Kaliumsparende Diuretika (z. B. Spironolacton) sorgen für eine vermehrte Na-Ausscheidung, K wird jedoch retiniert.

NW: Hyperkaliämie, aufgrund der Steroidstruktur hormonartige Wirkungen wie Gynäkomastie, Impotenz, Hirsutismus.

β-Blocker (z. B. Carvedilol, Metoprolol, Propanolol):

WM: Blockade der $β_1$-Rezeptoren am Herzen → HZV↓, Reninabgabe in der Niere↓, Herzfrequenz↓ → RR↓.

NW: Bradykardie, periphere Durchblutungsstörungen, Aktivierung einer Psoriasis.

KI: COPD (relativ), Asthma bronchiale (absolut), PAVK, höhergradige AV-Blockierungen, Diabetes u. a.

ACE-Hemmer (z. B. Enalapril, Fosinopril, Lisinopril, Ramipril):

WM: Hemmung des Angiotensin-Converting-Enzymes, welches Angiotensin I in Angiotensin II überführt → Angiotensin II↓. Angiotensin II ist ein Vasokonstriktor, erhöht die Noradrenalin-Freisetzung und die Na-Rückresorption im proximalen Tubulus; außerdem wird der Abbau des Vasodilatators Bradykinin unterbunden.

NW: Trockener Reizhusten, Hyperkaliämie, Hautausschläge; selten, aber dramatisch: angioneurotisches Ödem.

KI: Schwangerschaft und Stillzeit.

AT_1-Antagonisten (z. B. Candesartan, Irbesartan, Losartan, Valsartan):

WM: Blockade des Rezeptors für Angiotensin II, über welchen die RR↑ vermittelt wird. Der blockierte Rezeptor-Subtyp heißt AT_1. Cave: hat nichts mit Angiotensin I zu tun.

NW: Schwindel, Obstipation und Hyperkaliämie.

KI: Schwangerschaft.

Renin-Antagonisten (z. B. Aliskiren):

WM: Hemmung der Umwandlung von Angiotensinogen zu Angiotensin I.

NW: GI-Beschwerden, vor allem Diarrhö.

KI: Schwangerschaft und Stillzeit.

Calciumantagonisten (z. B. ohne antiarrhythmische Wirkung: Amlodipin, Felodipin; mit antiarrhythmischer Wirkung: z. B. Diltiazem, Verapamil).

WM: Sie binden an eine Untereinheit des langsamen, spannungsabhängigen Calciumkanals und hemmen den Calcium-Einstrom in die Herzmuskelzelle und in die Zellen der glatten Muskulatur arterieller Gefäße → Kontraktionskraft des Herzens↓ und peripherer Widerstand↓.

NW: Beim Nifedipin-Typ: durch initial raschen RR↓ reaktive Steigerung der Herzfrequenz; beim Verapamil-Typ: AV-Block, Bradykardie, Obstipation.

$α_1$-Rezeptorenblocker (z. B. Doxazosin, Prazosin, Urapidil):

WM: Selektiver Antagonismus an peripheren postsynaptischen $α_1$-Rezeptoren → Gefäßweitstellung.

NW: Schwindel, orthostatische Hypotonie, Tachykardie.

Antisympathotonika oder **α₂-Agonisten** (z. B. Clonidin, Moxonidin):

WM: Angriff an postsynaptischen α₂-Rezeptoren → Sympathikotonus↓ und peripher Angriff an präsynaptischen α₂-Rezeptoren → Noradrenalin-Freisetzung↓.

NW: Mundtrockenheit und Sedierung, Bradykardie, Obstipation, depressive Verstimmung.

Direkte Vasodilatatoren (z. B. Dihydralazin, Minoxidil):
Einsatz nur in Kombination mit β-Blockern und Diuretika bei therapieresistenter Hypertonie.

NW Dihydralazin: Ödeme, Kopfschmerzen, Flush.

NW Minoxidil: Reflektorische Tachykardie, Na- und Wasserretention, Hypertrichose, EKG-Veränderungen, Angina pectoris.

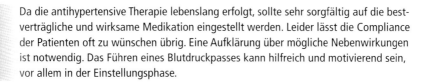

> Da die antihypertensive Therapie lebenslang erfolgt, sollte sehr sorgfältig auf die bestverträgliche und wirksame Medikation eingestellt werden. Leider lässt die Compliance der Patienten oft zu wünschen übrig. Eine Aufklärung über mögliche Nebenwirkungen ist notwendig. Das Führen eines Blutdruckpasses kann hilfreich und motivierend sein, vor allem in der Einstellungsphase.

Verlauf

Insgesamt ist der Patient vier Tage stationär. Nierenwert- und Elektrolytkontrollen sind im Normbereich. Ramipril wird auf 5 mg tgl. gesteigert. Die Langzeit-Blutdruckmessung wurde vom zweiten auf den dritten Tag durchgeführt. Hier zeigt sich ein Blutdruck im Durchschnitt von 143 mm Hg systolisch und 68 mm Hg diastolisch mit einer Blutdruckspitze bis 165/85 mm Hg am frühen Nachmittag. Adäquate Nachtabsenkung. Am Entlasstag wird ein Belastungs-EKG (Fahrradergometer) durchgeführt. Der Patient ist bis 125 Watt belastbar. Dabei liegt der Blutdruck bei 185/80 mm Hg mit adäquater Absenkung auf 120/75 mm Hg in der Ruhephase. Während der Blutdruckspitze sei es noch einmal zu einem Pfeifen im Ohr gekommen, danach nicht mehr. Das EKG zeigt unter Belastung keine Auffälligkeiten oder Rhythmusstörungen.

Die Abklärung von sekundären Hypertonieursachen war unauffällig. Im Carotis-Duplex zeigten sich harte und weiche Plaques beidseits ohne Lumeneinengung.
Im Entlassbrief empfehlen Sie regelmäßige häusliche Blutdruckmessungen, sowie ambulante Kontrollen durch den Hausarzt mit ggf. Intensivierung der Therapie, ferner eine augenärztliche Konsultation zur Beurteilung des Augenhintergrundes sowie regelmäßige Laborkontrollen (Kreatinin, Elektrolyte).

■ ■ ■ Quintessenz

- Die arterielle Hypertonie ist ein gewichtiger Risikofaktor für kardio(cerebro)vaskuläre Erkrankungen.
- Die Indikation zur medikamentösen Therapie erfolgt unter der Bezugnahme auf das absolute kardiovaskuläre Gesamtrisiko.
- Dabei kann mit einer Mono- oder Kombinationstherapie begonnen werden.
- Die Auswahl der Präparate sollte sich nach Begleiterkrankungen, Risikofaktoren und Nebenwirkungen richten.
- Rauchstopp, Gewichtsreduktion, gesunde Ernährung, Verminderung des Alkohol- und Kochsalzkonsums, körperliche Bewegung und Sport verstärken als nichtmedikamentöse Maßnahmen den Therapieerfolg.

20 Ileus, paralytischer

20.1 Anamnese

Ein 34-jähriger Motorradfahrer mit Zustand nach schwerem Polytrauma mit mehreren Extremitätenfrakturen wird seit drei Wochen auf der Intensivstation behandelt. Hinzu kam eine Sepsis mit Multiorganversagen (Kreislauf, Gerinnung, Nieren), welche aktuell jedoch im Griff ist. Der Patient ist noch intubiert und atmet im druckunterstützten Modus. Die Kreislaufparameter sind ohne Katecholaminunterstützung stabil, die Nierenfunktion mittlerweile zufriedenstellend, nachdem bei akutem Nierenversagen eine Hämofiltration über fünf Tage notwendig war. Die Elektrolyte sowie der Säure-Basen-Haushalt liegen im Normbereich. Der Volumenhaushalt ist ausgeglichen. Der Patient ist mit Dormicum® sediert. Vor zwei Tagen hatte er noch subfebrile Temperaturen, aktuell jedoch nicht mehr. Nachdem die Darmgeräusche vor sieben Tagen spärlich waren, wurde die Analgesie mit Fentanyl abgesetzt. Daraufhin hatte der Patient etwas bessere Darmgeräusche. Da sich der orale Kostaufbau über die liegende Magensonde infolge hoher Aspirationsvolumina schwierig gestaltete, wird der Patient aktuell noch zusätzlich parenteral ernährt. (z. B. mit NuTRIflex® Lipid peri). Bei der heutigen Morgenvisite berichtet der zuständige Pfleger, dass der enterale Transport momentan nicht stattfinde. Die Aspirationsvolumina seien nahezu so groß wie das infundierte Volumen. Der letzte Stuhlgang war vor drei Tagen (wenig). Trotz 3 x 20 ml Bifiteral® Saft, 3 x 10 mg Paspertin® und zwei Dulcolax®-Zäpfchen, sowie hohem Einlauf war kein Stuhlgang zu mobilisieren.

20.2 Untersuchungsbefund

Darmgeräusche sind nur ganz vereinzelt zu hören. Das Abdomen ist gebläht und druckempfindlich.

20.3 Medikamentenanamnese

Keine Hausmedikation. Intensivmedikation siehe Anamnese.

20.4 Diagnostik

Wie lautet die ärztliche Diagnose?

Es besteht der Verdacht auf paralytischen Ileus.

Steckbrief paralytischer Ileus

- Leitsymptom: Auskultatorisch fehlende Darmgeräusche, Meteorismus, Stuhlerbrechen
- Oft bei schwerkranken intensivpflichtigen Patienten
- Häufig reflektorischer paralytischer Ileus (z. B. nach Koliken, stumpfen Bauchtraumen, Peritonitis, Sepsis, Nierenversagen

20.5 Therapie

 Von der Station erfolgt eine Anfrage an den Apotheker: Welche medikamentösen Möglichkeiten zur Darmstimulation gibt es?

Eine medikamentöse Stimulation ist (nach Ausschluss eines mechanischen Ileus) möglich mit folgenden Pharmakotherapeutika:

Cholinesterasehemmer zur Motilitätssteigerung: z. B. 0,5 mg Neostigmin langsam i. v. (z. B. 1 Amp. Neostigmin 0,5 mg Delta select®). Bei Erfolglosigkeit der nachstehenden Maßnahmen auch Gabe von Neostigmin als Kurzinfusion: 2 x 1,5 mg tgl. oder als Perfusor über vier Stunden. Cave: schmerzhafte Magen-Darm-Kontraktionen, deshalb nur am analgosedierten Patienten anwenden. Überdosierungserscheinungen (Bradykardie) können mit Atropin antagonisiert werden. Die Anwendung von Neostigmin in dieser Indikation ist ein – wenn auch häufig mit Erfolg praktizierter – Off-Label-Use! Distigmin (Ubretid®) ist bei postoperativer Darmatonie zugelassen. Pyridostigminbromid (Kalymin®) besitzt nur die Zulassung für Myasthenia gravis.

Prokinetika: Dopaminantagonist Metoclopramid 3 x 10 mg tgl. i. v. (z. B. 3 x 1 Amp. Paspertin®).
Möglich ist auch die Gabe von Dexpanthenol 3 x 500 mg i. v. In Deutschland ist allerdings kein Fertigarzneimittel im Handel. Ein Import aus dem Ausland ist möglich, jedoch Off-Label-Use! Eventuell kann Amidotrizoesäure (Gastrografin®) oral angewendet werden. Auch dessen Einsatz als Prokinetikum ist ein Off-Label-Use.

Laxanzien:
- Hydragoge Laxanzien: Bisacodyl (z. B. 1 Zäpfchen Dulcolax®), 1 x 7,5 mg Natriumpicosufat (z. B. 1 x 14 Tropfen Laxoberal®); Wirkung durch Steigerung der Flüssigkeitsmenge im Dickdarm und Anregung der Peristaltik,
- Osmotische Laxanzien führen ebenfalls zur Volumenzunahme im Darm: z. B. Natriummono- und dihydrogenphosphat als rektale Einläufe (Freka Clyss®), Lactulose 3 x 20 ml p. o. (Bifiteral®) oder 10 g Macrogol 4 000 (Forlax® 4 000) als „Stuhlweichmacher". Darmbakterien (Saccharomyces boulardii, Perenterol®) können auch der Sondenkost hinzugefügt werden.

Makrolid-Antibiotikum als Motilinagonist: 3 x 100 mg Erythromycin (z. B. Erythrocin®) i. v. zur Förderung der Magenentleerung, jedoch Off-Label-Use!

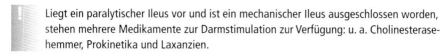 Liegt ein paralytischer Ileus vor und ist ein mechanischer Ileus ausgeschlossen worden, stehen mehrere Medikamente zur Darmstimulation zur Verfügung: u. a. Cholinesterasehemmer, Prokinetika und Laxanzien.

Verlauf

Eine Stimulation mit 3 x 1 Amp. Neostigmin führt zu einer guten Darmstimulation. Schon einige Stunden nach der ersten Applikation sind die Darmgeräusche vorhanden. Der Stuhlgang stellt sich danach auch wieder ein. Nach zwei Tagen wird die Neostigmin-Gabe probatorisch mit Erfolg pausiert.

▪ ▪ ▪ Quintessenz

- Achtung, folgende Medikamente können einen paralytischen Ileus verstärken: Opioide, Calciumantagonisten, Neuroleptika oder Anticholinergika.
- Ist ein mechanischer Ileus ausgeschlossen, kann die Darmmotilität mit verschiedenen Medikamenten angeregt werden: Cholinesterasehemmer, Prokinetika und Laxanzien.

21 Mammakarzinom

21.1 Anamnese

Ihnen wird eine 81-jährige Patientin auf Ihre gynäkologische Station zugewiesen. Sie wurde vor drei Wochen in der internistischen Abteilung wegen einer exazerbierten COPD und Herzinsuffizienz behandelt. Bei der körperlichen Untersuchung fiel ein Mamma-Tumor rechts auf. Nach Abschluss der internistischen Behandlung und bereits durchgeführter Mammographie, Mammasonographie und Metastasensuche mittels abdomineller Sonographie, Röntgen-Thorax in zwei Ebenen sowie einem Ganzkörperknochenszintigramm (jeweils kein Anhalt für Metastasierung bei hochgradigem Verdacht auf Mammakarzinom) wird nun um die weitere Therapie gebeten. Vorerkrankungen laut letztem Arztbrief: Zustand nach akut exazerbierter COPD, Links- und Rechtsherzinsuffizienz, arterielle Hypertonie, Penicillinallergie, Zustand nach Cholezystektomie. Es besteht keine familiäre Mamma- und Ovarialkarzinomanamnese.

21.2 Untersuchungsbefund

81-jährige Patientin in reduziertem Allgemein- und schlankem Ernährungszustand. Ca. 3 x 4 cm großer harter erhabener Tumor der rechten Mamma auf 12 Uhr mit eingezogener und livide verfärbter Haut. Lymphknotenstatus, insbesondere der Axillae regelrecht.

21.3 Medikamentenanamnese

Spiriva® 1 x 1 Hub, Symbicort® forte 2 x 1 Hub, ACC® 600 1–0–0, Xanef® 5 1–0–1, Esidrix® 1–0–0.

21.4 Diagnostik

Folgende apparative Untersuchungen wurden bereits zum Staging durchgeführt:

- Mammographie und Mammasonographie: 3,5 x 3,3 x 2,3 cm durchmessendes Mamma-NPL rechts Zwölf-Uhr-Achse, hinüberragend in den inneren und äußeren Quadranten der Brustdrüse rechts mit Infiltration der Cutis. Zudem nimmt der Tumor Beziehung zur Mamille auf. Regelrechte Darstellung der Axilla und des Praepectoralraums beidseits, kein suspekter Lymphknoten darstellbar.

- Abdomensonographie: Kein Anhalt für fokale Läsionen der Leber oder Milz. Keine freie intraabdominelle Flüssigkeit. Keine pathologisch vergrößerten Lymphknoten.
- Ganzkörperknochenszintigraphie: Kein Nachweis pathologischer Knochenumbauprozesse im Sinne ossärer Metastasen. Altersentsprechendes regelrechtes Skelettszintigramm.
- Röntgen-Thorax in zwei Ebenen: biventrikulär verbreiterte Herzsilhouette, kein Hinweis auf größere Lymphombildungen, beidseits peribronchitische Alterationen. Das rechte Unterfeld imponiert diskret flau transparentgemindert, möglicherweise in Überlagerung mit einem größeren Mammaprozess.

Histologie: 4,5 cm großes mäßiggradig differenziertes invasiv-ductales Mamma-Karzinom mit intraductaler Komponente (kribriformer Subtyp, G2), kein Nachweis einer Lymphangiosis carcinomatosa. Tumorfreie Mamille. Ausgeprägte Hautinfiltration (Epidermis noch intakt).

Rezeptorstatus: Estrogenrezeptoren (ER-ICA): über 80% stark positiv, Immunreaktiver Score (ER): 12. Progesteronrezeptoren (PR-ICA): ca. 70% stark positiv, Immunreaktiver Score (PR): 9. Wachstumsfraktion (KiS2): ca. 5%. HER2/neu: schwach positiv (DAKO Score 2+).

TNM-Klassifikation: pT2 pN2a (4/16), G2, L0, R0, M0, Rezeptorstatus positiv.

 Wie lautet die ärztliche Diagnose?

Es besteht ein Mammakarzinom rechts.

Steckbrief Mammakarzinom

- Leitsymptom: Tastbarer Knoten in der Brust
- Häufigstes Karzinom bei Frauen
- Häufig noch späte Metastasierung (Knochen, Leber)
- Früherkennung und Screening, Selbstuntersuchung

21.5 Therapie

 Wie könnte die Patientin behandelt werden?

Abhängig von Alter, Allgemeinzustand und Willen der Patientin kommen grundsätzlich eine Chemotherapie (adjuvant, neoadjuvant oder palliativ), Radiotherapie und Operation infrage. Zwar ist die Patientin in einem reduzierten Allgemeinzustand, entscheidet sich aber dennoch für eine Operation. Eine Chemotherapie sowie eine Radiatio lehnt sie schon im Vorfeld ab. Für den Folgetag wird eine radikale

Mastektomie rechts mit ihr besprochen. Perioperativ wird eine Thromboseprophylaxe mit Clexane® 40 1 x tgl. s.c. durchgeführt. Präoperativ (30–60 min vorher) wird bei karzinombedingten Operationen eine einmalige antibiotische Prophylaxe gegeben, um Staphylokokken abzudecken, in diesem Fall 1 x 1,5 g Cefuroxim i.v. Nur bei einer OP-Dauer von über 2,5–3 Stunden sollte eine Repetitionsdosis verabreicht werden. Bei Operationen im Bauchraum ist Metronidazol indiziert, um keine Anaerobierlücke entstehen zu lassen.

 Wie gehen Sie nun therapeutisch vor?

Die Patientin hat bereits erwähnt, dass sie eine Chemotherapie sowie eine Radiatio ablehnt. Aufgrund der Vorerkrankungen ist eine Chemotherapie nicht empfehlenswert. Bei positivem Rezeptorstatus könnte ihr aber eine endokrine Therapie mit dem Antiestrogen Tamoxifen (1 x tgl. 20 mg) über fünf Jahre angeboten werden.
Die endokrine Therapie wird normalerweise nach einer Chemotherapie begonnen und kann parallel zu einer Radiatio gegeben werden. Da diese entfallen, sollte unverzüglich mit Tamoxifen (z. B. Nolvadex®) begonnen werden. Tamoxifen zählt zu den SERMs (selektive Estrogen-Rezeptor-Modulatoren). Am Brustgewebe zeigt es antiestrogene Effekte, am Endometrium hingegen eine estrogenrezeptorstimulierende Wirkung. Außerdem soll Tamoxifen bei der Induktion der Apoptose mitwirken.
Nach Aufklärung über die Nebenwirkungen (s.u.) einer Tamoxifen-Therapie stimmt die Patientin dieser Therapie zu.

Verlauf

14 Tage nach Einweisung in die Gynäkologie wird die Patientin nach Hause entlassen. Das präoperative CA 15-3 lag bei 31 kU/l, das postoperative bei 22 kU/l (Normbereich < 25 kU/l). In vier Tagen wird sie eine Anschlussheilbehandlung beginnen. In drei Monaten sollte sie zur Nachsorge kommen.

 Erläutern Sie die Therapie des Mammakarzinoms!

An Operation und/oder Bestrahlung schließt sich in der Regel eine systemische Therapie an. Vom Ansatz unterscheidet man verschiedene Therapien (siehe Tab. 21.1).

Tab. 21.1 Übersicht über prinzipielle Therapieansätze bei Karzinomen

Therapie	Beschreibung
Adjuvante	Ein manifester Tumor ist nicht (mehr) nachweisbar. Ziel ist, möglicherweise vorhandene, aber diagnostisch nicht nachweisbare Mikrometastasen abzutöten, von denen eine Rezidivgefahr ausgeht.
Neoadjuvante	Sie wird vor einer OP oder Bestrahlung durchgeführt, um die Tumormasse soweit zu reduzieren, dass die OP erleichtert oder überhaupt erst ermöglicht wird.
Palliative	Eine Therapie hat keine Aussicht auf Heilung, da die Krankheit zu weit fortgeschritten und der Grad der Metastasierung bereits zu hoch ist. Es geht hier darum, die Lebensqualität der Patienten zu verbessern.

Die **systemische Therapie** kann als Chemotherapie oder zytotoxische Therapie erfolgen:

- Kombination aus 2–3 Zytostatika nach Standardprotokollen, z. B. CMF.
- Kombinationen mit Anthracyclinen (Doxorubicin oder Epirubicin) wie FAC bzw. FEC sollen dem CMF geringgradig überlegen sein. Taxanhaltige Kombinationen (Docetaxel, Paclitaxel), z. B. TAC, zeigen gute Effektivität bei befallenen axillären Lymphknoten.

Grundsätzlich ist auf eine ausreichende **Supportivtherapie** zu achten:

- Antiemese mit 5-HT_3-Antagonisten und Glucocorticoiden,
- Hydratisierung,
- Mesna-Gabe bei Cyclophosphamid,
- Calciumfolinat-Rescue bei Methotrexat (MTX),
- Gabe von Wachstumsfaktoren wie Filgrastim (Neupogen®) oder Lenograstin (Granocyte®) bei ausgeprägt myelosuppressiven Therapien.

Bei einer **Antihormon- oder endokrinen Therapie** ist folgendes zu beachten:

- Prämenopausal sind GnRH-Analoga über mindestens zwei Jahre Mittel der 1. Wahl. Goserelin (Zoladex®) und Leuprorelin (Enantone®) schalten medikamentös die Ovarialfunktion aus. Damit wird die Estrogenproduktion unterbunden und den Krebszellen ihr Wachstumsanreiz genommen. UAW: Initialer Testosteronanstieg kann bei vorhandenen Knochenmetastasen zu verstärkten Schmerzen führen. Das vermehrte Testosteron sollte mit einem Antiandrogen abgefangen werden.
- Zeigt diese Therapie unzureichende Wirkung bzw. in der Postmenopause beginnt man mit dem Antiestrogen Tamoxifen. UAW: erhöhtes Endometriumkarzinomrisiko.
- In der nächsten Stufe stehen diverse Aromatasehemmer der dritten Generation zur Verfügung. Anastrozol (Arimidex®) und Letrozol (Femara®) hemmen die

Aromatase reversibel, Exemestan (Aromasin®) inaktiviert sie irreversibel. Damit wird die Umwandlung der Androgene in Estrogene unterbunden. UAW: Osteoporose, vasomotorische Beschwerden, kardiovaskuläre Probleme

- Letzte Möglichkeit besteht in einer Gestagentherapie mit Medroxyprogesteronacetat oder Megestrolacetat. UAW: Gewichtszunahme und erhöhte Thromboseneigung.
- 2004 kam das Medikament Fulvestrant (Faslodex®) neu auf den Markt. Es ist der erste Vertreter der SERDs (selektive Estrogen-Rezeptor-Destruktoren). Im Gegensatz zu Tamoxifen fehlt die estrogenagonistische Wirkung. Zugelassen ist Fulvestrant für die Therapie der zweiten Wahl bei postmenopausalen Frauen mit hormonrezeptorpositivem Mammakarzinom.

Immunologische Therapie: Trastuzumab (Herceptin®) ist ein rekombinanter humanisierter monoklonaler Antikörper, der sich gegen den HER-2-Rezeptor richtet. Die Überexpression dieses humanen epidermalen Wachstumsfaktors vom Typ 2 muss nachgewiesen sein. Angewendet wird Herceptin entweder als Monotherapie oder in Kombination mit einem Taxan. UAW: Allergische Reaktionen, Kardiotoxizität (vor allem nach Vorbehandlung mit einem Anthracyclin)

■ ■ ■ Quintessenz

- Therapeutisch stehen abhängig von der Ausdehnung des Befundes, des Willens und des Allgemeinzustands der Patientin operative, pharmakotherapeutische und strahlentherapeutische Maßnahmen zur Verfügung.

22 Migräneanfall, akuter

22.1 Anamnese

Eine 22-jährige Patientin kommt in die Notaufnahme und klagt über linksseitige Kopfschmerzen, Übelkeit und Erbrechen, an denen sie seit zwei Stunden leide. Es sei seit Jahren eine Migräne bekannt. Der letzte Anfall sei drei Monate her. Damals habe sie versucht, sich mit Ibuprofen zu helfen, sei aber nicht schmerzfrei geworden. Diesmal sei der Migräneanfall zwar nicht so stark, sie wolle aber nicht noch einmal so leiden wie vor drei Monaten. Seh- oder Wahrnehmungsstörungen bestünden nicht. In der Aufnahme erbricht sie mehrmals.

22.2 Untersuchungsbefund

22-jährige Patientin in gutem Allgemeinzustand und schlankem Ernährungszustand.

22.3 Medikamentenanamnese

Keine Dauermedikation, Ibuprofen bei Bedarf.

22.4 Diagnostik

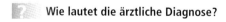 Wie lautet die ärztliche Diagnose?

Es besteht der Verdacht auf mittelschweren Migräneanfall ohne Aura.

Steckbrief akuter Migräneanfall

- Leitsymptom: Halbseitiger Kopfschmerz, evtl. gefolgt von vegetativen Symptomen
- Manchmal mit vorausgehender Aura
- Auslösende Faktoren sind Stress, Schlafmangel, Alkohol

22.5 Therapie

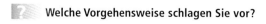 Welche Vorgehensweise schlagen Sie vor?

Zuerst muss der akute Migräneanfall medikamentös kupiert werden, z. B. mit Acetylsalicylsäure (ASS) und Metoclopramid. Dazu verabreicht man 1 g ASS i. v. (z. B.

2 Amp. Aspirin® i.v.) und 10 mg Metoclopramid i. v. (z. B. 1 Amp. Paspertin®). Wie die nichtsteroidalen Antirheumatika (NSAR) bei Migräne wirken, ist unklar.

Wie behandeln Sie die Patientin im weiteren Verlauf?

Die Patientin bleibt etwa zwei Stunden in der Aufnahme, bis die Beschwerden deutlich nachlassen.

Was raten Sie der Patientin für kommende Anfälle?

Man sollte der Patientin für die nächste Migräneattacke die Möglichkeit zur Selbstmedikation geben und ihr dafür ein wirksames Medikament, am besten einen Serotoninagonisten, empfehlen.

Die Serotoninagonisten (Triptane) sind hochwirksame Migränemittel.

Therapie mit Serotoninagonisten: Hauptvorteil der Serotoninagonisten gegenüber den älteren Ergotaminpräparaten ist eine ausgeprägt antiemetische Wirkung. Triptane wirken zudem im Gegensatz zu Ergotaminpräparaten zu jedem Zeitpunkt innerhalb des Migräneanfalls, das heißt, sie müssen nicht unbedingt zu Beginn eines Anfalls eingenommen werden. Sie unterscheiden sich vor allem im Wirkeintritt. Generell gilt: s.c. > nasal > Schmelztbl. > p.o., Supp.

Tab. 22.1 Triptane

Wirkstoff	Handelsname	Arzneiform	Wirkeintritt nach
Sumatriptan	Imigran®	s.c.	10 min
Rizatriptan	Maxalt®	p.o., Schmelztbl.	30 min
Eletriptan	Relpax®	p.o.	
Sumatriptan	Imigran®	Nasal, p.o., Supp.	45-60 min
Almotriptan	Almogran®	p.o.	
Zolmitriptan	AscoTop®	Schmelztbl., nasal, p.o.	
Naratriptan	Naramig®, Formigran®	p.o.	Bis zu 4 h
Frovatriptan	Allegro®	p.o.	

Bei lange andauernden Migräneattacken kann binnen 2–24 h nach der ersten wirksamen Medikamentengabe eine Verschlechterung der Kopfschmerzintensität auftreten. Dieses Phänomen wird als Recurrence bezeichnet und tritt bei Triptanen häufiger auf als bei ASS. In der Regel spricht jedoch eine zweite Gabe des Triptans wieder gut an. Nur falls die erste Triptangabe keine Wirksamkeit gezeigt hat, sollte man von weiteren Triptangaben in derselben Migräneattacke absehen.

Wirkprinzip der Triptane: Hemmung der Freisetzung von Neuropeptiden aus terminalen, trigeminalen Axonen über eine Erregung präsynaptischer 5-HT_{1D}-Rezeptoren, welche den Entzündungsprozess sonst aufrechterhalten. Diese Neuropeptide sind Calcitonin gene-related peptide, Substanz P und Neurokinin A. An meningealen Gefäßen treten durch Erregung von 5-HT_{1B}-Rezeptoren vasokonstriktive Effekte auf.

Wie beraten Sie die Patientin prophylaktisch im Abschlussgespräch?

Begleitend zur medikamentösen Therapie sollte man der Patientin raten, einen regelmäßigen Schlaf-Wach-Rhythmus einzuhalten, Alkohol, Zigaretten und Stress zu meiden und sich regelmäßig körperlich zu betätigen. Ideal sind Ausdauersportarten wie Schwimmen, Joggen und Radfahren. Ein Tagebuch zur Dokumentation der Häufigkeit und Schwere der Migräneanfälle zu führen, wäre ebenfalls ratsam.

■ ■ ■ Quintessenz

- Acetylsalicylsäure, Ibuprofen, Diclofenac und Paracetamol sind bei leichten bis mittelgradigen Migränekopfschmerzen Analgetika der ersten Wahl.
- Die Wirkstoffe sollten bei oraler Gabe in folgender Dosierung verabreicht werden: ASS und Paracetamol mindestens 1 000 mg, Ibuprofen 400–600 mg, Diclofenac 50–100 mg, jeweils bevorzugt als Brause- oder Kautablette. Ist eine orale Aufnahme aufgrund von Erbrechen nicht möglich, kann auch auf i.v. oder rektale Gabe zurückgriffen werden.
- Antiemetika wie Metoclopramid oder Domperidon verbessern nicht nur die Übelkeit, sondern bewirken auch eine bessere Resorption und Wirkung der anschließenden Migränemedikation.
- Die Triptane zeigen eine sehr gute und spezifische Wirksamkeit bei Migräne.

23 Morbus Werlhof

23.1 Anamnese

Eine 68-jährige Patientin wird von ihrem Hausarzt in die Klinik eingewiesen. Sie sagt, sie sei zur Abklärung von punktförmigen Einblutungen an den Beinen da und zeigt Ihnen Unterlagen, die der Hausarzt mitgegeben hat. Die Unterlagen beinhalten zwei Kopien von Laborwerten. Auffällig und bereits vom Hausarzt unterstrichen sind die aktuellen Thrombozytenzahlen von 4/nl im Labor vom Vortag. Die andere Kopie zeigt ein routinemäßig angefertigtes Labor von vor 6 Wochen mit einer Thrombozytenzahl von 123/nl. Des Weiteren auffallend eine mikrozytäre Anämie mit einem Hb-Wert von 118 g/l (vor 6 Wochen 135 g/l). Auf Nachfrage erzählt die Patientin, dass ihr vor ungefähr 2 Wochen kleine, fast unscheinbare Hautveränderungen aufgefallen seien, die sich dann verdichtet und in Richtung Knie ausgebreitet hätten. Nasenbluten oder ähnliche Blutungen habe sie nicht beobachtet. Kein anderes Familienmitglied habe ähnliche Veränderungen. In der letzten Zeit ist keine andere Medikamenteneinnahme als dem aktuellen ACE-Hemmer erinnerlich, insbesondere keine Heparingaben. Vorerkrankungen: arterielle Hypertonie seit zwei Jahren. Zustand nach Cholezystektomie vor 15 Jahren.

23.2 Untersuchungsbefund

68-jährige Patientin in gutem Allgemein- und Ernährungszustand. Größe 1,68 m, Gewicht 69 kg. Blutdruck 110/70 mm Hg, Puls 72/min. Temp. 37,2 °C, Blutzucker 112 mg/dl. Cor/Pulmo/Abdomen/Nierenlager unauffällig. Alle peripheren Pulse tastbar. Inspektion der Haut: dichter Petechienrasen an beiden Unterschenkeln, vereinzelt auch am Oberschenkel und peroral. Ein ca. 5 x 4 cm großes gelb-grünes Hämatom am rechten lateralen Oberschenkel.
Mundinspektion: vereinzelte Schleimhautpetechien. Digital-rektale Untersuchung: unauffälliger Stuhl, kein Blut am Fingerling.

23.3 Medikamentenanamnese

Enabeta 5® 1–0–1.

23.4 Diagnostik

Auffällige **Laborwerte:** Hb 113 g/l, MCV 75 fl, Thrombo 3/nl. Thrombo im Citratblut 4/nl. Serum-Ferritin 10 µg/l, Urinstatus: Erythrozyten +, übrige Parameter negativ.

Normwertig: Die übrigen Werte des Blutbilds, Gerinnung inklusive Fibrinogen, Leber-, Nieren- und Schilddrüsenwerte, CRP, HbA$_{1c}$, Natrium, Kalium, Calcium, Serum-Eiweißelektrophorese, Haptoglobin.

Wie lautet die ärztliche Diagnose?

Es besteht der Verdacht auf Thrombozytopenie, Ausschluss Pseudothrombozytopenie, Eisenmangelanämie.

Steckbrief Morbus Werlhof

- Leitsymptom: Petechien
- Idiopathische thrombozytopenische Purpura (ITP)
- Autoimmunologisch bedingte Thrombozytopenie
- Ausschluss anderer Erkrankungen, die ebenfalls mit einer Thrombozytopenie einhergehen

Welche Diagnostik soll durchgeführt werden?

- Knochenmarkspunktion: mäßige Steigerung der Megakaryopoese und Erythropoese, kein Anhalt für Dysplasie. Kein Speichereisen in der Berliner-Blau-Reaktion. Kein Hinweis für Lymphom oder Myelodysplastisches Syndrom.
- Peripherer Blutausstrich: Thrombanisozytose und Anulozytose der Erythrozyten, keine Fragmentozyten.
- Haemoccult®-Test zweimal positiv.
- Gastroskopie: einzelne Schleimhauteinblutungen, HUT-Test negativ.
- Koloskopie: ubiquitäre Schleimhautblutungen, einzelne Divertikel ohne Entzündungszeichen im Sigma.
- Abdomen-Sonographie: unauffällig, insbesondere keine Splenomegalie.
- Röntgen-Thorax in zwei Ebenen: altersentsprechender Normalbefund.
- HIV-Test negativ, keine antinukleären Antikörper (ANA), Lupus anticoagulans negativ, Anti-Cardiolipin-Antikörper negativ, Coombs-Test negativ, keine Exprimierung von Rhesus D.

23.5 Therapie

Wie könnte die Patientin behandelt werden?

Es handelt sich nach Ausschluss anderer Erkrankungen (Kollagenosen, Anti-

Phospholipid-Syndrom, HIV, Hämolyse, usw.) am ehesten um eine idiopathische thrombozytopenische Purpura (ITP, Morbus Werlhof). Da die Patientin nicht stark blutet, ist keine Akuttherapie nötig.

Die **Initialtherapie** bei Patienten ohne schwere Blutung erfolgt mit Steroiden. Die Patientin erhält demzufolge täglich Prednisolon 1 mg/kg KG (z. B. Decortin® H 70 mg 1–0–0 p. o.) und wird mit der Empfehlung regelmäßiger Thrombozyten- und Blutzucker-Kontrollen wieder entlassen. Des Weiteren bekommt sie zur Ulkusprophylaxe Omeprazol 20 mg (z. B. Omep®) 1–0–0 p. o. Etwa die Hälfte der Patienten spricht auf die Prednisolon-Therapie an. Spricht die Patientin innerhalb von 3–4 Wochen nicht auf die Therapie an, besteht eine primäre Therapieresistenz. Dann sollte Prednisolon zügig ausgeschlichen werden. Eine langsame Reduktion empfiehlt sich dagegen bei gutem Ansprechen. Bei primärer Therapieresistenz kann ein Versuch mit Dexamethason (z. B. Fortecortin®) in einer täglichen Dosierung von 40 mg für vier Tage alle vier Wochen durchgeführt werden (maximal sechs Zyklen). Ca. ein Drittel der Patienten mit Prednisolon-refraktärer ITP spricht auf eine Dexamethason-Gabe an. Patienten, die den Rhesus-Faktor (Rhesus D) exprimieren, können mit Anti-D-Immunglobulinen (50–75 µg/kg KG i. v.) statt mit Steroiden therapiert werden. Die Ansprechraten sollen denen von Prednisolon bei geringerer Toxizität vergleichbar sein. Vor der Therapie sollte eine Autoimmunhämolyse mittels Coombs-Test ausgeschlossen werden. Anti-D-Immunglobuline sind teuer. In Deutschland ist z. B. Rhophylac®, 1 500 I.E./2ml, erhältlich. Rhophylac ist als einziges Anti-D-Präparat auch i. v. applizierbar. Allerdings ist der Einsatz bei ITP ein Off-Label-Use.

Notfallbehandlung einer ITP: Bei Notfällen im Rahmen einer ITP (z. B. zerebrale Blutungen, Unfälle, Notfall-OP) ist keine Zeit für eine wochenlange Therapie. In diesem Fall werden tgl. 1 g Methylprednisolon (z. B. Urbason®) i. v. sowie zusätzlich Immunglobuline (1 g/kg KG i. v.) über je zwei Tage verabreicht. Danach wird die Therapie mit Prednisolon (1 mg/kg KG p. o.) weitergeführt. In lebensbedrohlichen Situationen sind oft Thrombozytenkonzentrate unausweichlich. Leider werden die transfundierten Thrombozyten von den Antikörpern schnell wieder abgebaut. Das Gerinnungsfaktor-Präparat "rekombinanter Faktor VIIa" (Novoseven®) stellt die Ultima ratio bei lebensbedrohlichen therapierefraktären Situationen dar.

Die Therapieentscheidung bei der ITP hängt von der klinischen Situation ab. Es gibt keinen festen Thrombozyten-Schwellenwert, ab dem behandelt werden muss.

Verlauf

Da die Patientin nicht hinreichend auf Prednisolon anspricht (maximaler Thrombozytenwert 8/nl) wird eine Dexamethason-Therapie vom Hausarzt eingeleitet. Auch nach sechs Zyklen stellt sich kein Therapieerfolg ein. Die Patientin hat weiterhin keine signifikanten Blutungskomplikationen erlitten, die Petechien sind unverändert. Es erfolgt ein intensives Gespräch bezüglich der weiteren Therapie bei bisherigem Therapieversagen. Es wäre in diesem Fall vertretbar, mit einer Splenektomie (operative Entfernung der Milz) zu warten, zumal bisher keine signifikanten Blutungen aufgetreten sind. Da die Splenektomie eine wirksame Therapie darstellt und die Patientin nicht mit der Ungewissheit einer akuten Blutung leben will, entscheidet sie sich für eine OP. Der Hausarzt impft die Patientin gegen Pneumokokken, Haemophilus influenzae B und Meningokokken und vereinbart einen OP-Termin. Während des stationären Aufenthalts wird sie präoperativ mit je 70 g polyklonalen Immunglobulinen i. v. an zwei Tagen behandelt. Am Operationstag liegen die Thrombozyten bei 94/nl. Die Splenektomie erfolgt laparoskopisch. Postoperativ wird ein leichter Thrombozytenabfall auf 81/nl beobachtet. Gegen Ende des stationären Aufenthalts stabilisieren sie sich um 100/nl. In den folgenden ambulanten Kontrollen kann ein langfristiger Thrombozytenanstieg beobachtet werden.

Gibt es noch Therapieoptionen bei refraktärer ITP?

Besteht selbst nach Splenektomie noch eine persistierende Thrombozytopenie, handelt es sich um eine refraktäre ITP. Auch bei der refraktären ITP müssen die Rahmenbedingungen für eine Therapieeinleitung geprüft werden (Blutungskomplikationen, Alter des Patienten, Begleiterkrankungen, usw.). Ist eine akzessorische Milz ausgeschlossen, kommen primär Glucocorticoide, der monoklonale Antikörper Rituximab (Mabthera®) oder das Androgenderivat Danazol (in Deutschland keine Zulassung) zum Einsatz. Sekundär werden Azathioprin (Imurek®), Cyclophosphamid (Endoxan®), Ciclosporin A (Sandimmun®) und Mycophenolatmofetil (Cellcept®) eingesetzt.

■ ■ ■ Quintessenz

- Der Zeitpunkt einer Therapieeinleitung wird individuell festgelegt, im Allgemeinen aber bei einer Unterschreitung des Thrombozyten-Schwellenwerts von 20/nl bzw. bei thrombozytär bedingten Blutungen empfohlen. Zum Einsatz kommen in erster Linie Prednisolon, Dexamethason, polyklonale Immunglobuline und/oder Anti-Rhesus-D-Immunglobulin.
- Im nächsten Schritt führt eine Splenektomie bei den meisten Patienten zu einem Therapieerfolg.
- Vor der Milzentfernung ist eine Impfung gegen Pneumokokken, Haemophilus influenzae B und Meningokokken obligat.

24 Multiple Sklerose

24.1 Anamnese

Ein 50-jähriger Patient kommt in die Ambulanz der Klinik und klagt darüber, dass er nicht mehr richtig gehen könne und Doppelbilder sehe. Er sei hauptberuflich Mediendesigner und nebenberuflich Künstler. Im Rahmen seiner Arbeit sei ihm auch aufgefallen, dass seine Finger nicht mehr so wollen wie bisher. Auf Nachfrage berichtet er, die Beschwerden hätten vor drei Wochen plötzlich angefangen. Er sei morgens mit Schwindel aufgewacht und habe Doppelbilder gesehen. Beim Aufstehen fielen ihm Gleichgewichtsstörungen auf und beim Arbeiten im Laufe des Tages eine gewisse Plumpheit der Hände. Der Hausarzt habe ihn zum Schädel-MRT geschickt. Dem Brief kann folgender Befund entnommen werden: Auf den Dark-fluid-Aufnahmen zeigen sich rechts frontal sowie links fronto-parietal mehrere unter 0,5 cm durchmessende Signalintensitätsanhebungen am Übergang vom Mark zur Rinde. Solche Beschwerden habe er bisher noch nie gehabt. Auch von Familienangehörigen habe er nichts dergleichen gehört. Miktions- und Sexualfunktionsstörungen bestünden nicht, auch keine Konzentrationsstörungen. Eine gewisse rasche Ermüdbarkeit seit die Beschwerden vor drei Wochen begonnen hätten, bejaht er jedoch.

Vorerkrankungen: Nikotinkonsum (35 pack years), arterielle Hypertonie, Hyperlipidämie.

24.2 Untersuchungsbefund

50-jähriger leicht adipöser Patient, Blutdruck 150/80 mm Hg, Puls 86/min, Temp. 36,8 °C, Blutzucker 98 mg/dl. Größe 1,84 m, Gewicht 94 kg. Internistisch orientierende Untersuchung unauffällig. Deutliche Stand- und Gangataxie, erschwerte Stand- und Gangproben nicht möglich, keine latenten oder manifesten Paresen. Gehstrecke 7,6 m in 7,2 und 7,0 Sek. Diskrete Dysarthrie, Zungenmotorik leicht eingeschränkt. Finger-Nase- und Finger-Finger-Versuch links mehr als rechts dysmetrisch, Bradydysdiadochokinese bds, Knie-Hacke-Versuch leicht dysmetrisch, Muskeleigenreflexe seitengleich schwach auslösbar, Babinski negativ, Sensibilität für alle Qualitäten unauffällig. Nahvisus regelrecht, ungekreuzte Doppelbilder beim Blick nach rechts und links, Nystagmus beim Blick nach rechts, links und nach oben. Unauffällige Sehnervenpapillen, kein Papillenödem oder Zentralskotom.

24.3 Medikamentenanamnese

Keine Dauermedikation.

24.4 Diagnostik

EKG: Linkstyp, Sinusrhythmus, Herzfrequenz 82/min, keine ERBS.

Labor: Blutbild, Leber- und Nierenwerte, sowie Gerinnung, CRP, Schilddrüsenwerte und Serumelektrophorese normwertig. Vitamin-B_{12}-Serumspiegel und Schilling-Test normwertig. Urinstatus und Urintoxikologie unauffällig. Rheumafaktor, Kollagenosen-Screening, HIV-Serologie, HTLV-1-Serologie, TPHA, langkettige Fettsäuren, Mykoplasmen-Serologie unauffällig.

Liquor: 20/3 Zellen, überwiegend Lymphozyten. Nachweis einer autochtonen IgG-Synthese und oligoklonalen Banden. Antikörper-Synthese-Indizes (ASI) für neurotrope Viren (Masern, Röteln, Zoster) unauffällig. Kein Nachweis von Borrelien-Antikörpern (IgG und IgM) im Serum und Liquor.

EEG: Unauffällig, visuell evozierte Potenziale (VEP): verzögerte Latenz.

Steckbrett-Test: Rechts in 46,5 und 38 Sek., links in 45,6 und 46 Sek.

PASAT 3 (Paced Auditory Serial Addition Test): 47 von 60 Punkten.

Carotis-Duplex und transkranieller Doppler: Unauffällig.

Schädel-MRT mit Gadolinium-Kontrastmittel: Mehrere 3–5 mm große Demyelinisierungsherde im periventrikulären Marklager an der Mark-Rinden-Grenze beidseitig und ein kleinster Demyelinisierungsherd rechts hochparietal parasagittal (fronto-polar). Hinweise auf akute Aktivität.

> **Wie lautet die ärztliche Diagnose?**

Es besteht der Verdacht auf akuten Schub einer Multiplen Sklerose (MS) aufgrund der typischen Klinik und der Untersuchungsbefunde.

Steckbrief Multiple Sklerose

- Leitsymptom: Gangstörungen und Doppelbilder
- Encephalomyelitis disseminata
- Chronisch-entzündliche Entmarkungserkrankung des ZNS
- Häufigste neurologische Krankheit, die bei jungen Erwachsenen zu bleibender Behinderung und früher Berentung führt
- Sehr variabler klinischer Verlauf
- Schubweiser Verlauf
- Fast jedes neurologische Symptom möglich
- Nicht heilbar
- Häufig sind Frauen betroffen

24.5 Therapie

 Wie könnte der Patient behandelt werden?

- Die medikamentöse Standardtherapie des akuten Schubes einer MS zielt in erster Linie auf eine Reduktion der entzündlichen Krankheitsaktivität ab. Aktuell wird die intravenöse Gabe von hoch dosiertem Methylprednisolon (z. B. Urbason®) empfohlen: 1 g/d über drei Tage. Zum oralen Ausschleichen des Steroids gibt es keine evidenzbasierten Daten, weshalb nach Verträglichkeit und Effektivität der intravenösen Stoßtherapie entschieden werden muss.
- Zum Magenschutz unter der hochdosierten Steroidtherapie ordnen Sie einen Protonenpumpenhemmer an: z. B. Pantoprazol 40 (Pantozol®) 0–0–1.
- Die Thromboseprophylaxe führen Sie mit niedermolekularem Heparin in prophylaktischer Dosierung durch: z. B. Nadroparin (Fraxiparin®) 1 x 0,3 ml s. c.
- Da der Patient berichtet, seit längerem erhöhte Blutdruckwerte um 140–160 mm Hg systolisch zu haben und bisher keine antihypertensive Therapie besteht, beginnen Sie zunächst eine Monotherapie mit einem Thiaziddiuretikum: z. B. Hydrochlorothiazid (Esidrix®) 1–0–0.
- Krankengymnastik, Ergotherapie und Logopädie, Anmeldung einer Reha-Maßnahme.

Stationärer Verlauf

Unter der Stoßtherapie müssen Blutdruck, Elektrolyte und Blutzucker überwacht werden. Dabei kommt es schon am ersten Tag zu notwendigen Blutzucker-Korrekturen durch Alt-Insulin-Boli.
Unter der Therapie kommt es zu einer Besserung der Symptomatik, sodass die Methylprednisolon-Dosierung innerhalb von zwei Wochen oral ausgeschlichen werden kann, worunter es zu einer weiteren leichten Besserung kommt.
Am 17. Tag wird der Patient in die ambulante Weiterbehandlung entlassen. Eine Reha-Maßnahme ist vier Tage später in einer neurologischen Klinik geplant.

Langfristiger Verlauf

Ein halbes Jahr nach dem ersten stationären Aufenthalt kommt es zu einer erneuten Verschlechterung der MS-Symptomatik (besonders des Sprechens und der Koordination), sodass eine immunmodulatorische Therapie mit Glatiramer (Copaxone®) durchgeführt wird, nachdem eine weitere Methylprednisolon-Hochdosistherapie keinen Erfolg gezeigt hatte. Darunter ist die Erkrankung nur sehr langsam schleichend progredient.
Vier Jahre später bemerkt der Patient eine Schwellung in der linken Leiste. Nach operativer Entfernung und histologischer Aufbereitung wird die Verdachtsdiagnose eines Lipoms zugunsten eines lymphozytenreichen nodulären Morbus Hodgkin

revidiert. In der Staging-Untersuchung finden sich keine weiteren Lymphome. Es erfolgt eine Radiatio der betroffenen Leistenregion. Die immunmodulatorische Therapie mit Glatiramer wird abgesetzt.
Noch ein Jahr später wird der Patient aufgrund eines akuten Hinterwandinfarkts auf eine internistische Intensivstation aufgenommen, wo das verschlossene rechte Herzkranzgefäß mittels Ballondilatation aufgedehnt und mit einem Stent versorgt wird. Auffallend ist eine verwaschene Sprache. In diesem Rahmen berichtet der Patient von einer sehr langsamen Progredienz der MS, welche seit der Diagnose des Morbus Hodgkin nicht mehr therapiert wird. Er sei noch mit Gehstock mobil. Seinen Beruf könne er weiter ausüben. Auch eine erneute Ausstellung mit Video-Installationen werde von ihm demnächst zu sehen sein.

Wie sieht die Therapie des akuten Schubs der Multiplen Sklerose aus?

Derzeit wird folgende Therapie zur Behandlung bei funktionell beeinträchtigenden Schüben (motorische, zerebelläre oder Hirnstammsymptomatik sowie schwere Optikusneuritis) empfohlen:

Intravenöse Methylprednisolon-Hochdosistherapie unter Magenschutz und Thromboseprophylaxe (s. Seite 104).

Bei ungenügender Besserung zwei Wochen nach der Stoßtherapie erfolgt eine erneute intravenöse Pulstherapie, ggf. auch mit erhöhter Dosis von bis zu 2 g Methylprednisolon täglich über bis zu fünf Tage. Manche Autoren empfehlen intermittierende Corticosteroid-Stoßtherapien. Bei aktuell noch fehlenden abschließenden Studien wird diese Therapie momentan allerdings nur als additive Maßnahme angesehen.

Bei einem klinisch schweren Schub, der nicht ausreichend auf die Corticosteroid-Stoßtherapien anspricht, kann eine zusätzliche Plasmapherese in Erwägung gezogen werden. Diese Therapie sollte MS-Zentren vorbehalten sein.

Skizzieren Sie die Basistherapie der Multiplen Sklerose

Interferon beta-1b: Betaferon® 250 µg jeden 2. Tag s. c.

Interferon beta-1a: Avonex® 30 µg 1 x pro Woche. i. m. oder Rebif®: 22 µg oder 44 µg 3 x pro Woche s. c.
Als Nebenwirkungen können grippeähnliche Symptome auftreten, (lokale) Hautreaktionen und Depressionen.

Glatirameracetat: Copaxone® 20 mg pro Tag s. c.

Azathioprin: z. B. Imurek®, empfohlene Dosierung 2–3 mg/kg KG/d, Anpassung nach Blutbildkontrolle, Cave: Leukozytopenie, Leberenzyme↑.

Immunglobuline i. v. (Octagam®).
Bei Versagen der Basistherapie wird auf die Eskalationstherapie gewechselt.

Natalizumab (Tysabri®): 2006 in Deutschland für die hochaktive schubförmige rasch progrediente oder unzureichend auf Interferon ansprechende Multiple Sklerose mit 300 mg einmal pro Monat als intravenöse Infusion zugelassen. Dieser monoklonale Antikörper bindet selektiv an das Alpha-4-Integrin, das an der Oberfläche von Leukozyten exprimiert wird. In der Folge können die Leukozyten nicht an Gefäßendothelien andocken, die Blut-Hirn-Schranke nicht durchwandern und nicht in das entzündete Gewebe übertreten. Die Entzündungsaktivität im Gehirn wird durch den ausbleibenden Nachschub an Immunzellen gebremst.

Mitoxantron: Ralenova® 12 mg/m² KOF (Körperoberfläche) i. v. alle drei Monate.

Cyclophosphamid: Endoxan®.
Zusätzlich kann (immer unter Beachtung der Kontraindikationen und Nebenwirkungen) eine Therapie begleitender Symptome durchgeführt werden:

Tab. 24.1 Begleitsymptome der Multiplen Sklerose und Therapie

Symptom	Therapie
Miktionsstörungen	Einmalkatheterisierung, Desmopressin (Minirin®) bei therapieresistenter Nykturie
Sexualfunktionsstörungen	Sildenafil (Viagra®) oder Vardenafil (Levitra®), Tibolon (Liviella®) bei Libidoverlust und Dyspareunie
Intentionstremor	Propranolol (Dociton®), Primidon (Mylepsinum®), Carbamazepin (Tegretal®)
Kognitive Störungen	Donepezil (Aricept®), neuropsychologische Therapie, IFN-β
Depression	Fluoxetin (Fluctin®), Sertralin (Zoloft®), Imipramin (Tofranil®)

■ ■ ■ Quintessenz

- Die Therapie der Multiplen Sklerose umfasst die Hochdosis-Stoßtherapie mit Methylprednisolon sowie eine verlaufsmodifizierende Therapie und ggf. zusätzlich eine Therapie begleitender Symptome wie Intentionstremor und kognitive Störungen.

- Ziel der verlaufsmodifizierenden Langzeittherapie der schubförmigen MS ist, Häufigkeit und Schwere der einzelnen Schübe zu reduzieren. Begleitend sollte an Krankengymnastik, Ergometrie, Logopädie, Reha-Maßnahmen und Hilfsgeräte gedacht werden.

25 Myokardinfarkt, akuter

25.1 Anamnese

Die Leitstelle kündigt Ihnen als Dienstarzt der Intensivstation um 7:00 Uhr einen Patienten mit Verdacht auf akuten Myokardinfarkt an. Zehn Minuten später trifft der Notarzt mit einem 57-jährigen Patienten ein. Aus der Anamnese des Notarztes erfahren Sie, dass der Patient zwei Stunden zuvor heftige linksthorakale Schmerzen mit Ausstrahlung in den linken Arm sowie Übelkeit verspürt hatte. Die Sanitäter fanden ihn kaltschweißig vor. Der Blutdruck lag bei 145/80 mm Hg. Im 12-Kanal-EKG zeigten sich typische ST-Strecken-Hebungen, sodass der Notarzt 500 mg Acetylsalicylsäure (Aspirin® i.v.), 5 000 I.E. Heparin, 5 mg Morphin und 1 Ampulle Metoclopramid (Paspertin®) jeweils intravenös verabreichte. Auf einen β-Blocker habe er bei einer Herzfrequenz von 53/min verzichtet. Bei Aufnahme ist der Patient fast beschwerdefrei. Als kardialen Risikofaktor gibt er einen Nikotinkonsum von 35 pack years an.

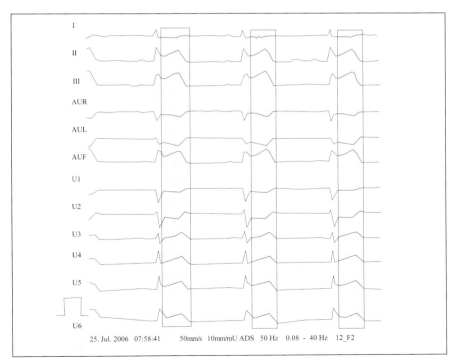

Abb. 25.1 EKG, ST-Streckenhebungen sind markiert

25.2 Untersuchungsbefund

57-jähriger Patient in gutem Allgemein- und Ernährungszustand. Er wiegt 76 kg bei einer Größe von 1,82 m. Unauffälliger körperlicher Untersuchungsbefund von Lunge, Herz und Abdomen.

25.3 Medikamentenanamnese

Pantozol® 20 0–0–1 bei Zustand nach Gastritis.

25.4 Diagnostik

Wie lautet die ärztliche Diagnose?

Es besteht der Verdacht auf akuten Hinterwandinfarkt aufgrund der Kombination aus Klinik und EKG-Befund.

Steckbrief Akuter Myokardinfarkt

- Leitsymptom: Thorakale Schmerzen
- Akut einsetzende thorakale Schmerzen, evtl. Dyspnoe
- Koronare Herzkrankheit
- Intensive Überwachung
- Herzkatheter, Koronarangiographie

25.5 Therapie

Welche Akuttherapie wird eingeleitet?

Die Therapie des akuten Myokardinfarkts besteht aus einem Thrombozytenaggregationshemmer, unfraktioniertem Heparin, einem β-Blocker und Morphin. Hierzu kann man sich die Fünfer-Regel merken: 500 mg Acetylsalicylsäure, 5 000 I.E. Heparin, 5 mg Metoprolol und 5 mg Morphin.

Zunächst erfolgt eine Reopro®-Infusion mit Abciximab. Das Fab-Fragment eines chimären monoklonalen Antikörpers besetzt irreversibel den thrombozytären GP IIb/IIIa-Rezeptor. Die Infusion wird nach Körpergewicht dosiert und läuft über zwölf Stunden. Man startet mit einem Bolus von 0,25 mg/kg (= 19 mg) und setzt unmittelbar mit einer kontinuierlichen Infusion von 0,125 µg/kg/min über zwölf Stunden fort. Ein Nitroperfusor ist sinnvoll, da der Patient noch nicht ganz beschwerdefrei ist. Hierbei ist auf den Blutdruck zu achten, da Nitroglycerin (Nitrolingual®) nicht nur antianginös, sondern auch blutdrucksenkend wirkt. Bei einem Blutdruck von 145/80 mm Hg ist zunächst noch genug Spielraum.

Um den kardialen Sauerstoffbedarf zu senken, sollte man einen Beloc®-Perfusor ansetzen, aber bei Hinterwandinfarkten ist Vorsicht geboten, denn sie neigen zu bradykarden Rhythmusstörungen. Bei einer Herzfrequenz von mittlerweile 64/min kann man niedrigdosiert beginnen. Sie schallen schnell noch mit dem Echogerät auf das Herz, schließen einen Perikarderguss aus und schätzen die Pumpfunktion auf leichtgradig eingeschränkt ein. Die Hinterwand kontrahiert noch gut. Mehr Zeit haben Sie nicht mehr, denn der Patient muss jetzt in das Herzkatheterlabor. Der Patient kommt beschwerdefrei von der Intervention zurück. Der Befund lautet: koronare Dreigefäßerkrankung mit subtotaler RCA-Stenose, 25–50 %iger LAD-Stenose und 50 %iger RCX-Stenose. Es wurde eine primär erfolgreiche PTCA mit Stenting der RCA durchgeführt. Während der Wiedereröffnung gab der Patient nochmals kurz pectanginöse Beschwerden an. Inzwischen ist das Notfalllabor fertig, das Sie zuvor abgenommen haben. Die Herzenzyme liegen bis auf das Troponin T von 0,1 ng/ml noch im Normbereich.

 Als Klinikapotheker beraten Sie die Patienten zu ihrer Entlassmedikation. Welche Grundlagen zur Standardtherapie der KHK sind wichtig?

Alle Patienten mit koronarer Herzkrankheit müssen über eine Dauermedikation aufgeklärt werden. Diese setzt sich folgendermaßen zusammen:

Thrombozytenaggregationshemmer in niedriger Dosierung: 100 mg Acetylsalicylsäure (z. B. ASS 100®, HerzASS®, Godamed®, Aspirin®100). Patienten mit Magenulzera oder -erosionen in der Vorgeschichte erhalten nach Ausheilung des akuten Ulkus mit einem PPI obligat zum ASS den PPI weiter als Magenschutz (s. British National Formulary). Eine andere Alternative stellt Clopidogrel (Iscover®, Plavix®) dar.

β-Blocker sind je nach Blutdruck, Herzfrequenz und Kontraindikationen individuell zu dosieren. Infrage kommen z. B. Metoprolol (Belok-Zok®), Carvedilol (Dilatrend®, Querto®) oder Bisoprolol (Bisobloc®, Concor®). Patienten mit einer COPD als Vorerkrankung können alternativ den $β_1$-selektiven β-Blocker Nebivolol (Nebilet®) einnehmen. Die $β_1$-Selektivität am linksventrikulären Herzmuskel nimmt in der Reihenfolge Carvedilol → Metoprolol → Bisoprolol → Nebivolol zu. Die bronchokonstriktive Wirkung eines β-Blockers bei COPD ist deutlich geringer als bei Asthma bronchiale. Nebivolol und Carvedilol weisen noch eine zusätzliche vasodilatierende Wirkkomponente infolge NO-Freisetzung auf. Es sollten regelmäßige EKG-Kontrollen, bei pneumologischen Patienten zusätzlich Lungenfunktionskontrollen erfolgen.

Lipidsenker: Die CSE-Hemmer zeigen die stärkste LDL-senkende Wirkung unter den Lipidsenkern. Fibrate senken sehr effektiv Triglyceride und sind daher speziell bei Hypertriglyceridämien indiziert. Mittlerweile gibt es eine gute Auswahl unter den CSE-Hemmern: Atorvastatin (Sortis®), Simvastatin (Zocor® oder Generika), Fluvastatin (Cranoc®, Locol®), Pravastatin (Pravasin®). Es sollten regelmäßig CK-

Kontrollen durchgeführt werden, da es zu Beginn der Therapie und seltener im Verlauf zu Myopathien kommen kann. Cave: das Risiko von Myalgien und Rhabdomyolysen steigt im Rahmen einer Kombinationstherapie. Einnahmehinweis: nur Atorvastatin und retardiertes Fluvastatin wirken tageszeitunabhängig, alle anderen Statine müssen abends eingenommen werden. Cave: Keinen Grapefruitsaft trinken! Grapefruitsaft blockiert die am Metabolismus der Statine beteiligten Cytochrom-P450-Enzyme. Dadurch resultiert eine Kumulation der Statine im Blut und steigert somit das Myopathie- und Rhabdomyolyserisiko.

ACE-Hemmer waren früher bei KHK und eingeschränkter linksventrikulärer Funktion indiziert. Seit kurzem sind ACE-Hemmer bei KHK oder erhöhtem Koronarrisiko indiziert, auch wenn die linksventrikuläre Funktion normal ist. Es sollte die höchstmögliche verträgliche Dosis angestrebt werden. Die Retentionswerte sind regelmäßig zu kontrollieren.

KHK-Patienten nach PTCA mit Stenting: Zusätzliche Therapie mit Clopidogrel über vier Wochen, um die Gefahr einer Restenosierung in Stentbereich zu minimieren.

Können Sie den Wirkmechanismus von Clopidogrel veranschaulichen?

Clopidogrel blockiert selektiv und irreversibel die ADP-vermittelte Aktivierung des GPIIb/IIIa-Rezeptors auf den Thrombozyten, sodass keine Thrombozytenvernetzung über Fibrinogenbrücken möglich ist.

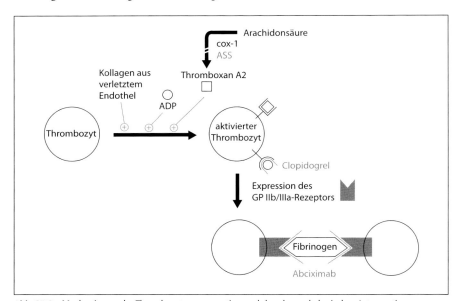

Abb. 25.2 Mechanismen der Thrombozytenaggregation und der pharmakologischen Intervention

Weiterer Verlauf

Der Patient bleibt insgesamt vier Tage auf der Intensivstation zum Monitoring. Die CK hatte ein Maximum von 5635 U/l am Folgetag. Es sind keine Rhythmusstörungen aufgetreten. Er verbringt weitere fünf Tage auf der Normalstation zur Infarktnachsorge (Echokardiogramm unter Standardbedingungen, Langzeit-EKG, Einleitung einer Anschlussheilbehandlung).

■ ■ ■ Quintessenz

- In allen medizinischen Disziplinen begegnen uns Patienten mit koronarer Herzkrankheit.
- Jeder sollte die Standardtherapie der KHK kennen, weil sie eine regelmäßige und dauerhafte Einnahme voraussetzt, um die Prognose und Lebenserwartung des Patienten zu verbessern.
- Wichtige Wirkstoffklassen: Thrombozytenaggregationshemmer, β-Blocker, CSE-Hemmer, sowie ACE-Hemmer oder AT_1-Antagonisten.

26 Norovirusinfektion

26.1 Anamnese

Ein 59-jähriger Vertriebsleiter wird mit dem Rettungsdienst in die Aufnahme gebracht, weil er nach dem Tennisspielen in der Dusche kollabiert war. Der Patient berichtet, zuvor Schwindel und Übelkeit verspürt zu haben. Auf Nachfrage gibt er zu, dass er nicht hätte spielen sollen, da er zuvor bereits Durchfall und Erbrechen hatte. Noch kurz vor dem Spiel sei er auf der Toilette gewesen. Es sei ihm jetzt ganz unangenehm, aber er musste sich ins Waschbecken erbrechen, während er auf der Toilette saß. Er habe wohl etwas Falsches gegessen. Da der Patient vor zwei Jahren in Ihrem Haus stationär war, sehen Sie die alten Arztbriefe ein und erhalten folgende Vorerkrankungen: Koronare 1-Gefäßerkrankung mit PTCA der LAD, Hyperlipidämie, Refluxerkrankung, Hiatushernie.

26.2 Untersuchungsbefund

Leicht reduzierter Allgemeinzustand, leicht adipöser Ernähungszustand, blasses Hautkolorit. Größe 1,82 m, Gewicht 88 kg. Blutdruck 110/80 mm Hg, Puls 92/min, Temp. 36,2 °C. Cor und Pulmo unauffällig. Abdomen: lebhafte Darmgeräusche, kein Druckschmerz, keine Resistenz. Kein fokal neurologisches Defizit.

26.3 Medikamentenanamnese

Godamed® 100 1-0-0, Metohexal® 47,5 1-0-0, Simvahexal® 20 0-0-1, Pantozol® 40 0-0-1.

26.4 Diagnostik

Im **Routinelabor** ist nur ein Wert außerhalb der Norm: Kalium 3,4 mmol/l. Alle anderen Blutwerte (Differenzialblutbild, Retentionswerte, Natrium, Gerinnung, Schilddrüsenwerte, Eiweißelektrophorese, Entzündungswerte) sind normwertig. Da in Ihrer Klinik bereits mehrere Patienten mit nachgewiesenen Norovirus-Infektionen behandelt werden, führen Sie eine Stuhluntersuchung zum Nachweis durch. Das Ergebnis erwarten Sie erst am folgenden Tag, weshalb Sie den Patienten vorläufig isolieren müssen.

 Wie lautet die ärztliche Diagnose?

Es besteht der Verdacht auf Gastroenteritis.

Steckbrief Norovirusinfektion

- Leitsymptom: Durchfall und Erbrechen
- Akute Durchfallerkrankung, meist gleichzeitig mit Erbrechen und hohem Krankheitsgefühl
- Erreger Noroviren
- Hohe Infektionsgefahr, deshalb Isolation notwendig
- Erkrankungsgipfel im Herbst und Winter
- Krankheitsdauer meistens drei bis vier Tage

26.5 Therapie

Wie könnte der Patient behandelt werden?

Im Vordergrund steht die symptomatische Therapie aus Volumen- und Elektrolytsubstitution und antiemetischer Therapie:

- Volumensubstitution mit 3 x 1 000 ml Ringer-Lösung®,
- Kaliumsubstitution,
- Antiemetika: 1 Ampulle Vomex® i. v. als Kurzinfusion,
- frühzeitige, aber vorsichtige orale Alimentation: orale Rehydratation löffelweise, evtl. schwarzer Tee löffelweise, gekochter Reis, etc.,
- sorgfältige Händehygiene; Händedesinfektion mit viruzidem Desinfektionsmittel, z. B. Sterillium® virugard.

Kaliumsubstitution: Kaliumdefizit (mmol) = kg KG x 0,2 x 2 (4,5 − Serumkalium) = 88 x 0,2 x 2 (4,5 − 3,4) = 38,7 mmol. Bei diesem Patienten müssten demnach knapp 40 mmol Kalium ausgeglichen werden.

Am sinnvollsten ist es, der Ringerlösung Kalium zuzusetzen, wobei 1 Liter Ringerlösung bereits 4 mmol Kalium enthält: zunächst je 20 mmol KCl auf die ersten beiden Flaschen Ringer-Lösung®, dann je nach Laborwerten.

Verlauf

Drei Tage leidet der Patient insgesamt an hochfrequenten Diarrhöen und Erbrechen. Er kann nicht einmal Zwieback bei sich behalten. Sie erhalten das Ergebnis der Stuhluntersuchung: die PCR ist positiv auf Noroviren. Der Patient bleibt so lange isoliert, bis er durchfallfrei ist. Ursächlich für den initialen Kollaps war wahrscheinlich ein Volumenmangel. Am vierten Tag ist er beschwerdefrei. Das Abschlusslabor ist unauffällig, sodass er nach Hause entlassen werden kann.

? Was kann der Patient zuhause zusätzlich für eine schnellere Genesung tun?

Ein Präparat zur Unterstützung des Wiederaufbaus der physiologischen Darmflora einnehmen, z. B. Symbiolact® oder Omniflora®.

Da das Virus noch über 7–14 Tage nach der akuten Erkrankung über den Stuhl ausgeschieden werden kann, ist der Patient auf besondere Beachtung der häuslichen Hygiene für diesen Zeitraum hinzuweisen, um das Ansteckungsrisiko für die Familie zu reduzieren. Wenn möglich, separate Benutzung der Gästetoilette, Händedesinfektion nach dem Toilettenbesuch mit einem viruziden Desinfektionsmittel, z.b. Sterillium® virugard.

Bei leichteren Verläufen kann eine Selbstmedikation mit einem Antiemetikum wie Dimenhydrinat (Vomex® Tabletten oder Suppositorien), kombiniert mit oraler Rehydratation (z. B. Elotrans®) ausreichen. Hierfür wird mehrmals täglich ein Portionsbeutel der Glucose-Salz-Mischung in 200 ml Wasser gelöst und schluckweise getrunken. Kaltes Wasser mildert den seifigen Geschmack etwas ab.

Die Therapie der Norovirus-Enteritis besteht aus Volumen- und Elektrolytsubstitution und antiemetischer Therapie. Eine antivirale Therapie ist nicht notwendig.

■■■ Quintessenz

- Zur Vermeidung einer Exsikkose bei akuter/chronischer Diarrhö steht die symptomatische Therapie mit Antiemetika, Elektrolyt- und Volumensubstitution im Vordergrund.

- Eine antibiotische Therapie ist nutzlos, eine antivirale Behandlung aufgrund des selbstlimitierenden Charakters der Erkankung nicht notwendig.

27 Ovarialkarzinom

27.1 Anamnese

Eine 70-jährige Patientin war wegen uncharakteristischer Unterbauchbeschwerden bei ihrer Gynäkologin, welche sie daraufhin bei Verdacht auf einen Adnex-Tumor zur weiteren Diagnostik und Therapie in die Klinik einwies. Es bestehen keine abdominellen Beschwerden oder Ausscheidungsunregelmäßigkeiten. An **Vorerkrankungen** sind eine arterielle Hypertonie, Hypercholesterinämie, persistierendes Vorhofflimmern, eine leichtgradig eingeschränkte linksventrikuläre Pumpfunktion, sowie ein Zustand nach Appendektomie bekannt. Die gynäkologische Anamnese ist bis auf eine Fehlgeburt (I-Gravida, Nulli-Para) in den 1960er Jahren, über die keine weiteren Informationen bekannt sind, unauffällig. Die Patientin befindet sich seit 25 Jahren in der Menopause. Sie ist Witwe und lebt alleine. Marcumar® wurde bereits vor zehn Tagen abgesetzt.

27.2 Untersuchungsbefund

70-jährige Patientin in gutem Allgemein- und Ernährungszustand. Größe 1,69 m, Gewicht 68 kg. Blutdruck 150/70 mm Hg, Puls 52/min, Temp. 36,3 °C, Blutzucker 98 mg/dl. Cor und Pulmo auskultatorisch unauffällig. Abdomen: kein Hinweis für Aszites. Keine auffällig vergrößerten regionären Lymphknoten. Keine Beinödeme. Hinter dem Uterus tastet sich ein steinharter, aber glatter, tennisballgroßer Tumor. Die Rektumwand ist stark vorgewölbt, die Schleimhaut verschieblich.

27.3 Medikamentenanamnese

Marcumar® nach INR, Lanitop® 1-0-0, Querto® 25 1-0-1, Ramibeta® 10 1-0-0, HCT Hexal® 25 1-0-0.

27.4 Diagnostik

Gynäkologischer Ultraschall: Uterus deutlich vergrößert, teils zystisch, teils solide Struktur im Fundusbereich des Cavum uteri. Der rechte Adnexbereich ist aufgrund von Darmüberlagerung nicht darstellbar. Im linken Adnexbereich zeigt sich ein mehrfach gekammerter, cystischer Adnex-Tumor mit randständigen, soliden Anteilen. Abmessungen: 6,3 x 8,4 x 4,7 cm. Kein Anhalt für Aszites.

Labor: Leukozysten 6300/µl, Hb 114 g/l, Thrombozyten 346/nl, CRP 15 mg/l, normale Leberwerte, Schilddrüsenwerte, Elektrolyte, Gerinnung, Nierenwerte (Kreatininclearance 102 ml/min) und Blutgasanalyse. Der Wert für den Tumormarker CA 125 liegt im Normbereich.

 Wie lautet die ärztliche Diagnose?

Es besteht der Verdacht auf Ovarialkarzinom links aufgrund des Ultraschallbefundes.

Steckbrief Ovarialkarzinom

- Leitsymptom: Unterbauchbeschwerden
- Selten Frühsymptome, unspezifische Beschwerden
- Inzidenz korreliert mit dem Alter, Risiko steigt mit der zunehmenden Zahl an Ovulationen während des Lebens einer Frau an
- Familiäre Häufung

 Welche weiteren diagnostischen Maßnahmen sollten durchgeführt werden?

Zunächst muss die Patientin für eine Operation vorbereitet werden. Sie wird aufgeklärt, ein EKG geschrieben, ein Röntgen-Thorax in zwei Ebenen durchgeführt, ein anästhesistisches Konsil angemeldet und der ambulante Echokardiographie-Befund von vor sechs Monaten angefordert. Des Weiteren werden noch ein Abdomen-Ultraschall, eine Mammographie und ein intravenöses Ausscheidungsurogramm durchgeführt. Bisher gibt es keinen Hinweis auf Fernmetastasen oder ein Zweitmalignom, in der Abdomensonographie insbesondere auch keinen Aszites oder Nierenaufstau und in der Röntgen-Aufnahme der Lunge keinen Anhalt für Pleuraergüsse. Das Ausscheidungsurogramm zeigt normale Abflussverhältnisse.

27.5 Therapie

 Wie könnte die Patientin behandelt werden?

Zunächst wird eine fraktionierte Abrasio durchgeführt. In der histologischen Aufbereitung ergibt sich kein Hinweis auf tumoröses Material.
Nach erneuter Besprechung mit der Patientin wird zwei Tage später eine Längsschnitt-Laparotomie mit Abdominallavage, Hysterektomie und Adnexektomie beidseitig, sowie eine Omentektomie und paraaortale Lymphonodektomie durchgeführt. Anhand des Operationssitus ergibt sich ein Stadium A. Histologie: 10,5 cm durchmessendes endometrioides Ovarialkarzinom links, Omentum majus tumorfrei, Uterus und rechtes Ovar unauffällig. Elf tumorfreie paraaortale Lymphknoten. Keine Tumorzellen in der Abdominallavage. Tumorstadium: pT1c, N0, G3, M0.

Perioperativ wird eine Thromboseprophylaxe mit Clexane® 40 1 x tgl. s. c. durchgeführt. Präoperativ (30–60 min vorher) wird bei karzinombedingten Operationen eine einmalige antibiotische Prophylaxe gegeben, um Staphylokokken abzudecken. Bei einer OP-Dauer von über 2,5–3 Stunden sollte eine Repetitionsdosis verabreicht werden: Cefuroxim 1,5 g (Zinacef®) 30 min vor dem Eingriff und intraoperativ nach 2,5 h.

 Welche Therapie folgt anschließend?

Nach Erhalt aller Befunde wird das weitere Vorgehen mit der Patientin besprochen. Mit der im Stadium T1c indizierten adjuvanten Chemotherapie ist die Patientin einverstanden. Somit ist eine Senkung des Rezidivrisikos wahrscheinlich und eine Verlängerung der Überlebenszeit möglich. Die Chemotherapie sollte auf jeden Fall eine platinhaltige Substanz enthalten (Carboplatin oder Cisplatin). Obwohl die ausreichende Anzahl der Chemotherapie-Zyklen nicht eindeutig definiert ist, sind in der adjuvanten Situation im Stadium I meist vier Zyklen ausreichend. Bei Persistenz des Karzinoms oder Rezidiv nach primärer platinhaltiger Chemotherapie kann das Regime um ein Alkylans oder ein Anthracyclin erweitert werden.
Cave bei Carbamazepin und Oxcarbazepin: Hyponatriämien zusammen mit Diuretika
Sie entscheiden sich bei der Patientin für folgendes Schema:
Paclitaxel 175 mg/m^2 + Carboplatin AUC 5; 4 (–6) Zyklen: Carboplatin ist weniger nephro-, oto- und neurotoxisch und etwas schwächer emetogen als das früher viel eingesetzte Cisplatin; dafür ist seine Myelotoxizität höher.

 Sie arbeiten als Apotheker in der ZenZy (Zentralen Zytostatikaherstellung) der Krankenhausapotheke. In diesem Rahmen nehmen Sie auch an Visiten teil. Der ärztliche Kollege bittet Sie, im Anschluss für spezielle Fragen der Patientin zu Nebenwirkungen der Chemotherapie zur Verfügung zu stehen.

Die Aufklärung der Patientin sollte Hinweise auf folgende substanzspezifische Nebenwirkungen der geplanten Chemotherapie beinhalten:
Paclitaxel: Haarausfall, periphere Neuropathie, Kardiotoxizität, schwere Überempfindlichkeitsreaktionen auf Paclitaxel selbst ohne den Lösungsvermittler.
Carboplatin: Knochenmarksuppression, Oto-, Neuro- und Nephrotoxizität, Emesis.

 Die radikale Operation des Ovarialtumors stellt die Grundvoraussetzung für eine potenziell kurative Chemotherapie dar.

> **Apotheker und Stationsarzt besprechen gemeinsam die erforderlichen Supportivmaßnahmen und den Zeitplan, um die Infusion bedarfsgerecht auf die Station liefern zu können.**

- Eine halbe Stunde vor Beginn der Paclitaxel-Infusion werden über den intravenösen Zugang appliziert: 2 000 ml NaCl 0,9 % über 5 h zur Hydratation und 20 mg Dexamethason (Fortecortin®) über 15 min, 2 mg Clemastin (Tavegil®) als Bolus und 50 mg Ranitidin (Zantic®) als Bolus zur Prophylaxe einer Hypersensitivitätsreaktion.

- Es folgt die dreistündige Infusion von Paclitaxel (Taxol®). Cave: Es ist unbedingt ein PVC-freies Infusionssystem zu verwenden, da die Infusionslösung den Weichmacher DEHP (Diethylhexylphthalat, Bisethylhexylphthalat) aus PVC herauslöst, der zu schweren Unverträglichkeitsreaktionen beim Patienten führen kann.

- Eine halbe Stunde vor der Carboplatin-Infusion: 5 mg Tropisetron (Navoban®) i. v. zur Antiemese (Effekt wird durch das zur Prämedikation vor Paclitaxel applizierte Glucocorticoid noch gesteigert)

- Es folgt die Carboplatin-Infusion über eine Stunde.

- Als Bedarfsmedikation bei Übelkeit und/oder Erbrechen sollte Metoclopramid (Paspertin® p. o. oder i. v.) oder Tropisetron (Navoban®) p. o. oder i. v. zur Verfügung stehen.

- Um dem antizipatorischen Erbrechen vorzubeugen, (es sind ja mehrere Zyklen geplant), ist von der ersten Chemotherapie an auf eine wirkungsvolle Antiemese zu achten!

> **Welche Parameter müssen therapiebedingt regelmäßig kontrolliert werden?**

- Blutbild; fallen die Leukozyten < 1 500/µl, muss mit der Therapie pausiert werden,
- Elektrolyte, insbesondere Magnesium-, Kalium- und Natriumwerte im Serum können abfallen,
- Kreatininclearance,
- Oto-/Neurotoxizität.

Verlauf

Der postoperative Verlauf gestaltet sich komplikationslos. Die Wundheilung ist zufriedenstellend. Nach insgesamt dreieinhalb Wochen wird die Patientin nach Hause entlassen. Zum ersten Chemotherapie-Zyklus wird ein Wiederaufnahme-Termin in zwei Tagen vereinbart.

Besteht eine klinische Vollremission, sollte sich die Patientin während der ersten beiden Jahre alle drei Monate zur Nachsorge einfinden, ab dem dritten Jahr halbjährlich.

Der gynäkologische Langzeitverlauf der Patientin gestaltet sich günstig. Auch nach neun Jahren befindet sich die Patientin in der Vollremission. Dann allerdings wird sie mit einem septischen Krankheitsbild mit zunächst unklarem Fokus stationär internistisch aufgenommen. Im Verlauf erweist sich eine nekrotisierend-exsudative Pankreatitis bei multiplen intraductalen Konkrementen als Fokus. Trotz Steinextraktion mittels ERCP und maximal konservativer Therapie verstirbt die Patientin auf der Intensivstation.

Quintessenz

- In der Regel wird ein Ovarialkarzinom operativ angegangen. Ziel ist dabei die komplette Tumorresektion oder zumindest eine maximal mögliche Tumorreduktion.
- Die anschließende Chemotherapie erfolgt anhand des Tumorstadiums.
- Eine Strahlentherapie wird heute eher in Einzelfällen oder als palliative Behandlung bei Knochenmetastasen durchgeführt.

28 Paracetamolvergiftung

28.1 Anamnese

Eine 18-jährige türkische Patientin wird um drei Uhr von ihrer Cousine in die Notaufnahme gebracht. Die Cousine berichtet, ihre Verwandte habe sie angerufen und von einer Tabletten-Vergiftung gesprochen. Daraufhin sei sie sofort mit ihrem Mann zu ihr in die Wohnung gefahren und habe sie im Bett liegend aufgefunden. Auf dem Nachttisch lag eine leere Schachtel Tabletten. Auf Nachfrage bestätigt die Patientin, alle noch vorhandenen Tabletten der Packung eingenommen zu haben, da sie seit längerem Probleme mit ihren Eltern habe. Die Packung enthält 30 Tabletten Paracetamol zu 500 mg. Sie fügt hinzu, dass die Packung nicht ganz voll war. Sie hat also maximal 15 g zu sich genommen. Der Zeitpunkt der Einnahme sei vor etwa drei Stunden gewesen. Übelkeit, Bauchschmerzen und Erbrechen liegen nicht vor.

28.2 Untersuchungsbefund

18-jährige Patientin in gutem Allgemeinzustand und schlankem Ernährungszustand. Sie ist wach, ansprechbar und orientiert. Die Größe liegt bei 1,68 m, das Gewicht bei 56 kg. Der Blutdruck liegt bei 90/55 mm Hg, Herzfrequenz 92/min, Temperatur 37,2 °C, Blutzucker 95 mg%. Der körperliche Untersuchungsbefund ist altersentsprechend unauffällig, insbesondere kein abdomineller Druckschmerz und regelrechte Darmgeräusche. Leber und Milz sind nicht tastbar.

28.3 Medikamentenanamnese

Keine Dauermedikation.

28.4 Diagnostik

Die **Laborwerte** des Routinelabors, besonders aber die Leberwerte und die Blutgasanalyse, liegen im Normbereich.

 Wie lautet die ärztliche Diagnose?

Es besteht der Verdacht auf Paracetamolvergiftung durch vermutlich toxische Dosierung.

Steckbrief Paracetamolvergiftung

- Leitsymptom: Tabletteneinnahme
- Vergiftungen durch Paracetamol sind häufig (suizidale oder parasuizidale Absicht)
- Im Kindesalter kommen Intoxikationen oft durch zu hohe Einzeldosen oder zu kurze Dosierintervalle vor
- Drohende Leberzellnekrosen

Welche Vorgehensweise ist sinnvoll?

Zunächst wird zur Entfernung eines Teils der Substanzmenge eine Magenspülung durchgeführt (in manchen Zentren wird generell keine Magenspülung zur Gifteliminierung mehr vorgenommen). Dabei finden sich einige Tablettenreste im Spülwasser. Magensaft, Magenspülwasser, eventuell Erbrochenes, Stuhl und Urin sowie eine Blutprobe werden für die toxikologische Untersuchung aufbewahrt. In dieser muss der Verdacht auf Paracetamol als toxisches Agens verifiziert werden, der Paracetamol-Blutspiegel gibt einen Hinweis auf die Schwere der Intoxikation. Nach der primären Giftentfernung gilt es, die weitere Giftresorption im GIT zu vermindern. Zuerst wird oral oder per Magenschlauch Kohlepulver (1 g/kg KG) verabreicht. Pulver ist dabei den Kohle-Compretten® wegen der größeren Oberfläche und damit besseren Adsorptionsleistung unbedingt vorzuziehen, außerdem lässt sich das Pulver leichter aufschwemmen als die Tabletten. Hierbei ist zu beachten, dass schwarzer oder grüner Tee als Suspensionsmittel ungeeignet ist, da sich Kohle und Tee gegenseitig inaktivieren.

Das Handy klingelt. Sie haben als Klinik-Apotheker heute Nacht Rufbereitschaft. Muss nach der Kohleapplikation ein Abführmittel verabreicht werden? Wenn ja, welches und wann?

Da Kohle erstens obstipierend wirkt und zweitens nach gewisser Zeit eine Giftresorption stattfinden kann, ist im Einzelfall 30–60 min nach der Kohleapplikation zur Beschleunigung der Darmpassage die einmalige Gabe von Glaubersalz (= Natriumsulfat), Dosierung: 1 Esslöffel auf 1 Glas Wasser, zu empfehlen. Die routinemäßige Laxanziengabe nach Gabe von Kohle unabhängig vom Toxin ist jedoch nach neuesten Empfehlungen der European Association of Poisons Centres and Clinical Toxicologists (Karow T, Lang-Roth R. Allgemeine und Spezielle Pharmakologie und Toxikologie 2006, S. 1055) nicht mehr indiziert, da die erwartete reduzierte Toxinresorption gegenüber Kohlegabe allein klinisch nicht nachgewiesen ist.

Zur primären Giftentfernung kann eine Magenspülung durchgeführt werden. Um eine weitere Giftresorption im GIT zu vermeiden, wird Carbo medicinalis (Kohlepulver) verabreicht.

28.5 Therapie

 Welche medikamentöse Therapie wird durchgeführt?

Aufgrund der Gefahr der schweren Leberschädigung durch Zellnekrosen sollte so früh wie möglich mit der intravenösen Gabe von N-Acetylcystein begonnen werden. Die toxischen Dosen werden in der Literatur unterschiedlich zwischen 6 und 10 g genannt. Bei vorgeschädigter Leber, z. B. durch Alkoholkrankheit können auch niedrigere Dosen problematisch sein. Die Therapie ist innerhalb der ersten zehn Stunden nach Ingestion am wirkungsvollsten. Auch bei unsicherer Paracetamol-Einnahme sollte das Schema angewendet werden, da N-Acetylcystein keine toxischen Nebenwirkungen hat. Es gilt das in Tab. 28.1 angegebene Dosierungsschema. Eine einmalige Anwendung genügt.

Tab. 28.1 Dosierungsschema für N-Acetylcystein bei Paracetamol-Vergiftungen

Infusionsdauer	Dosierung
15 Minuten	150 mg/kg KG in Glucoselösung 5 %
4 Stunden	50 mg/kg KG in Glucoselösung 5 %
16 Stunden	100 mg/kg KG in Glucoselösung 5 %

Bei 56 kg erhält die Patientin also 8400 mg N-Acetylcystein (z. B. Fluimucil®) als Initialdosis über 15 Minuten, danach 2800 mg über vier Stunden und schließlich 5600 mg über 16 Stunden. Gebräuchlich ist N-Acetylcystein als 300 mg-Ampulle (z. B. ACC® inject) zur sekretolytischen Therapie. Als Antidot ist die Substanz jedoch in wesentlich größeren Ampullen zu je 5 000 mg (z. B. Fluimucil®-Antidot) erhältlich. Aus diesen beiden Größen kann man die jeweils notwendigen Dosierungen herstellen.

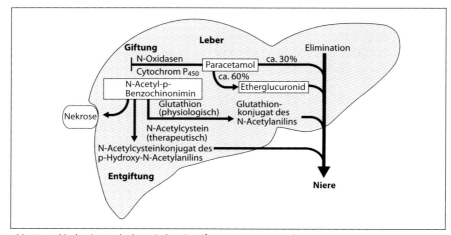

Abb. 28.1 Mechanismus der hepatischen Entgiftung von Paracetamol

Wie lange wird die Patientin überwacht?

Solange sich die Patientin nicht vom Suizid distanziert, muss sie auf eine Überwachungsstation. Zur Klärung der Suizidalität sollte ein Neurologe oder Psychiater hinzugezogen werden.
Die Leberwerte sollten innerhalb der nächsten 48 Stunden beobachtet werden.
Sind binnen 48 h nach Paracetamoleinnahme keine Leberwerterhöhungen aufgetreten, ist dies auch danach nicht zu erwarten.
Als leberunabhängige Spätsymptome einer Paracetamolintoxikation können Myokardanomalien und Pankreatitis auftreten.

Verlauf

Die Leberwerte sind auch nach drei Tagen im Normbereich. Die Patientin distanziert sich von einem Suizid. Aus neurologischer Sicht wird eine Entlassfähigkeit mit der Empfehlung einer ambulanten neurologischen Vorstellung bescheinigt.

■ ■ ■ Quintessenz

- Die Therapie einer Paracetamolvergiftung sollte möglichst frühzeitig mit dem Antidot N-Acetylcystein eingeleitet werden, um Leberzellnekrosen zu vermeiden.
- Carbo medicinalis in Pulverform oder als Suspension ist festen Kohle-Compretten® unbedingt vorzuziehen.

29 PAVK

29.1 Anamnese

Eine 73-jährige Patientin mit bekannter peripherer Verschlusskrankheit (PAVK) wird wegen seit zehn Tagen zunehmender Blauverfärbung der fünften Zehe rechts eingewiesen. Es bestehen Ruheschmerzen, keine weiteren Beschwerden, insbesondere keine Angina pectoris. Sie sei in ihrer Wohnung noch mobil, gehe aber selten nach draußen, da sie nur langsam vorwärts käme.

Vorerkrankungen: oral eingestellter Diabetes mellitus Typ 2 seit 15 Jahren, Hyperlipidämie, Zustand nach PTA der Arteria femoralis superficialis links vor einem Jahr, Zustand nach Zigarettenkonsum vor 45 Jahren.

29.2 Untersuchungsbefund

73-jährige Patientin in reduziertem Allgemeinzustand und adipösem Ernährungszustand. Größe 1,64 m, Gewicht 83 kg. Blutdruck 155/85 mm Hg, Puls 68/min, Temp. 36,8 °C, Blutzucker 244 mg/dl. Cor und Pulmo auskultatorisch unauffällig, Abdomen palpatorisch und auskultatorisch unauffällig. Gefäßstatus: Arteria femoralis comm. +/+, Arteria poplitea -/-, Arteria dorsalis pedis -/-, Arteria. tibialis posterior -/-. Die akrale Durchblutung sowie die Hauttemperatur sind beidseits reduziert, livide Verfärbung der rechten Kleinzehe, lagerungsabhängige Hyperämie beider Unterschenkel. Keine Hautdefekte, Nekrosen oder Ödeme. (+ bedeutet positiv/Puls tastbar, - bedeutet negativ/Puls nicht tastbar)

29.3 Medikamentenanamnese

Euglucon® N ½–0–1, Ismo® 20 ½–½–½, Adalat® 10 1–0–1, Xanef® 5 ½–½–0, Godamed® 500 ½–0–0.

29.4 Diagnostik

Labor: Auffällig sind das Gesamt-Cholesterin mit 254 mg/dl (HDl 51,4 mg/dl, LDL 144 mg/dl), Triglyceride 292 mg/dl, HbA$_{1c}$ 7,9 %, Blutzucker-Tagesprofil: 240 mg/dl–249 mg/dl–222 mg/dl. Übriges Labor normwertig: Blutbild, Gerinnung, Nierenwerte und Elektrolyte, Leberwerte, CRP, Schilddrüsenwerte.

Ruhe-EKG: Überdrehter Linkstyp, Sinusrhythmus, Q in III, geringe R-Progredienz bis V4, S in V6.

Wie lautet die ärztliche Diagnose?

Es besteht der Verdacht auf periphere arterielle Verschlusskrankheit, Stadium III – IV.

Steckbrief periphere Verschlusskrankheit
- Leitsymptom: Belastungs- bzw. Ruheschmerz der Extremitäten
- Langsamer Progress einzelner oder mehrerer stenosierender Gefäßveränderungen
- Oft Folgeerkrankung von langjährigem Diabetes mellitus und arterieller Hypertonie
- Ulzerabildung
- Fontaine-Stadien I – IV

Wie würde man diagnostisch vorgehen?

Der Gefäßstatus ist für die Therapie entscheidend. Parallel dazu wird eine kardiale Diagnostik durchgeführt, da eine PAVK oft nur die klinische Manifestation einer generalisierten AVK ist, das heißt, die Patienten haben meistens arterielle Gefäßstenosen in mehreren Lokalisationen (z. B. koronare Herzkrankheit).

- CT Aorta abdominalis und Beckenarterien: kalzifizierende Sklerose der Aorta abdominalis und der Iliacalarterien. Kein Nachweis eines aortalen oder iliacalen Aneurysmas, keine stärkergradige Aortenstenose. Nebenbefundlich Leberparenchymschaden vom Steatosetyp, Cholezystolithiasis.
- Digitale Subtraktionsangiographie der Beinarterie rechts: geringgradige Veränderungen der Arteria femoralis superficialis. Ausgedünnte Arteria poplitea. Im Unterschenkelbereich im wesentlichen Eingefäßversorgung über die Arteria fibularis. Die Arteria tibialis anterior ist nur rudimentär dargestellt, die Arteria tibialis posterior ist deutlich ausgedünnt, im Verlauf dann verschlossen.
- Transthorakale Echokardiographie: Linksventrikuläre Pumpfunktion leichtgradig eingeschränkt, rechtsventrikuläre Funktion gut, konzentrische Linksherzhypertrophie mit diastolischer Compliacestörung. Normale Klappenfunktionen, Herzhöhlen im Normbereich, keine Thromben, kein Perikarderguss.

Nach Durchführung der angiologischen Diagnostik zeigt sich das Fontaine-Stadium III bis IV. Eine operative Maßnahme kommt aufgrund der peripher liegenden langstreckigen Stenosen nicht in Betracht. Die Patientin wird deshalb pharmakotherapeutisch behandelt.

29.5 Therapie

 Wie könnte die Patientin behandelt werden?

Die Patientin wird mit drei aufeinander folgenden Prostavasin-Urokinase-Infusionen behandelt.

Prostavasin® (Alprostadil): 1 x tgl. 10–20 µg über 60–120 min i.a. → Vasodilatation, Erschlaffung der Arteriolen, Fließfähigkeit des Blutes↑, Inhibition der Thrombozytenaktivierung, Stimulation der Fibrinolyse.

Urokinase: initial 250 000–600 000 I.E. i. v. über 10–20 min und als Erhaltungsdosis 80 000–150 000 I.E./h. Eine simultane Heparinisierung (500 I.E./h i. v.) ist zur Verhütung einer Rethrombosierung erforderlich.

Des Weiteren erhält die Patientin gelockerte Bettruhe, um den Durchblutungsbedarf nicht zu erhöhen, eine Wattepolsterung der Unterschenkel mit Entlastung der Fersen, sowie ein Absenken des Fußendes des Bettes um 20–30 ° mit gleichzeitiger Erhöhung des Oberkörpers, um die Blutumverteilung in die ischämischen Gebiete zu begünstigen. Der Thrombozytenfunktionshemmer Godamed® (Acetylsalicylsäure) wird zur Verminderung der atherothrombotischen Progression und zur Reduktion der hohen koexistenten kardiovaskulären Komorbidität und Mortalität belassen.

Gegen den Ruheschmerz wird zunächst ein Nichtopioid verabreicht, das idealerweise nach der rheologischen Therapie wieder abgesetzt werden kann.

Tab. 29.1 Therapie der PAVK. Nach: Therapieempfehlungen der Arzneimittelkommission der deutschen Ärzteschaft, 2004

Therapie	Stadium I	Stadium II	Stadium III	Stadium IV
Therapie der Risikofaktoren	++	++	++	++
Gehtraining	–	++	–	–
Naftidrofuryl	–	+	–	–
Alprostadil (PGE1)	–	–	+	+
Iloprost	–	–	+	+
PTA	–	++	++	++
Thrombolyse	–	+	++	++
Operative Revaskularisation	–	+	++	++

++ Standardtherapie   + in besonderen Fällen   – nicht zu empfehlen

Neu auf dem Markt ist für die Indikation der PAVK der selektive PDE-3-Inhibitor Cilostazol (Pletal®). 2 x tgl. 100 mg nüchtern eingenommen sollen nach 4–8 Wochen die Gehfähigkeit und Lebensqualität verbessern. Durch die PDE-Hemmung steigt der intrazelluläre cAMP-Spiegel an, was sich in folgenden Effekten äußert:

- reversible Thrombozytenfunktionshemmung,
- Verbesserung der Endothelfunktion, die Freisetzung von Zytokinen und Adhäsionsmolekülen wird gebremst,
- Proliferation der Gefäßwand↓.

Verlauf

Unter der rheologischen Therapie kommt es zu einem Rückgang der Schmerzen und deutlichen Besserung der Gewebsverhältnisse der rechten Kleinzehe. Nach 13 Tagen kann die Patientin entlassen werden.

 Welche behandlungsbedürftigen Indikationen liegen bei der Patientin vor?

Diabetes mellitus, arterielle Hypertonie, Hyperlipidämie. Äußerst wichtig ist die Behandlung der Risikofaktoren bei der Patientin, um einen Progress der PAVK und möglichen generalisierten AVK zu minimieren. Es sollte auch eine weitere Gefäß-Diagnostik erfolgen (evtl. Kardio-MRT, Koronarangiographie, Carotis-Duplex).

 Ist die bei Einweisung bestehende häusliche Medikation noch adäquat? Wenn nicht, auf was sollte umgestellt werden? Können Medikamente gestrichen werden?

Therapie des Diabetes mellitus: Bei einem HbA_{1c} von 7,9 % und einem Blutzuckertagesprofil mit Werten um 240 mg/dl ist die bestehende orale Therapie mit Glibenclamid nicht mehr ausreichend. In dem Fall sollte mit einer Insulintherapie begonnen werden. Erfreulicherweise erlernt die Patientin in der Diabetiker-Beratung eine Insulintherapie nach dem Basis-Bolus-Prinzip (intensivierte konventionelle Insulintherapie).

Therapie der arteriellen Hypertonie: Mit dem kurzwirksamen Calciumantagonisten Nifedipin und einem kurzwirksamen ACE-Hemmer ist die hypertensive Herzerkrankung der Patientin nicht gut eingestellt. Die Therapie wird deshalb auf einen langwirksamen ACE-Hemmer umgestellt, um die Compliance zu verbessern: Ramipril 5 mg (z. B. Vesdil®) 1–0–0 p. o. ACE-Hemmer wirken bei langfristiger Einnahme nephroprotektiv und senken bei hypertonen Diabetikern die kardiovaskuläre Morbidität und Letalität. Zusätzlich wird ein Thiaziddiuretikum in die Therapie aufgenommen: Hydrochlorothiazid 25 mg (z. B. Esidrix®) 1–0–0 p. o. Kurzwirksame Calciumantagonisten vom Dihydropyridintyp wie Nifedipin können durch Erzeugung einer Reflextachykardie bei koronarkranken Patienten Angina pectoris Anfälle auslösen. Da bei dieser Patientin die Wahrscheinlichkeit einer KHK relativ hoch ist, sollte das Präparat gegen einen langwirksamen Calciumantagonisten ausgetauscht werden: z. B. Felodipin 5 mg (Modip®) 1–0–0 p. o.

Statine: Zur Behandlung der Hyperlipidämie und zur Minimierung eines Progresses wird ein CSE-Hemmer angesetzt: z. B. Atorvastatin 20 mg (Sortis®) 0–0–1 p. o.

Die Therapie mit **Isosorbidmononitrat** ist eine rein symptomatische Therapie und in diesem Fall nicht notwendig, da die Patientin nie über Angina pectoris geklagt hat.

Acetylsalicylsäure: Durch die Halbierung der Godamed® 500 ist zu beachten, dass hier keine regelmäßige Schmerzmitteleinnahme stattfindet (die ja auch nicht notwendig ist), sondern wir uns im Bereich der Thrombozytenaggregationshemmung befinden, was weiterhin Sinn macht. Die Patientin sollte befragt werden, wie sie mit dem Teilen der Tabletten zurechtkommt. Einfacher, sicherer und hygienischer ist die bedarfsgerechte Rezeptierung von Godamed 300.

■ ■ ■ Quintessenz

- Je nach Fontaine-Stadium wird nichtmedikamentös, medikamentös oder operativ behandelt mit dem Ziel, kardiovaskuläre Risikofaktoren zu reduzieren, das Fortschreiten der Arteriosklerose verringern, die schmerzfreie Gehstrecke zu verlängern, vorhandene Ulzera auszuheilen und die Extremitäten zu erhalten.

30 Pneumonie, ambulant erworbene

30.1 Anamnese

Sie sind Arzt in der Notaufnahme. Ein Rettungswagen bringt einen 81-jährigen Patienten mit Einweisung vom Ärztlichen Bereitschaftsdienst. Auf der Einweisung können Sie die Diagnosen Exsikkose, Allgemeinzustand-Verschlechterung und Verdacht auf Pneumonie entziffern. Der Sohn des Patienten sowie die Ehefrau sind parallel in der Notaufnahme eingetroffen. Beide berichten, der Patient habe in der letzten Zeit wenig getrunken und gegessen, da er sich zunehmend müde fühlte. Auch habe er vermehrt husten und erschwert atmen müssen. Auf Nachfrage erklärt die Ehefrau, grün-gelbes Sputum in den Stofftaschentüchern ihres Mannes beobachtet zu haben. Gestern Abend habe er kaum mehr gehen können und Temperaturen bis 38,6 °C entwickelt.

Die Unterhaltung mit dem Patienten gestaltet sich schwierig. Er wirkt schläfrig, ist aber erweckbar und beantwortet Ihre Fragen mit einem Nicken bzw. Kopfschütteln.

Die Frage nach **Vorerkrankungen** beantworten die Angehörigen mit Zustand nach Kolonkarzinom vor fünf Jahren (kurativ operiert) und arterieller Hypertonie. Sie rufen nun den letzten Arztbrief im Computer auf. Der Patient war das letzte Mal vor zwei Jahren stationär. Der Aufnahmegrund war eine Tachyarrhythmia absoluta gewesen. Des Weiteren entnehmen Sie dem Arztbrief folgende Diagnosen: Diarrhö, Hypokaliämie, Niereninsuffizienz, Stadium II. Der Patient war mit niedermolekularem Heparin in therapeutischer Dosierung mit der Bitte um Marcumarisierung entlassen worden. Die linksventrikuläre Pumpfunktion wurde vor Entlassung als leichtgradig eingeschränkt eingeschätzt. Dem chirurgischen Brief von vor fünf Jahren entnehmen Sie einen Zustand nach kurativer Kolonteilresektion bei Adenokarzinom im Colon aszendens.

30.2 Untersuchungsbefund

81-jähriger schlanker Patient, exsikkiert wirkend. Über dem Herzen ist ein leises Systolikum zu hören. Über der Lunge beidseits basal und rechts bis ins Mittelfeld ohrnahe feinblasige Rasselgeräusche. Das Abdomen ist auskultatorisch und palpatorisch unauffällig. Sie zählen eine Atemfrequenz von 28/min. Die Sauerstoffsättigung liegt mit 3 l Sauerstoff bei 95 %. Die Temperatur ist 38,9 °C. Der Blutdruck liegt bei 110/65 mm Hg. Das geschätzte Körpergewicht liegt bei 62 kg.

30.3 Medikamentenanamnese

Dem mitgebrachten Medikamentenplan entnehmen Sie Lanitop® E (Metildigoxin), Tebonin forte® (Ginkgo biloba) sowie Amitriptylin 25.

30.4 Diagnostik

 Wie lautet die ärztliche Diagnose?

Es besteht der Verdacht auf ambulant erworbene Pneumonie beidseits (CAP, Community acquired pneumonia), Exsikkose.

Steckbrief ambulant erworbene Pneumonie (CAP = community acquired pneumonia)

- Leitsymptom: Husten, Fieber, erhöhte Entzündungswerte
- Häufigste Infektionskrankheit in der westlichen Welt
- Häufigste Erreger sind Streptococcus pneumoniae, Haemophilus influenzae und Mykoplasma pneumoniae
- Bei schweren Verläufen auch: Staphylococcus aureus, Klebsiella pneumoniae und Legionellen
- Atemfrequenz und der Laborparameter (Serum-)Harnstoff haben sich als sinnvolle Prognoseparameter bezüglich der Prognose gezeigt

 Welche Diagnostik leiten Sie ein?

Sinnvoll ist es, gleich in der Notaufnahme eine Blutkultur abzunehmen, da die Auswertung meist Tage dauert und die Gewinnung der Blutkultur vor dem Beginn einer Antibiose erfolgen sollte. Wichtig ist jetzt außerdem eine Röntgen-Thorax-Aufnahme, um die Verdachtsdiagnose zu erhärten. Ein Notfalllabor mit Entzündungswerten sowie eine Blutgasanalyse können danach auf Normalstation durchgeführt werden. Aufgrund der geringen diagnostischen Ausbeute ist die Gewinnung von Sputum zur mikrobiologischen Aufbereitung zur Sicherung eines Erregers umstritten. In diesem Fall wird eine Sputumprobe abgenommen, da der Patient reichlich grün-gelben Auswurf hat. Bei schwerem Verlauf oder erfolgloser Therapieumstellung kann auch eine bronchoskopische Absaugung zur Erregerdiagnostik notwendig sein. In diesem Fall ist davon abzusehen, da der Patient hierzu sediert werden müsste und die Gefahr der Atemdepression hoch ist. Außerdem ist er nicht antibiotisch vorbehandelt. Die Wahrscheinlichkeit, dass die primäre Antibiose erfolgreich ist, ist hoch. Der Legionellen-Antigen-Schnelltest im Urin ist negativ.

Erste Befunde auf der Normalstation: Im Röntgen-Thorax (Liegendaufnahme) erkennen Sie fleckförmige Infiltrate rechts basal, sowie diskretere fleckförmige

Veränderungen links basal, bei welchen Sie auch von einem Infiltrat ausgehen, sowie einen auslaufenden Pleuraerguss links basal. Eine pulmonale Stauung ist nicht erkennbar. In der kapillären Blutgasanalyse zeigt sich eine respiratorische Partialinsuffizienz (pO_2 64 mm Hg, pCO_2 32 mm Hg, pH 7,43). Die Entzündungswerte sind deutlich erhöht (Leukozyten 18/nl, CRP 234 mg/l). Im Differenzialblutbild zeigt sich eine Linksverschiebung. Das Kreatinin liegt bei 1,3 mg/dl, der Harnstoff bei 63 mg/dl, der Blutzucker bei 156 mg/dl. Die Elektrolyte und Leberwerte sowie die Gerinnung sind normwertig. Der Legionellen-Schnelltest im Urin ist negativ. Im EKG erkennen Sie einen Sinusrhythmus mit muldenförmigen ST-Streckensenkungen in II, III, aVF, sowie über der Brustwand und interpretieren sie als digitalistypische EKG-Veränderungen.

30.5 Therapie

Welche medikamentöse Therapie ordnen Sie während des stationären Aufenthalts an?

Antibiotische Therapie mittels eines Cephalosporins der zweiten oder dritten Generation, z. B. Cefuroxim 3 x 1,5 g (Cefuroxim Hexal®) oder Ceftriaxon 1 x 2 g i. v. (Rocephin®) in Kombination mit einem Makrolid-Antibiotikum, z. B. 2 x 250 mg Clarithromycin (Klacid® pro), möglichst p. o. Die Dauer der Antibiotikagabe hängt vom Verlauf der Entzündungswerte und des Fiebers ab, mindestens jedoch fünf Tage.

Bei der infektiologischen Visite wird der Apotheker angesprochen: „Wie beurteilen Sie eine intravenöse Gabe von Clarithromycin bei diesem Patienten?"

Clarithromycin bietet zwar eine gute Wirksamkeit gegen atypische (intrazelluläre) Erreger, nämlich Legionellen und Chlamydien, dafür bestehen Schwächen im Spektrum gegenüber Haemophilus influenzae. Penicillin-G resistente Pneumokokken sind stets gegenüber Clarithromycin resistent. Daher kommt eine Monotherapie mit Clarithromycin nicht infrage. Als Kombination bietet sich ein Cephalosporin der zweiten oder dritten Generation an.
Aufgrund der klinischen Situation des Patienten sollte mit einer intravenösen Antibiose gestartet werden. Hierbei ist die relativ schlechte Venenverträglichkeit der intravenösen Makrolid-Antibiotika Erythromycin und Clarithromyin und der rund zehnmal höhere Preis der parenteralen gegenüber der peroralen Clarithromycin-Therapie zu beachten.

Wann kann auf die orale Antibiotikatherapie umgestellt werden? Welche Wirkstoffe können eingesetzt werden?

- Umstellung auf orale Folgetherapie sollte nach drei Tagen erfolgen, z. B. auf Cefuroximaxetil.

- 2 x 500 mg Cefuroximaxetil (Zinnat®) post cenam oder Cefixim 2 x 200 mg (Cephoral®).

- Mukolytika: Acetylcystein (ACC®) müssen Sie bei dem Vigilanzzustand des Patienten vorerst intravenös mit 3 x 300 mg verabreichen, im Verlauf ist die orale Gabe von 1 x 600 mg möglich.

- Sauerstoff 3 l/min.

- Ausreichende Flüssigkeitszufuhr: Der basale Wasserbedarf liegt bei 30ml/kg Körpergewicht, zusätzlich werden 500 ml pro Grad Temperaturerhöhung über 37 °C dazugerechnet. Unser Patient benötigt also 30 ml x 62 kg = 1860 ml und für die Temperaturerhöhung zusätzlich fast 1 000 ml Ringer-Lösung. Das sind etwa 2 500 ml Flüssigkeit. Wir verordnen 5 x 500 ml Ringer-Lösung.

- Niedermolekulares Heparin zur Thromboseprophylaxe, z. B. Nadroparin 1 x 0,3 ml subkutan (Fraxiparin®).

- Die Hausmedikation des Patienten wird vorerst pausiert. Sowohl Digoxin, als auch Acetylsalicylsäure und Amitriptylin haben eine lange Halbwertszeit, sodass man diese Medikamente kurzfristig pausieren kann bis der Vigilanzzustand des Patienten es erlaubt, wieder eine orale Therapie ohne Aspirationsgefahr aufzunehmen. Achtung, bei gleichzeitiger Einnahme kann Clarithromycin den Digoxinspiegel erhöhen. Bezüglich des Digoxins ist es sinnvoll, einen Blutspiegel zu bestimmen, bevor es wieder angesetzt wird.

Verlauf auf der Normalstation

Der Patient ist am Aufnahmetag noch auffällig schläfrig. Der Digoxinspiegel liegt im Normbereich. Am Folgetag verbessert sich die Vigilanz, er wird aufmerksamer und wacher. Die orale Hausmedikation kann wieder angesetzt werden. Am dritten Tag werden die Entzündungswerte kontrolliert. Sowohl die Leukozyten als auch das CRP sind rückläufig (Leukozyten 14/nl, CRP 156 mg/l). Es werden noch einzelne Fieberzacken bis 38,3 °C gemessen. In den insgesamt vier (zwei aerobe und zwei anaerobe) Blutkulturen zeigt sich kein Wachstum. Die Sputumdiagnostik ergibt aber Escherichia coli in einer Konzentration von 105/ml. Das Antibiogramm bestätigt eine Sensibilität für Ceftriaxon. Da es sich nicht um eine atypische Pneumonie handelt, wird Clarithromycin abgesetzt. Auskultatorisch bessern sich die Rasselgeräusche über der Lunge, sie sind bereits nur noch beidseits basal zu hören. Nach fünf Tagen wird eine Röntgen-Thorax-Kontrolle durchgeführt. Die Infiltrate wirken hier aufgelockert, vor allem rechts. Das CRP ist auf 86 mg/dl und die Leukozyten auf 11/nl gefallen. Die Antibiose wird antibiogrammgerecht oralisiert: Cefixim 2 x 200 mg (Cephoral®). Der Patient hat noch produktiven Husten, das Sputum ist aber aktuell gelb gefärbt. Mithilfe physikalischer Maßnahmen wie Kranken- und Atemgymnastik, sowie Vibrax-Behandlungen kann er sein Sputum zunehmend mobilisieren. Insgesamt bleibt der Patient neun Tage stationär. Vor Entlassung sind im Röntgen-Thorax noch Residuen zu erkennen, das CRP liegt bei 24 mg/dl, die Leukozyten bei 8/nl. Das Kreatinin liegt bei 1,1 mg/dl, Harnstoff bei 42 mg/dl. Die Atemfrequenz beträgt 18/min. Der Patient ist mittlerweile auf Stationsebene mobil. Sauerstoff braucht er bei guten Blutgasanalysen und fehlender Atemnot nicht mehr.

Welche Dauertherapie empfehlen Sie im Entlassbrief?

- Cefixim 2 x 200 mg (Cephoral®) für insgesamt zehn Tage,
- Metildigoxin (Lanitop® E) 1 x 1,
- Amitriptylin 25 mg 1 x 1.

■ ■ ■ Quintessenz

- Die antimikrobielle Therapie sollte bei CAP-Patienten so früh wie möglich eingeleitet werden. Die kalkulierte Initialtherapie sollte Streptococcus pneumoniae, Haemophilus influenzae und Mykoplasma pneumoniae erfassen. Bei schweren Verläufen ist auch mit Staphylococcus aureus, Klebsiella pneumoniae und Legionellen als Erregern zu rechnen.
- Geeignet sind hierfür die Kombination aus Betalactam-Antibiotikum (z. B. Amoclav, Cefuroxim, Ceftriaxon) + Makrolid-Antibiotikum (Clarithromycin, Azithromycin, Roxithromycin) oder ein pneumokokkenaktives Fluorchinolon (Levofloxacin oder Moxifloxacin)

31 Pseudokrupp

31.1 Anamnese

Ein Elternpaar bringt ihren zweieinhalbjährigen Sohn nachts zu Ihnen in die Notaufnahme. Sie haben ärztlichen Dienst. Die Mutter berichtet, der Kleine habe seit einigen Tagen eine Erkältung mit Fieber bis 38,5 °C und sei heute Nacht mit einem ganz heftigen Husten aufgewacht. Gestern Mittag habe er bereits über Halsschmerzen geklagt, sodass sie ihm Lutschtabletten gegeben habe. Sie sehen einen wenig beeinträchtigten Jungen und bitten die Eltern, den Husten zu beschreiben. Sie antworten, er sei trocken gewesen und klang wie ein lautes Bellen. Ihr Sohn sei davon aufgewacht. So etwas habe er vorher noch nie gehabt. Da der Husten so bedrohlich klang, haben sie ihn in die Notaufnahme gefahren. Auf dem Weg hierher sei es jedoch schon besser geworden. Vorerkrankungen: Mit zwei Jahren Windpocken, gelegentlich Schnupfen im Winter, keine Allergien

31.2 Untersuchungsbefund

Zweieinhalbjähriger Junge in gutem Allgemein- und Ernährungszustand. Größe 99 cm, Gewicht 15 kg. Temp. 36,8 °C, Puls 130/min. Bellender Husten. Pulmo: Deutlicher inspiratorischer Stridor, diskret auch expiratorisch, keine Rasselgeräusche. Einziehungen im Jugulum. Oberflächliche Mundinspektion: reizlose Zunge. Keine tiefe Racheninspektion. Abdomen: unauffällig.

31.3 Medikamentenanamnese

Isla moos® Lutschtabletten, Paracetamol 250 Suppositorien gegen Fieber.

31.4 Diagnostik

 Wie lautet die ärztliche Diagnose?

Es besteht der Verdacht auf Pseudokrupp/Laryngotracheobronchitis.

Steckbrief Pseudokrupp

- Leitsymptom: Bellender Husten, inspiratorischer Stridor
- Häufig in den Wintermonaten
- Meistens nachts in der Notaufnahme
- Hauptursache ist eine virale Infektion
- Typischer Stridor (entzündlich bedingte Schleimhautschwellung des subglottischen Raumes)

31.5 Therapie

 Wie könnte der Junge behandelt werden?

Zunächst bekommt der Junge 100 mg Prednison als Suppositorium (z. B. Rectodelt®), danach inhaliert er 1 ml Epinephrin (Infectokrupp® Inhal) über einen Vernebler. Eine kurzfristige Rosafärbung der Mundschleimhäute nach der Inhalation ist dabei normal.

Der Wirkeintritt des Zäpfchens (antientzündlich) kann erst nach etwa einer Stunde erwartet werden. Schneller, d. h. bereits nach Minuten, wirkt die Sympathomimetikum-Inhalation. Wenn die bronchospasmolytische Wirkung des Epinephrins abnimmt, wird ein Relapse durch den mittlerweile anflutenden Cortisonspiegel abgefangen.

Lutschtabletten oder Halsbonbons (Isla moos® in der Anamnese) sollten Kindern erst ab 4–5 Jahren verabreicht werden, zuvor ist die Gefahr des Verschluckens noch zu groß!

 Kühle feuchte Frischluft, Sympathomimetika-Inhalation und ein Steroid rektal verabreicht, führen beim Pseudokrupp-Anfall meist rasch zu einer Symptombesserung.

Verlauf

Nach der Inhalation bessert sich die Symptomatik rasch. Der Stridor ist kaum noch auskultierbar, keine Einziehungen mehr. Die Eltern können ihr Kind nun mit nach Hause nehmen. Sie geben ihnen noch ein Rectodelt® Zäpfchen mit. Sie bitten die Eltern, mit ihrem Sohn an die frische Luft zu gehen oder zumindest das Fenster zu öffnen, falls die Symptomatik noch einmal auftritt, da vor allem kühle feuchte Luft Linderung bringt. Sie sollten ihn auf den Arm nehmen und beruhigend auf ihn einwirken, denn Stress und Aufregung verschlimmern die Symptome des Pseudokrupp. Die Wohnung muss absolut rauchfrei gehalten werden. Bei nicht gebesserter Symptomatik unter Zäpfchen und feuchter Luft sollten sie erneut ins Krankenhaus kommen.

Morgen soll der Kleine dem Kinderarzt vorgestellt werden, der dann eine vollständige Mundinspektion durchführen kann. Vorher ist sie aufgrund des Risikos einer totalen Larynxobstruktion zu gefährlich.

■ ■ ■ Quintessenz

- Der Pseudokrupp-Anfall wird mit Steroiden und inhalativen Sympathomimetika therapiert, worunter meistens rasch eine Besserung auftritt.
- Im Extremfall muss der Patient intubiert werden.

32 Reanimation

32.1 Anamnese

Sie fahren als Notarzt zu einem Einsatz „bewusstlose Person". Bei Eintreffen liegt ein älterer Patient auf dem Boden. Die kurz zuvor eingetroffenen Rettungsassistenten haben bereits mit der kardiopulmonalen Reanimation mittels Herzdruckmassage und Maskenbeatmung begonnen. Einer der Rettungsassistenten berichtet Ihnen, die Ehefrau befinde sich in der Küche. Sie habe mit ihrem Mann (72 Jahre) ferngesehen und ihn plötzlich nicht mehr ansprechen können. Er sei ganz blau geworden. Daraufhin habe sie den Notruf getätigt. Die Rettungsassistenten fanden ihn leblos im Sessel. Es waren keine Leisten- oder Carotispulse tastbar. Da laut Ehefrau keine Patientenverfügung besteht, legten sie ihn auf den Boden und begannen mit der Reanimation. Auf dem Monitor war ein Kammerflimmern zu sehen, weswegen sie den Patienten mit 200 Joule (biphasisch) defibrillierten. Sie legen eine Infusionsnadel, kontrollieren den Rhythmus (weiterhin Kammerflimmern, kein Puls tastbar), defibrillieren mit 360 Joule, verabreichen 1 mg Adrenalin (Suprarenin®) und reanimieren sofort weiter. Jetzt intubieren Sie den Patienten. In der nächsten Rhythmusanalyse besteht weiterhin Kammerflimmern, sodass Sie zum dritten Mal mit 360 Joule defibrillieren und danach 1 mg Suprarenin® und 300 mg Amiodaron (Cordarex®) i.v. geben. Nach weiteren zwei Minuten erfolgt die nächste Rhythmuskontrolle. Jetzt erkennen Sie im Monitor einen Rhythmus mit breiten Kammerkomplexen und einer Frequenz von ca. 100/min. In den Leisten sind nun Pulse tastbar. Die Pupillen sind eng und nicht lichtreagibel. Im 12-Kanal-EKG erkennen Sie eine absolute Arrhythmie bei Vorhofflimmern und einen Linksschenkelblock. Während die Rettungsassistenten den Transport vorbereiten, reden sie mit der Ehefrau. An Vorerkrankungen ist eine koronare Herzerkrankung sowie eine arterielle Hypertonie bekannt. Vor einem Jahr sei ein Herzkatheter durchgeführt worden. Da dieselbe Klinik auch Hypothermie-Therapien nach Reanimation durchführt, fragen Sie dort nach einem freien Beatmungsbett. Der Transport erfolgt ohne Komplikationen direkt auf die Intensivstation.

32.2 Untersuchungsbefund

Lungen: Beidseits gleich belüftet, keine Rasselgeräusche, kein Giemen oder Brummen.

Blutzucker: 156 mg/dl.

Steckbrief Reanimation

- Leitsymptom: Atem- und Herz-Kreislaufstillstand, Bewusstlosigkeit, Pulslosigkeit
- Lebensrettende Sofortmaßnahmen, Basismaßnahmen, erweiterte Maßnahmen
- Reanimationsleitlinien des European Resuscitation Council (ERC) von 2005
- Diagnostik der Ursache des Kreislaufstillstands

32.3 Medikamentenanamnese

ASS® 100 1–0–0, Belok-Zok® mite 1–0–1, Acerbon® 10 1–0–0, Zocor® 20 0–0–1, Inspra® 25 mg 1–0–0.

32.4 Diagnostik

Siehe Anamnese.

32.5 Therapie

Verlauf

Vom diensthabenden Kollegen der Intensivstation erfahren Sie am nächsten Morgen, dass der Patient sich mithilfe von Eispackungen innerhalb von drei Stunden im Ziel-Temperaturbereich der Hypothermie-Therapie (33+/-1 °C) befand. Er ist aktuell niedrigdosiert katecholaminpflichtig, mit Propofol (Disoprivan®) sediert und druckkontrolliert beatmet. Zur Vermeidung einer Erwärmung durch Muskelkontraktion wird zweistündlich Vecuronium (Norcuron®) appliziert. Auffälligkeiten im Labor sind diskret erhöhte Werte der CK (265 U/l), Troponin T (0,03 ng/ml) und CRP (15 mg/l). Die CK ist im Verlaufs-Labor noch ansteigend (431 U/l), der Troponin T-Wert jedoch nicht, sodass nicht von einem akuten Infarkt auszugehen ist.

Echokardiographisch ist eine hochgradig eingeschränkte LV-Funktion auffällig (vorbeschrieben mittelgradig eingeschränkt). Die rechtsventrikuläre Funktion ist noch gut. Ein Perikarderguss zeigt sich nicht. Es ergibt sich echokardiographisch kein Anhalt für eine Lungenembolie. Am ehesten ist somit von einem primären Rhythmusereignis bei bekannter ischämischer Kardiomyopathie auszugehen. Einen biventrikulären ICD-Schrittmacher hatte der Patient während des letzten Aufenthalts abgelehnt.

Als Krankenhausapotheker machen Sie die halbjährliche „Stationsbegehung" im NAW (Notarztwagen). In welchen Indikationen können die typischen Notarztmedikamente eingesetzt werden?

Standardarzneimittel

Adrenalin (= Epinephrin, Suprarenin®) ist der Standard während des Herz-Kreislauf-Stillstands und ist beim „Advanced cardiac life support" immer indiziert. Adrenalin ist der bevorzugte Vasopressor und wird im Abstand von 3–5 min als 1-mg-Bolus gegeben. Indiziert ist es beim defibrillierbaren und nicht defibrillierbaren Rhythmus. Vasopressin kann eine Alternative zu Adrenalin sein oder kann mit Adrenalin kombiniert werden. Es ist derzeit kein Handelspräparat auf dem deutschen Markt erhältlich, es muss daher importiert werden, z. B. als Pitressin® aus den USA. Die Empfehlungen der einzelnen Gesellschaften divergieren in diesem Punkt. Dosierung: 40 U als Bolus. Die Medikamentenapplikation über den Endotrachealtubus wird nur noch als Reserve-Alternative angesehen, da sich in tierexperimentellen Studien eine hämodynamische Verschlechterung gezeigt hat (vermittelt durch vorwiegend β-adrenerge Effekte).

Amiodaron (Cordarex®): Indikation bei persistierendem Kammerflimmern oder pulsloser Tachykardie nach drei erfolglos abgegebenen Schocks. Dosierung: 300 mg als unverdünnter Bolus. Cave: Kontraindikation bei Torsades-de-pointes-Tachykardien, da Verlängerung der QT-Zeit!
Nach den neuen Reanimationsleitlinien wird Amiodaron bei Kammerflimmern als Antiarrhythmikum der ersten Wahl empfohlen (Reanimationsleitlinien des European Resuscitation Council (ERC) von 2005).

Arzneimittel für besondere Indikationen

Magnesiumsulfat (Mg 5-sulfat Amp. 50 %): Indikation bei Verdacht auf Hypomagnesiämie und Kammerflimmern (Torsades de pointes, Digitalisintoxikation). Dosierung: 2 g einer 50 %-igen Magnesiumsulfatlösung über 1–2 min. Wiederholung nach 10–15 min möglich.

Atropin (Atropinsulfat B. Braun 0,5 mg/ml): Indikation bei Asystolie als Bolus von 1–3 mg möglich, aber keine sicheren Beweise für Wirksamkeit.

Thrombolyse mit Urokinase (z. B. Rheotromb®), Streptokinase (z. B. Streptase®) oder Alteplase (Actilyse®): Indikation bei Verdacht auf Lungenembolie. Empfohlene Reanimationsdauer nach Thrombolyse: 60 min. Dosierung je nach Präparat.

Calcium: Indikation bei Intoxikation mit Calciumantagonisten, nachgewiesener Hypokalzämie und Hyperkaliämie. Dosierung: 10 ml einer 10 %igen Calciumchloridlösung langsam applizieren, evtl. wiederholen.

Natriumbicarbonat: Indikation bei schwerer Hyperkaliämie, metabolischer Azidose und Intoxikation mit trizyklischen Antidepressiva. Dosierung: 50 ml einer

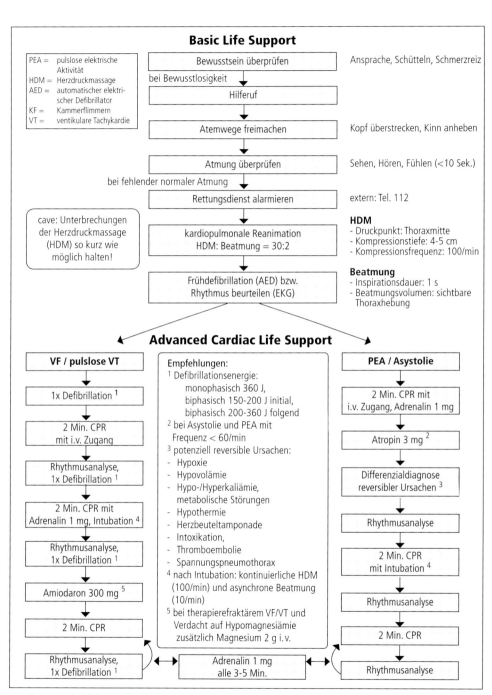

Abb. 32.1 Leitlinien zur kardipulmonalen Reanimation

8,4 %igen Lösung. Wesentliche Nachteile: Verschiebung der Sauerstoffdissoziationskurve nach links mit konsekutiver Erschwerung der Freisetzung von Sauerstoff im Gewebe, Verstärkung der intrazellulären Azidose, negativ inotroper Effekt, Natriumzufuhr.

Theophyllin (z. B. Bronchoretard®, Euphylong®, Solosin®): Indikation: pulslose elektrische Aktivität oder Asystolie, jedoch kein sicherer Beweis für die Wirksamkeit. Dosierung: 250–500 mg.

> Während einer kardiopulmonalen Reanimation ist die Medikamentenauswahl stark begrenzt. Die wichtigsten Medikamente sind Adrenalin, Amiodaron und evtl. Atropin. Magnesiumsulfat, Calcium, Natriumbicarbonat, Theophyllin, sowie die Thrombolyse sind besonderen Indikationen vorbehalten.

Weiterer Verlauf

Als Sie sich eine Woche später nach dem Patienten erkundigen, erfahren Sie, dass der Patient einen hypoxischen Hirnschaden erlitten hat. Ein am dritten Tag nach Reanimation durchgeführtes Schädel-CT ergab ein generalisiertes Hirnödem. Der Patient verstarb am sechsten Tag im Beisein seiner Familie.

■ ■ ■ Quintessenz

- Der Handlungsablauf bei der kardiopulmonalen Reanimation ist durch die Einführung von Leitlinien (letzte Änderung 2005) gut standardisiert.
- Jeder Arzt sollte die wenigen Notfallmedikamente, die während eines Herz-Kreislauf-Stillstands benötigt werden, kennen.
- Adrenalin wird bei jedem Herz-Kreislauf-Stillstand benötigt. Amiodaron ist bei persistierendem Kammerflimmern oder pulsloser Tachykardie nach drei erfolglos abgegebenen Schocks Antiarrhythmikum der Wahl.
- Atropin kann bei der Asystolie als frühzeitiger Bolus von 3 mg oder wiederholt als Bolus von 1 mg gegeben werden. Magnesiumsulfat, Calcium, Natriumbicarbonat, Theophyllin sowie die Thrombolyse sind speziellen Indikationen vorbehalten.

33 Restless-Legs-Syndrom (RLS)

33.1 Anamnese

Sie sind neurologischer Konsiliarius in einer 600-Betten-Klinik und werden zu einer 72-jährigen Patientin mit unruhigen Beinen gerufen. Sie wird in der internistischen Abteilung wegen einer hypertensiven Entgleisung behandelt. Die Patientin berichtet, sie habe seit Wochen nachts Probleme beim Einschlafen, weil die Beine dauernd in Bewegung seien. Außerdem fühlten sie sich so „komisch" an. Auf die Frage, ob die Beschwerden tagsüber besser oder schlechter seien, antwortet sie, dass die Beine besonders am Abend und nachts unruhig seien. Tagsüber, wenn sie einkaufen gehe oder den Haushalt mache, sei sie nicht so geplagt. Aber sobald sie sich auf dem Sofa ausruhen wolle, kämen die Beschwerden wieder. Ob auch andere Familienmitglieder derartige Probleme haben, weiß sie nicht. Unter nächtlichen Muskelkrämpfen leide sie nicht. Sie unterhalten sich mit dem internistischen Kollegen über die Vorerkrankungen. Die Aufnahme erfolgte wegen thorakaler Schmerzen bei hypertensiver Entgleisung mit Blutdruckwerten um 220/110 mm Hg. Dabei sei ein Infarkt enzymatisch ausgeschlossen worden. Anhand der Patientenakte erfahren Sie, dass die Patientin früher wegen eines Ulcus ventriculi mit Helicobacter-pylori-Eradikation, Hüft-TEP rechts bei Oberschenkelhalsbruch, Cholezystektomie bei Gallensteinen und einer Divertikulitis behandelt wurde. Ein Diabetes mellitus besteht nicht. Die aktuellen Blutwerte sind bis auf eine milde normochrome Anämie (Hb 126 g/l), im Normbereich. Das Ferritin wurde bereits während des letzten Aufenthalts vor drei Monaten (Ulcus ventriculi) zur Anämieabklärung untersucht und lag im Normbereich.

33.2 Untersuchungsbefund

72-jährige Patientin in relativ gutem Allgemein- und adipösem Ernährungszustand. Fußpulse beidseits gut tastbar. Periodische Beinbewegungen im Liegen. Arme unauffällig. Neurologischer und psychopathologischer Befund unauffällig.

33.3 Medikamentenanamnese

Belok-Zok® mite 1–0–1, Delix® 10 1–0–0, Esidrix® 1–0–0, Amlodipin 5 0–0–1, Nexium® 40 0–0–1.

33.4 Diagnostik

 Wie lautet die ärztliche Diagnose?

Es besteht der Verdacht auf Restless-Legs-Syndrom mit Einschlafstörungen.

Steckbrief Restless-Legs-Syndrom

- Leitsymptom: Unruhige Beine, sowie Ziehen, Kribbeln, Schmerzen in den Beinen
- Häufiges Problem im klinischen Alltag, da die Prävalenz mit dem Alter steigt
- Häufige neurologische Erkrankung
- Pathophysiologie ist noch nicht geklärt
- Sekundäre Ursachen (Eisenmangel, Niereninsuffizienz, Medikamentennebenwirkung) müssen ausgeschlossen sein

Die Diagnose Restless-Legs-Syndrom (RLS) kann aus den klinischen Angaben gestellt werden. Es sollten allerdings sekundäre Ursachen wie eine Urämie oder ein Eisenmangel ausgeschlossen werden.

33.5 Therapie

 Sie sind als Apotheker heute für die Arzneimittelinformation der Apotheke eingeteilt. Ein Arzt möchte wissen, ob es außer Restex® noch andere zugelassene Behandlungsalternativen bei RLS gibt?

Zum Ausschluss eines medikamentös induzierten Restless-Legs-Syndroms sollte die Medikamentenanamnese nach dopaminantagonistisch wirkenden Substanzen geprüft werden. Dazu gehören z. B. Neuroleptika, tri- und tetrazyklische Antidepressiva und das oft bedenkenlos verordnete Metoclopramid. Die Indikation zur Therapie wird aus dem Leidensdruck des Patienten gestellt.

Zur Behandlung des Restless-Legs-Syndroms stehen L-Dopa, Dopaminagonisten und Opioide zur Verfügung.

L-Dopa: Für RLS zugelassen ist die Fixkombination von L-Dopa und dem peripheren Decarboxylasehemmer Benserazid (Restex®). Sie ist indiziert bei geringgradiger Symptomatik sowie als Bedarfsmedikation bei intermittierend auftretenden Beschwerden. Bei Behandlungsbeginn können Geschmacksirritationen und Appetitminderung auftreten, die jedoch durch Einnahme mit etwas Nahrung oder Flüssigkeit eine Stunde vor dem Schlafengehen gemildert werden können. Der Patient sollte auch auf eine mögliche Rotfärbung des Urins durch Restex® aufmerksam gemacht werden.

Dopaminagonisten: Bei mittelschweren bis schweren RLS-Symptomen sind Dopaminagonisten angezeigt, z. B.:

- Pramipexol (Sifrol®): Das bereits aus der Parkinsontherapie bekannte Medikament wird bei RLS in sehr viel geringerer Dosierung (max. 0,54 mg/d) eingesetzt als beim Morbus Parkinson.
- Ropinirol (Adartrel®) wurde im Mai 2006 für RLS zugelassen. Die erforderliche Tagesdosis wird einschleichend über vier Wochen aufgebaut.
- Auch Pergolid, Cabergolin und Rotigotin haben in Studien Wirksamkeit und Verträglichkeit bei RLS gezeigt, sind jedoch in Deutschland derzeit (noch) nicht für diese Indikation zugelassen.

Opioide, z. B. Oxycodon (Oxygesic®): bei besonders schmerzhaften Dysästhesien und bei Kontraindikationen, Unverträglichkeiten, Augmentation und ungenügendem Effekt der Dopaminagonisten. Cave: Opioide schränken die Wirkung von Restex® ein.

Eine wichtige Komplikation dopaminerger Therapien ist die Augmentation: Hierunter versteht man die Verstärkung der Beschwerden, ein früheres Einsetzen im Tagesverlauf oder die Ausdehnung der Beschwerden auf bislang noch nicht betroffene Körperbereiche (z. B. Arme). Die Zunahme der Beschwerdeintensität kann allerdings auch ein Toleranzsymptom darstellen, dem man mit Dosissteigerung begegnet. Das Augmentationsrisiko ist bei L-Dopa-Dosierungen von > 300 mg pro Tag erhöht. Bei starker Augmentation hilft nur noch eine Therapieumstellung.

Verlauf

Sie verordnen Restex® 100/25 als Retardkapsel 1 x tgl. und bestellen die Patientin nach der Entlassung aus der Klinik zur differenzialdiagnostischen Abgrenzung einer Polyneuropathie zur Elektromyographie und Elektroneurographie in Ihre Praxis ein. Dabei wollen sie auch gleichzeitig den Therapieerfolg überprüfen.

Etwa vier Wochen später sehen Sie die Patientin wieder. In den genannten Untersuchungen finden sich altersentsprechende Nervenleitgeschwindigkeiten und elektromyographische Befunde. Die Patientin berichtet Ihnen, sie fühle sich deutlich besser.

■ ■ ■ Quintessenz

- Das RLS wird erst bei ausgeprägtem Leidensdruck, häufigen Beschwerden und dauerhafter Tagesmüdigkeit infolge chronischer Ein- und Durchschlafstörungen medikamentös behandelt. Therapie der Wahl ist L-Dopa oder ein Dopaminagonist.
- Bei unzureichendem Ansprechen oder Augmentation finden Opioide (Oxycodon) Anwendung.

34 Schlaganfall

34.1 Anamnese

Ein 59-jähriger Patient klagt zu Beginn einer Koronarangiographie, bei der die Punktion und das Vorschieben des Drahtes aufgrund eines ausgeprägten Kinkings der Arteria iliaca rechts schwierig ist, über eine Hemiparese rechts und Sprachstörungen. Vorher war der Patient vollkommen unauffällig gewesen. Die Untersuchung wird sofort unterbrochen und der Patient auf die Intensivstation verlegt. Im unmittelbar durchgeführten Notfall- Schädel-CT kann eine intracerebrale Blutung ausgeschlossen werden. Infarktfrühzeichen oder ältere Infarkte sind nicht zu sehen. Es wird Kontakt mit der Stroke-Unit im benachbarten Uni-Klinikum aufgenommen. Die Schleuse wird im arteriellen Gefäß belassen und der Patient 70 min nach Symptombeginn verlegt.

Vorerkrankungen: arterielle Hypertonie, Hyperlipidämie, positive Familienanamnese bezüglich kardiovaskulärer Erkrankungen.

34.2 Untersuchungsbefund

59-jähriger Patient in gutem Allgemein- und Ernährungszustand. Größe 1,75 m, Gewicht 78 kg. Blutdruck 165/80 mm Hg, Puls 98/min, Blutzucker 127 mg/dl. Orientierende neurologische Untersuchung: motorische Aphasie, schlaffe Hemiparese rechts.

34.3 Medikamentenanamnese

Fosinorm® comp 20/12,5 1–0–0, Metohexal® 50 1–0–1.

34.4 Diagnostik

Sämtliche Laborwerte des Routinelabors (Blutbild, Gerinnung, Nierenwerte- und Elektrolyte, CRP, HbA_{1c}, Leber- und Schilddrüsenwerte) waren vor Durchführung des Herzkatheters normwertig, nur das Gesamtcholesterin lag bei 245 mg/dl.

Das EKG zeigt einen Linkstyp, Sinusrhythmus, Herzfrequenz 76/min, sowie ein negatives T in III.
Eine ambulant durchgeführte Echokardiographie zeigte einen Normalbefund.

Wie lautet die ärztliche Diagnose?

Es besteht der Verdacht auf ischämischen Schlaganfall.

Steckbrief Schlaganfall

- Leitsymptom: Akutes fokales neurologisches Defizit, z. B. Hemiparese, Sehstörung, Dysphagie
- Ischämisch/hämorrhagisch
- Schnellstmögliche Behandlung von grundlegender Bedeutung
- Dritthäufigste Todesursache in Deutschland

Verlauf nach Verlegung

Während sich der Patient auf dem Weg in die Uni-Klinik befindet, wird dort ein Angio-MRT organisiert, sodass er vom Transport-Team direkt dorthin gefahren werden kann. Während der Untersuchung übergibt die begleitende Ärztin den Fall an den zuständigen neurologischen Assistenten der Stroke-Unit. Im Angio-MRT zeigt sich ein Abbruch der Kontrastmittelsäule in der Arteria cerebri media links, was auf einen Verschluss hindeutet. Eine intracerebrale Blutung kann ausgeschlossen werden. Zeichen erhöhten Hirndrucks zeigen sich nicht. 130 min nach Symptombeginn erreicht der Patient die Stroke-Unit. Während er gelagert wird und die ersten Vitalparameter abgeleitet werden (Blutdruck 153/82 mm Hg, Puls 92/min, Blutzucker 112 mg/dl, SaO_2 100 % unter zwei Liter Sauerstoff, Temp. 36,7 °C), wird der Patient nochmals neurologisch begutachtet und die Therapie mit dem Oberarzt besprochen. Es zeigt sich eine schlaffe, brachiofazial betonte sensomotorische Hemiparese rechts und eine motorische Aphasie.

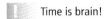 Time is brain!

34.5 Therapie

Welche Therapie ist indiziert?

Der Patient soll mittels Lyse-Therapie rekanalisiert werden. Da nach Applikation der Lyse erhöhte Blutungsgefahr besteht, sollten alle Maßnahmen, die eine unkontrollierte Blutungsgefahr bergen, unterlassen werden. Deshalb wird die arterielle Schleuse, die aufgrund des Herzkatheters gelegt wurde, belassen. Sie kann an ein Überwachungssystem zur arteriellen Blutdruckkontrolle angeschlossen werden. Auch regelmäßige Blutabnahmen sind auf diese Weise möglich, ohne den Patienten „stechen" zu müssen. Zusätzlich werden noch zwei großlumige intravenöse Zugänge an den Unterarmen platziert. Innerhalb des 3-Stunden-Fensters, nach 150 min, wird die rtPA-Lyse begonnen (rtPA = Alteplase, Handelsname Actilyse®). Zunächst wird die Gesamtdosis berechnet: 0,9 mg/kg KG, das entspricht im vorliegenden Fall 70,2 mg. Die Maximaldosis liegt bei 90 mg. 10 % der Gesamtdosis werden als Bolus i. v. appliziert, die restlichen 90 % danach als Infusion über 60 min. Innerhalb der ersten 24 h nach der Actilysebehandlung darf wegen erhöhter Blutungsgefahr weder ASS noch Heparin i. v. gegeben werden.

Die gleichzeitige Behandlung mit einem ACE-Hemmer (hier: Fosinopril) kann das Risiko einer anaphylaktoiden Reaktion auf Actilyse® erhöhen.

Hypertensive Blutdruckwerte werden in der Akutphase nicht behandelt, solange keine kritischen Werte überschritten werden, da die Autoregulation des zerebralen Blutflusses in sich entwickelnden Infarktarealen aufgehoben sein kann und somit direkt vom systemischen Blutdruck abhängt. Bei Patienten mit vorbestehender arterieller Hypertonie werden Blutdruckwerte um 180/100 mm Hg toleriert, bei Patienten mit unbekanntem arteriellen Hypertonus dagegen 160–180/90–100 mm Hg. Drastische RR-Schwankungen müssen vermieden werden. Nifedipin und Nimodipin sind aus diesem Grund ungeeignet. Langfristig werden normotensive Blutdruckwerte angestrebt. Patienten, die eine Lyse-Therapie erhalten, sollten systolische Werte über 180 mm Hg nicht überschreiten, ggf. kann der Blutdruck parenteral mit Clonidin (Paracefan®) oder Urapidil (Ebrantil®) gesteuert werden.

Hypotensive Blutdruckwerte sind zu vermeiden. Treten sie dennoch auf, wird mit Flüssigkeitsgabe und/oder Katecholaminen (Noradrenalin, Dobutamin, nicht Dopamin) entgegengewirkt.

Enge **Blutzucker-Überwachung**. Senken von Blutzuckerwerten über 200 mg/dl mittels Alt-Insulin. Eine Hyperglykämie kann einen Infarkt ungünstig beeinflussen.

Die **Körpertemperatur** sollte unterhalb von 37,5 °C gehalten werden (ggf. z. B. mit Paracetamol senken). Es gibt Hinweise, dass eine erhöhte Körpertemperatur sich negativ auf die Infarktgröße auswirken kann.

Regelmäßige Kontrollen der Laborparameter (Blutbild, Gerinnung, Nierenwerte und Elektrolyte) und des Flüssigkeitshaushalts (z. B. Exsikkoseausgleich über ZVD steuern, Ziel-ZVD 8–10 cm H_2O).

Wann ist die Lysetherapie kontraindiziert?

Eine Lysetherapie darf nicht vorgenommen werden bei:

- nicht kontrollierbarer Hypertonie,
- verstrichenem Zeitfenster (drei Stunden, in Ausnahmefällen 4,5 Stunden) oder zeitlich unbekanntem Beginn der Beschwerden,
- erhöhtem Risiko für Sekundärblutungen,
- Einnahme blutgerinnungshemmender Medikamente,
- Schlaganfall in der Anamnese,
- Blutzuckerspiegel > 400 mg/dl oder < 50 mg/dl,
- Kinder < 18 Jahre und Erwachsene > 80 Jahre.

Verlauf

Die erfolgreiche Gefäßrekanalisation wird mittels Farbduplexsonographie beobachtet und dokumentiert. Die Symptomatik ist komplett rückläufig.
Zur Sekundärprophylaxe wird am nächsten Tag Acetylsalicylsäure 100 mg 1–0–0 p. o. (z. B. Godamed®) und Atorvastatin 80 mg (Sortis®) angesetzt. Es erfolgt eine Frühmobilisation, und eine neurologische Anschlussheilbehandlung wird angemeldet.

■ ■ ■ Quintessenz

- Das Zeitfenster einer Lyse-Therapie ist sehr klein (drei Stunden), sodass viele Patienten aufgrund einer Überschreitung des Zeitfensters oder anderer Kontraindikationen dafür nicht mehr berücksichtigt werden können.
- Ist die intravenöse thrombolytische Therapie jedoch innerhalb eines Zeitfensters von drei Stunden möglich, führt sie zu einem deutlich verbesserten Ergebnis.

35 Schmerztherapie

35.1 Anamnese

Eine 80-jährige Patientin mit bekanntem malignem Histiozytom wurde gestern Abend vom diensthabenden Arzt aufgenommen. Weil sie trotz umfangreicher Schmerzmedikation noch über massive Schmerzzustände am ganzen Körper klagte, hatte der Hausarzt Morphin s. c. verabreicht und sie zur Intensivierung der analgetischen Therapie in die Klinik eingewiesen. Über Nacht wurde sie mittels Morphin-Perfusor behandelt. Cave: Aufgrund der Vorbehandlung mit Buprenorphin können Entzugssymptome auftreten! Auf dem Aufnahmebogen ist vermerkt, dass die Patientin keine lebensverlängernden Maßnahmen wünscht. Am Morgen kommen Sie zur Visite und müssen sich ein Behandlungskonzept überlegen. Die Patientin ist bereits beschwerdegebessert. Es bestehen außer noch leichten Schmerzen, die „überall lokalisiert" sind, keine weiteren Beschwerden. Der Morphin-Perfusor ist mit 200 mg in 50 ml NaCl gerichtet und läuft auf 3 ml/h, das sind 12 mg/h. Die Tochter der Patientin ist anwesend und betont, dass ihre Mutter aufgrund der infausten Prognose keine weiterführenden Untersuchungen wünscht, die nicht unbedingt notwendig seien. Die bisher eingenommenen Schmerzmittel werden gut von der Mutter vertragen. Aufgrund von Stuhlproblemen im Sinne von seltenem Stuhlgang und gelegentlichen Bauchkrämpfen sei die ursprüngliche Opioid-Therapie geändert worden. Das frühere Präparat sei ihr aber nicht erinnerlich. In letzter Zeit hatte ihre Mutter mindestens jeden zweiten Tag Stuhlgang. Verwirrtheit, Halluzinationen oder Alpträume seien noch nie vorgekommen. Die Patientin ist zu Hause im Rollstuhl mobil und wird von ihrer Tochter und einem Sozialdienst versorgt.

Vorerkrankungen: malignes Histiozytom des rechten Oberschenkels in unbekanntem Stadium, Erstdiagnose und Operation vor 14 Monaten, pulmonale Metastasierung seit sieben Monaten bekannt, Lymphabflussstörung rechtes Bein, Zustand nach zwei Zyklen Chemotherapie, hypertensive Herzkrankheit, Zustand nach Kleinhirninsult vor sechs Jahren ohne Residuen.

35.2 Untersuchungsbefund

80-jährige Patientin in deutlich eingeschränktem Allgemein- und Ernährungszustand, schläfrig, aber erweckbar und zu allen Qualitäten orientiert. Geschätzte Größe 1,65 m, geschätztes Gewicht knapp 60 kg. Blutdruck 100/60 mm Hg, Puls 72/min, Temp. 36,6 °C, Blutzucker 144 mg/dl. Blasses Hautkolorit. Cor: Herztöne rein, 2/6-Systolikum mit Punctum maximum über Erb mit Fortleitung in die linke Axilla. Pulmo: vesikuläres Atemgeräusch, rechts basal abgeschwächt, sonorer Klopfschall, rechts basal gedämpft, keine Rasselgeräusche. Abdomen: weich, kein Druckschmerz, Darmgeräusche in allen Quadranten vorhanden, keine Resistenzen. Nierenlager frei. Wirbelsäule: starker Klopfschmerz über der gesamten Wirbelsäule. Schmerzen beim Bewegen der Extremitäten, besonders der unteren. Offensichtlich Zustand nach extremitätenerhaltender Resektion rechter Unterschenkel. Lymphödem rechts.

35.3 Medikamentenanamnese

Equilibrin® 30 0–0–0–1, Novaminsulfon-ratiopharm® 500 1–0–1, Haldol® 3 x 3 ml, Temgesic® 0,2 1–1–1–1, Movicol® 1 x 1 Btl., Tranxilium® 5 0–0–0–1, Tiamon® Mono 10 0–0–0–2, Lektinol® 1 Amp. s.c. Montag und Donnerstag.

35.4 Diagnostik

Laborchemische Auffälligkeiten: Leukozyten 10,57/nl, CRP 81,2 mg/l, Quick 47 %, INR 1,8, Kreatinin 0,9 mg/dl, Harnstoff 46 mg/dl, Calcium 2,75 mmol/l, γGT 112 U/l, CHE 1,42 KU/l, AP 166 U/l, LDH 341 U/l, Gesamtcholesterin 131 mg/dl, Triglyceride 66 mg/dl, Harnsäure 2,5 mg/dl. Blutgasanalyse unter 2 Liter Sauerstoff: pH 7,34, pO_2 58,6 mm Hg, CO_2 50,9 mm Hg. Die übrigen Blutbild-Parameter und Leberwerte, sowie Natrium, Kalium, CK, Schilddrüsen-Werte, Urinstatus und PTT sind im Normbereich.

Ruhe-EKG: Indifferenztyp, Sinusrhythmus, Herzfrequenz 78/min, negatives T in I und aVL.

Röntgen-Thorax im Liegen: Frei auslaufender Pleuraerguss rechts, keine Infiltrate oder kardialen Dekompensationszeichen.

Pleurasonographie: Mäßiger, nicht zwingend punktionswürdiger Erguss rechts.

 Wie lautet der WHO-Stufenplan zur Schmerztherapie?

Die Weltgesundheitsorganisation WHO hat 1986 einen Stufenplan zur Behandlung tumorbedingter Schmerzen erstellt. Darin werden drei Analgetika-Gruppen mit unterschiedlicher Wirkstärke unterschieden. In allen Stufen werden zusätzlich Adjuvanzien empfohlen. Dabei wird eine nichtinvasive Applikationsform bevorzugt (z. B. orale oder transdermale Gabe). Außerdem sollten die Schmerzmedikamente nach einem festen Zeitplan eingenommen werden. Eine suffiziente Schmerztherapie verfolgt das Prinzip der Antizipation, d. h. die nächste Dosis wird appliziert, bevor der Schmerz wieder auftritt. In der Terminalphase einer Tumorerkrankung kann es jedoch notwendig sein, Analgetika invasiv zu verabreichen (z. B. intravenös oder peridural).

35 Schmerztherapie

Tab. 35.1 WHO-Stufenplan zur Schmerztherapie

WHO-Stufe	Schmerztherapie	Wirkstoffe (Beispiele)
I	Nichtopioide + Komedikation	ASS, Paracetamol, Metamizol, Ibuprofen, Diclofenac
II	Schwache Opioide + Nichtopioide + Komedikation	Dihydrocodein, Tilidin + Naloxon, Tramadol
III	Starke Opioide + Nichtopioide + Komedikation	Morphin, Hydromorphon, Levomethadon, Oxycodon, Buprenorphin, Fentanyl

 Bei der Kurvenvisite diskutieren Sie als Apotheker mit dem Stationsarzt die Medikamentenanamnese. Wie beurteilen Sie die häusliche Medikation?

Equilibrin® ist ein trizyklisches Antidepressivum, Wirkstoff Amitriptylinoxid. Eine Depression ist bei der Patientin nicht bekannt. Wahrscheinlich ist das Präparat zur Komedikation in die Therapie genommen worden. Es wirkt leicht sedierend und wird vor allem bei neuropathischen Schmerzen als hilfreich empfunden. Zur supportiven Schmerztherapie reichen geringere Tagesdosen als bei einer antidepressiven Therapie aus.

Novaminsulfon-ratiopharm® ist ein Pyrazolonderivat, Wirkstoff Metamizol. Es gehört zu den Nichtopioiden, die in jeder WHO-Stufe vertreten sind. Die Tageshöchstdosis liegt für die perorale Gabe bei 4 g pro Tag. Die Dosis könnte bei dieser Patientin also noch gesteigert werden.

Haldol® ist ein hochpotentes Neuroleptikum, Wirkstoff: Haloperidol. Bei Auftreten von seltenen Opioid-Nebenwirkungen wie Verwirrtheit, Halluzinationen oder Alpträumen sollte die Dosis überprüft oder das Präparat gewechselt werden. Ist das nicht möglich oder wirkungsvoll, kann Haloperidol eingesetzt werden. Es kommt zu einer Distanzierung vom Schmerz. Die antiemetische Wirkkomponente wird gerne bei ausgeprägter opioidinduzierter Übelkeit und Erbrechen ausgenutzt. Zur Antiemese, besonders beim Neuansetzen eines Opioids, kann auch primär Metoclopramid eingesetzt werden.

Temgesic® ist ein starkes Opioid, Wirkstoff Buprenorphin. Buprenorphin ist ein partieller µ-Rezeptor-Agonist mit einer 30-mal stärkeren und länger anhaltenden Wirkung als Morphin. Als starkes Opioid ist es Teil der WHO-Stufe III. Maximaldosis 1,6 mg/d (0,4 mg alle sechs Stunden). Eine absolute Maximaldosis lässt sich bei Tumorpatienten nicht definieren. Ausschlaggebend für die Dosierung sind Schmerzlinderung und evtl. auftretende Nebenwirkungen. Die Patientin nimmt insgesamt 0,8 mg pro Tag. Eine Steigerung der Dosierung wäre noch möglich. Buprenorphin unterliegt jedoch einem Ceiling-Effekt: Ab einem gewissen Punkt flacht die Dosis-Wirkungs-Kurve ab und eine Steigerung der Tagesdosis bringt keinen weiteren Effekt mehr.

Movicol® ist ein Laxans mit dem Wirkstoff Macrogol. Dank des isoosmolaren Wirkprinzips sind keine nennenswerten Elektrolytverschiebungen durch die Laxansgabe zu erwarten. Es ist daher auch gut zur längerfristigen Therapie geeignet. Wichtig ist, die Beutelchen auch wirklich in dem geforderten Flüssigkeitsvolumen aufzulösen, nicht in weniger als 125 ml Wasser. Eine dauerhafte Therapie der Obstipation als Nebenwirkung der Opioide ist unumgänglich. Buprenorphin verursacht zwar nur in geringem Ausmaß Obstipation, aufgrund der zurückliegenden Obstipationsproblematik kann Movicol® bei der Patientin beibehalten werden.

Tranxilium® ist ein Benzodiazepin, Wirkstoff Dikaliumchlorazepat. Die Patientin berichtet Ihnen, sie brauche das Präparat zum Einschlafen, sie habe schon immer Schlaftabletten genommen. Nach Aufklärung der Patientin kann versucht werden, langsam auszuschleichen, da sich der sedierende Effekt mit Opioiden verstärkt (Tagesmüdigkeit).

Tiamon Mono® ist ein schwaches Opioid (WHO-Stufe II), Wirkstoff Dihydrocodein. Da die Patientin bereits ein starkes Opioid hat, macht ein schwaches keinen Sinn und kann somit abgesetzt werden. Des Weiteren ist Dihydrocodein ein reiner Opioidagonist und sollte nicht mit einem partiellen μ-Rezeptor-Agonisten wie Buprenorphin kombiniert werden.

Lektinol® ist ein Mistel-Präparat, das in der Palliativ-Therapie bei Tumorpatienten eingesetzt wird. Inhaltsstoff ist Mistelextrakt, normiert auf Mistellektin. Mistellektine vermitteln eine immunmodulierende und -stimulierende Wirkung. Subjektiv verbessern sich oft die Lebensqualität, der Appetit und die Leistungsfähigkeit der Krebspatienten.

> Es lohnt sich, die Dauermedikation von Patienten regelmäßig auf Wirkungen, Nebenwirkungen und Interaktionen mit anderen Präparaten hin zu beurteilen.

35.5 Therapie

Wie würden Sie die Schmerztherapie der Patientin modifizieren?

- Equilibrin® 30 0–0–0–1.
- Novaminsulfon-ratiopharm® 1–0–1.
- Temgesic® wird zugunsten von Fentanyl umgestellt, da Fentanyl kein partieller Agonist/Antagonist ist und sich besser steuern lässt. Auch der Ceiling-Effect entfällt bei Fentanyl.
- Der 24-h-Bedarf an Morphin parenteral sollte ermittelt werden: 12 mg/h (288 mg pro Tag), Temgesic® und Tiamon® müssen abgesetzt sein. Entsprechend der Äquivalenzdosis auf Fentanyl-Pflaster umstellen (Durogesic®). Dieses wird dann alle 2–3 Tage gewechselt. Sollten die Pflaster nicht praktikabel

sein, könnte man auch auf retardiertes Morphin p. o. zurückgreifen. Wenn es beim Buprenorphin bleiben soll, kann das entsprechende TTS z. B. Transtec® angewendet werden.

- Durchbruchschmerzen können entweder mit Fentanyl sublingual (Actiq®) oder unretardiertem peroralem Morphin (Sevredol®, Morphin-Merck® Tropfen) kupiert werden.
- Haldol® 3 x 3 ml bis die Opiod-Therapie steht, danach langsam ausschleichen.
- Movicol® 1 x 1 Btl.
- Tranxilium® 5 0–0–0–1/2.
- Bei Schmerzspitzen unter einer fest eingestellten Opioidtherapie hilft unretardiertes Morphinsulfat p. o., z. B. Sevredol®.
- Lektinol® 1 Amp. s. c. Montag und Donnerstag.
- Decortin H® (Prednisolon), 1 x tgl. 5–40 mg, kann aufgrund seiner abschwellenden, antientzündlichen und antiemetischen Wirkung positive Effekte auf den Krebspatienten haben. Eine Appetitsteigerung kann erreicht werden.

Verlauf

Sie händigen der Patientin in Ihrer ersten Visite eine Numerische Ratingskala (Schmerzskala) aus, auf der sie ihre Schmerzen von eins (wenig) bis zehn (stark) angeben kann. Diese werden mehrmals täglich abgefragt und dokumentiert. Die Schmerzen bei Aufnahme gibt sie mit „9" an, unter dem Morphin-Perfusor in der ersten Nacht dann „3". Mit der aktuellen Medikation gibt sie wechselnd je nach Aktivität unterschiedliche Werte an. „2" in Ruhe und „4" bei Mobilisation.
Sie melden die Patientin während des Aufenthalts zur Lymphdrainage des rechten Beins an.

■ ■ ■ Quintessenz

- Aufgrund der häufigen Zunahme der Schmerzintensität im Laufe des Tumorleidens ist eine kontinuierliche Anpassung der analgetischen Therapie essenziell.
- Wichtig ist stets auch die Klärung tumorspezifischer Therapien unter dem Aspekt ihrer analgetischen Wirksamkeit, wie z. B. der Strahlentherapie bei schmerzhaften Knochenmetastasen.
- Die pharmakologische Therapie erfolgt gemäß dem WHO-Stufenplan zur Schmerztherapie.
- Nichtinvasive Verabreichungsformen sind zu bevorzugen.
- Die Medikamente müssen nach einem festen Zeitplan verabreicht werden.

Teil II Ambulante Behandlung

36 Alzheimer-Demenz

36.1 Anamnese

Ein Ehepaar kommt mit Einweisung des Hausarztes zum Neurologen in Ihre fachärztliche Sprechstunde. Die Frau berichtet, sie habe mit ihrem gemeinsamen Hausarzt über die zunehmende Vergesslichkeit ihres Mannes gesprochen, woraufhin dieser eine neurologische Erkrankung vermutete. Der Vater ihres Mannes, berichtet sie, habe zunächst auch an Vergesslichkeit gelitten und schließlich immer nur ein und denselben Satz gesagt. Man konnte sich nicht mehr mit ihm unterhalten. Sie wisse das genau, weil sie ihn bis zu seinem Tode gepflegt habe. Um ihren Mann mache sie sich Sorgen, weil er zunehmend neuere Dinge vergesse. Zum Beispiel wisse er im Supermarkt nicht mehr, was er kaufen solle. Manchmal stehe er da und wisse gar nicht, was er dort überhaupt soll. Dagegen könne er sich an alle alten Dinge erinnern. Er sei Buchhalter gewesen und könne sich sogar noch an alte Bilanzen erinnern. Als vor kurzem die Familie an Ostern zusammenkam, habe ihr Mann manche Personen gar nicht erkannt. Das habe sie schon ziemlich erschreckt, zumal niemand etwas bemerkt hatte. Im Gegenteil, alle unterhielten sich ganz normal mit ihm. Und vor der Feier habe er Probleme gehabt, seine Krawatte zu binden. Hinter vorgehaltener Hand sagt sie Ihnen noch, ihr Mann habe in den letzten Wochen ein paar Mal ins Bett gemacht und letzte Woche seine Hosenträger verkehrt herum angezogen und dann nicht mehr gewusst, wie sie richtig angezogen werden. Der Ehemann sagt, seine Frau würde übertreiben. Er komme im Alltag gut zurecht, sie bräuchten keine fremde Hilfe. Er fahre ja schließlich auch noch Auto. Auf Nachfrage erfahren Sie, dass das Paar seit Jahren allerdings nur dieselben Strecken fährt: zum einen zum Einkaufszentrum und zum anderen zur Tochter im Nachbarort. Auf die Frage, ob er Veränderungen an seiner Handschrift bemerkt habe, gibt der Patient zu, seit längerem keine Kreuzworträtsel mehr zu machen, da seine Buchstaben nicht mehr in die Kästchen gepasst hätten. Ansonsten schreibe er gar nicht mehr. Einkaufslisten und Glückwunschkarten übernehme seine Frau. Früher, als Buchhalter, habe er eine sehr schöne Handschrift gehabt, sagt seine Ehefrau. Heute könne man sie viel schlechter lesen. Keine wesentlichen Vorerkrankungen. Geringer Alkoholkonsum, kein Nikotinkonsum, kein Sturz, insbesondere keine arterielle Hypertonie, kein Schlaganfall oder Herzinfarkt, keine epileptischen Anfälle, keine regelmäßige Medikamenteneinnahme, keine zurückliegenden schweren Infekte, keine Schlafstörungen.

36.2 Untersuchungsbefund

68-jähriger freundlich zugewandter Patient in gutem Allgemein- und Ernährungszustand. Blutdruck 130/80 mm Hg, Puls 76/min. Internistische Untersuchung unauffällig. Keine neurologischen Herdsymptome. Muskeleigenreflexe, Babinski-Zeichen und Gangbild normal. Kein Rigor oder Tremor. Beim Zahlennachsprechen fällt eine verringerte Aufmerksamkeit und Konzentration auf. Das Kurzzeitgedächtnis weist Lücken auf, das Langzeitgedächtnis ist erhalten. Apraxie bei der Imitation von Bewegungen. Geruchssinn, Hören und Sehen (mit Brille) unauffällig. Papille beidseitig unauffällig, keine Gesichtsfeldeinschränkung. Der Uhrentest fällt pathologisch aus. Mini-Mental-Test: 21 Punkte.

36.3 Medikamentenanamnese

Keine Dauermedikation.

36.4 Diagnostik

EEG: Unauffällig.

Schädel-MRT: Temporallappenbetonte Atrophie, mäßige Erweiterung der inneren Liquorräume.

PET: Es zeigen sich symmetrische Störungen des parietookzipitotemporalen Kortex bei erhaltenem Stoffwechsel der basalen Ganglien.

Wie lautet die ärztliche Diagnose?

Es besteht der Verdacht auf Demenz, vor allem auf senile Demenz vom Alzheimer-Typ.

Steckbrief Alzheimer-Demenz

- Leitsymptom: Verlust der geistigen Funktionen wie Denken, Erinnern, Orientierung und Verknüpfen von Denkinhalten
- Neurodegenerative Demenz
- Demenzerkrankungen sind häufig
- Eine frühe Diagnose ist wichtig

Nachdem Sie den Patienten untersucht haben, teilen Sie dem Ehepaar Ihre Verdachtsdiagnose mit. Der Patient reagiert erstaunt, die Ehefrau niedergeschlagen. Sie bitten den Hausarzt um Laborwerte (Blutbild, Gerinnung, Nierenwerte und Elektrolyte, Leber- und Schilddrüsenwerte, HbA_{1c}, Blutfette, CRP, Vitamine B_1, B_6, B_{12} und Folsäure) und ein EKG, sowie den Befund des letzten Röntgen-Thorax.

36.5 Therapie

 Der Neurologe bittet die nächstgelegene Apotheke um eine kurze Zusammenfassung der aktuellen Alzheimertherapie.

Zentralwirkende Acetylcholinesterasehemmer als Mittel der ersten Wahl: Acetylcholinesterasehemmer führen zu einer erhöhten Verfügbarkeit von Acetylcholin im ZNS. Bei weit fortgeschrittener Alzheimer-Demenz können sie nicht mehr ausreichend wirken, da die Zahl der zentralen cholinergen Neurone stark reduziert ist. Deshalb werden sie bei leichten bis mittelschweren Formen der Alzheimer-Demenz eingesetzt und führen zu leichter Verbesserung der kognitiven Leistung sowie zu einer leichten Verzögerung der Progredienz. Häufigste Nebenwirkungen sind gastrointestinale Störungen (Übelkeit, Erbrechen, Durchfall), aber auch Schwindel, Schlaflosigkeit, Schwitzen und Tremor. Die Acetylcholinesterasehemmer sind in Deutschland nur bei der Alzheimer-Demenz zugelassen. Acetylcholinesterasehemmer sollten langsam, d. h. in 4-Wochen-Intervallen, aufdosiert werden.

- Donepezil (z. B. Aricept®): günstigstes Nutzen-Nebenwirkungs-Verhältnis, bei Schluckproblemen auch als Schmelztabl. verfügbar (Aricept Evess®),
- Rivastigmin (z. B. Exelon®),
- Galantamin (z. B. Reminyl®),
- Tacrin, der erste Acetylcholinesterasehemmer, hat heute wegen seiner Hepatotoxizität keine Bedeutung mehr für die Therapie (nicht mehr im Handel).

Der nichtkompetitive **NMDA-(N-Methyl-D-Aspartat)-Rezeptorantagonist** Memantin (z. B. Axura®, Ebixa®) verzögert die Progredienz der Alzheimer-Demenz. Der Einsatz erfolgt zur Behandlung von mittelschweren bis schweren Formen der Alzheimer-Demenz. Nebenwirkungen sind selten: Verwirrtheit, Unruhe, Schwindel. Memantin wird auch bei der vaskulären Demenz angewandt (Off-Label-Use). Die einschleichende Dosierung ist für eine gute Verträglichkeit wichtig.

Ginkgo-biloba-Trockenextrakt (z. B. Gingium®, Tebonin®): Es liegen Hinweise zur Verbesserung der kognitiven Defizite vor, eine Wirksamkeit bei Alzheimer-Demenz konnte jedoch bisher bei inkonsistenter Datenlage nicht hinreichend nachgewiesen werden.

Bei **hirnorganisch bedingten Leistungsstörungen** sind die folgenden Arzneistoffe zugelassen:

Nimodipin, Dihydropyridin (z. B. Nimotop®): Als Wirkmechanismus wird ein antiexzitatorischer Effekt durch Stabilisierung der Calciumhomöostase angenommen. Wie die anderen Dihydropyridine (z. B. Nitrendipin, Amlodipin) wirkt es blutdrucksenkend, wird aber in der neurologischen Indikation wesentlich niedriger dosiert. Nimodipin wird aufgrund geringer Datenlage nicht zur Therapie der Alzheimer-Demenz empfohlen.

Das Mutterkornalkaloid-Derivat **Dihydroergotoxin** (z. B. Hydergin® forte) blockiert im wesentlichen α-Adrenozeptoren. Das Präparat wird zwar bei Hirnleistungsstörungen eingesetzt, hat aber keine rationale Basis.

Die Nootropika **Piracetam** (z. B. Nootrop®, Normabrain®) oder Pyritinol (Encephabol®) sollen die Hirnleistungsfähigkeit verbessern. Der Wirkmechanismus ist unklar, eine Verbesserung des Hirnstoffwechsels wird postuliert. Nach der aktuellen Datenlage verbessern sie den globalen klinischen Gesamteindruck, nicht aber die kognitiven Parameter. Nebenwirkungen sind Schlafstörungen und psychomotorische Unruhe. Als Basistherapie bei Morbus Alzheimer sind diese Präparate obsolet und finden nur im Einzelfall noch Verwendung.

Auch bei **Radikalfängern** (Vitamine A, C und E) steht der Nachweis eines klinischen Nutzens noch aus. Vit. E, ergänzend zur Acetylcholinesterasetherapie, werden leichte neuroprotektive Effekte zugeschrieben.

Je nach Symptomatik (nichtkognitive Störungen) sind zusätzliche **Psychopharmaka** hilfreich. Bei Angst, Depression und Schlafstörungen sind z. B. selektive **Serotonin-Rückaufnahme-Inhibitoren** indiziert. Sie zeichnen sich durch weniger anticholinerge Nebenwirkungen als die trizyklischen Antidepressiva aus. Stehen Wahnvorstellungen und Halluzinationen im Vordergrund der Beschwerden, kommen **Neuroleptika** zum Einsatz.

 Wie könnte der Patient behandelt werden?

Der Patient bekommt zunächst verordnet: 1 x 5 mg Donepezil p. o. Sie bestellen den Patienten zur Therapiekontrolle nach zwölf Wochen wieder in die neurologische Sprechstunde ein. Bei Eintreten von Nebenwirkungen sollte er sich früher vorstellen.

Verlauf

Sie klären das Ehepaar über die Alzheimer-Demenz und deren Therapie auf. Als bestes klinisches Ergebnis kann keine Heilung, sondern lediglich eine Verzögerung der Progredienz erwartet werden.
Nach zwölf Wochen stellen sich beide zur Therapiekontrolle wieder bei Ihnen vor. Der klinische Gesamteindruck ist leicht gebessert. Im Mini-Mental-Test schneidet der Patient mit 23 Punkten etwas besser ab. Der Patient sagt, er bemerke nichts. Die Ehefrau berichtet jedoch, sie habe das Gefühl, dass die Merkfähigkeit besser sei. Sie erhöhen Donepezil auf 1 x 10 mg p. o. und bestellen die beiden nach weiteren drei Monaten wieder ein.

36 Alzheimer-Demenz

Tab. 36.1 Pharmakologische Eigenschaften der vier in Deutschland zur Behandlung der Alzheimer-Erkrankung zugelassenen Medikamente

Eigenschaften	Donepezil	Galantamin	Rivastigmin	Memantin
Wirkung	10 mg pro Tag	16–24 mg pro Tag	6–12 mg pro Tag	20 mg pro Tag
Dosierungen pro Tag	einmal	Lösung: zweimal Retardkapsel: einmal	zweimal	zweimal
Mechanismus	AchEi	AchEi; inhibiert nAchR-Verlust	AchEi; BuChEi	NMDA-Antag.
Nahrung beeinflusst Absorption	Nein	Ja	Ja	Nein
Serumhalbwertszeit	70–80 h	5–7 h	2 h	60–80 h
Proteinbindung (%)	96	10–20	40	40
Metabolisierung, Ausscheidung	Leber	50 % Leber, 50 % Niere	Suizidsubstrat/ Niere	Niere
Abbau über Cytochrom-P450-System	Ja	Ja	Nein	Nein

AchEi = Acetylcholinesterase-Inhibitor, nAchR = nicotinischer Acetylcholinrezeptor, BuChEi = Butyrylcholinesterase-Inhibitor, NMDA-Antag = N-Methyl-D-Aspartat-Antagonist

Sechs Monate nach Therapiebeginn haben Sie den Eindruck, dass die Demenz nicht wesentlich fortgeschritten ist. Im Mini-Mental-Test erreicht der Patient weiterhin 23 Punkte. Er hat aber weiterhin nicht das Gefühl, dass sich etwas gebessert habe. Die Ehefrau bestätigt Ihren Eindruck und sagt, sie könne mit der Situation gut leben, wenn es nur nicht schlimmer werde.

■ ■ ■ Quintessenz

- Es gibt keine kausale Therapie einer Alzheimer-Demenz.
- Zur Behandlung der Alzheimer-Demenz sind viele Präparate auf dem Markt. Ein signifikanter Nutzen in kontrollierten Studien konnte bislang jedoch nur für die Acetylcholinesterasehemmer und Memantin gezeigt werden.
- Für den Erfolg sind ein frühzeitiger Behandlungsbeginn und eine ausreichend hohe Dosierung wichtig.

37 Arthritis, rheumatoide

37.1 Anamnese

Eine 68-jährige Rentnerin mit vor zwei Jahren gesicherter chronischer Gelenkerkrankung kommt mit Wunsch auf Therapieintensivierung zu Ihnen in die internistische Sprechstunde. Sie klagt seit langem über Morgensteifigkeit und Kraftlosigkeit der Hände sowie Schmerzen in den Fingergrundgelenken, obwohl sie seit der Diagnosestellung regelmäßig Krankengymnastik betreibt. Größere Gelenke seien nicht betroffen. Ihre Mutter sei auch damit behaftet gewesen, nur habe sie am Ende ganz deformierte Hände gehabt und konnte den Haushalt kaum mehr bewerkstelligen. Sie bringt konventionelle Röntgenbilder mit, die vor zwei Wochen von beiden Händen ambulant angefertigt wurden. Hier erkennen Sie Erosionen in den Finger- und Handgelenken. Mit der Lupe erkennen Sie Usuren an den Metacarpal- und Metatarsalköpfchen und am distalen Ulnaende, sowie eine Gelenkspaltverschmälerung. Auch periartikuläre Weichteilschwellungen sind zu erkennen. Vorerkrankungen: Karpaltunnel-OP beidseits, Hysterektomie, Cholezystektomie.

37.2 Untersuchungsbefund

Beidseits volarer Handgelenkbeugeschmerz, symmetrische Schwellung und Überwärmung aller Fingergrund- und Mittelgelenke. Kleine knotige Veränderungen an den Streckseiten der Ellenbogen.

37.3 Medikamentenanamnese

Celebrex® 200 mg 1–0–0, Azulfidine® 500 mg 1–0–0, Antra® 20 mg 0–0–1.

37.4 Diagnostik

 Wie lautet die ärztliche Diagnose?

Es besteht der Verdacht auf rheumatoide Arthritis. Hinweis für Medizinstudenten: Das IMPP fragt immer die ulnare Deviation und die Schwanenhalsdeformität ab, welche sich eher im fortgeschrittenen Stadium der rheumatoiden Arthritis finden. Im klinischen Alltag sieht man sie nicht häufig.

Steckbrief rheumatoide Arthritis (chronische Polyarthritis)
- Leitsymptom: Morgensteifigkeit, Schmerzen in den kleinen Finger- und Zehengelenken
- Entzündliche Gelenkerkrankung
- Häufigste entzündliche rheumatische Erkrankung
- Schubweiser Verlauf
- Rheumaknoten, Rheumafaktoren
- Radiologische Gelenkveränderungen/Gelenkdeformitäten
- Frauen sind häufiger betroffen

Welche Basistherapeutika werden bei rheumatoider Arthritis angewendet?

Da es keine kausale Therapie gibt, wird versucht, die pathogenetischen Mechanismen des Entzündungsprozesses zu beeinflussen.
Nach aktuellen Empfehlungen wird mit der Pharmakotherapie nicht mehr gewartet, bis sich eine rheumatoide Arthritis bestätigt, sondern frühzeitig schon bei der Verdachtsdiagnose, basierend auf den Ergebnissen einer rheumatologischen Differenzialdiagnostik, mit einer Basistherapie begonnen. Dadurch sollen die Remissionschancen und der radiologische Verlauf günstig beeinflusst werden.

Methotrexat (MTX) sollte bei gesicherter Diagnose als Standardmedikament gewählt werden. Zusätzlich wird Folsäure verabreicht, um den Nebenwirkungen von Methotrexat, einschließlich einer Erhöhung des Homocystein-Spiegels, entgegenzuwirken. Ist eine Methotrexat-Therapie aufgrund von Kontraindikationen oder Unverträglichkeiten nicht möglich, kann auf Leflunomid (Arava®) ausgewichen werden. Die beiden Medikamente können auch bei unzureichend wirksamer MTX-Therapie kombiniert werden. Alternative Kombinationen sind MTX + Ciclosporin oder MTX + Sulfasalazin + Hydroxychloroquin. Diese Dreier-Kombination wird zunehmend als Initialtherapie eingesetzt.

Therapie mit Biologicals: Besteht nach sechsmonatiger MTX-Therapie, einschließlich Kombination, weiterhin eine aktive Erkrankung, wird die Einleitung empfohlen. Dabei handelt es sich um eine antizytokinbasierte Therapie mittels TNF-α-Antagonisten (Infliximab, Etanercept oder Adalimumab) oder bei Anti-TNF-Versagern einem IL-1-Antagonist (Anakinra). Für Abatacept (Orencia®), einen Inhibitor der T-Lymphozyten-Kostimulation, wurde 2007 die Zulassung zur Kombinationstherapie mit MTX nach erfolglosem Therapieversuch mit DMARD (siehe Tab. 37.1) oder mindestens einem TNF-α-Inhibitor erteilt. Auch der B-Zell-Antagonist Rituximab (MabThera®) ist mittlerweile europaweit für die refraktäre rheumatoide Arthritis zugelassen.
Sulfasalazin oder Hydroxychloroquin stellen eine alternative Basistherapie dar, in individuellen Indikationen auch noch Azathioprin oder parenterales Gold.

Tab. 37.1 Übersicht über Basistherapeutika der rheumatoiden Arthritis mit Wirkbeginn

Wirkstoff	Fertigarzneimittel (Beispiele)	Wirkbeginn nach
Adalimumab	Humira®	2–3 Wochen
Anakinra	Kineret®	2 Wochen
Hydroxychloroquin (Antimalariamittel)	Quensyl®	3–6 Monaten
Chloroquin (Antimalariamittel)	Resochin®	3–6 Monaten
Azathioprin	Imurek®	4–8 Wochen
Ciclosporin	Sandimmun®	4–8 Wochen
Etanercept	Enbrel®	1–2 Wochen
Infliximab	Remicade®	2–3 Wochen
Leflunomid	Arava®	4–6 Wochen
Methotrexat	Lantarel®	4–8 Wochen
Natriumaurothiomalat (Gold parenteral)	Tauredon®	3 Monaten
Sulfasalazin	Azulfidine®	4–12 Wochen

Medikamente der Basistherapie (DMARD-Therapie = disease modifying antirheumatic drugs) sind in Tab. 37.1 zusammengestellt.

Eine **Cortisontherapie** ist aufgrund der symptomlindernden und entzündungshemmenden Wirkung und des schnellen Effektes eine sinnvolle Überbrückung bis zum verzögerten Wirkungseintritt der Basistherapie. Da nach Absetzen die Gefahr des Rebounds besteht, sollte die Cortisondosis ausgeschlichen werden.

Pharmazeutischer Kommentar zur häuslichen Medikation: Der begleitende Magenschutz mit Omeprazol (Antra®) ist nur bei unselektiven COX-Hemmern wie Diclofenac, Ibuprofen oder ASS indiziert. COX-2-Hemmer wie Celecoxib weisen ein geringeres ulzerogenes Potenzial auf.

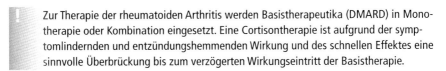

Zur Therapie der rheumatoiden Arthritis werden Basistherapeutika (DMARD) in Monotherapie oder Kombination eingesetzt. Eine Cortisontherapie ist aufgrund der symptomlindernden und entzündungshemmenden Wirkung und des schnellen Effektes eine sinnvolle Überbrückung bis zum verzögerten Wirkungseintritt der Basistherapie.

37.5 Therapie

 Wie könnte die Patientin behandelt werden?

Bei nicht mehr ausreichender Wirksamkeit der Kombination aus Celebrex® (NSAR) und Sulfasalazin (Azulfidine®) entscheiden Sie sich für eine Monotherapie mit Methotrexat. Üblicherweise wird mit einer Initialdosis von 7,5 mg einmal wöchentlich – unabhängig von einer Mahlzeit – begonnen. Schrittweise kann die Dosis auf max. 20 mg/Woche erhöht werden, sollte aber nach gutem Ansprechen auf die niedrigst mögliche Erhaltungsdosis reduziert werden. Übelkeit und Erbrechen lassen sich mindern, wenn die Tagesdosis zur Nacht eingenommen wird oder bei höherer Dosierung die Wochendosis auf zwei Gaben am selben Tag im Abstand von zwölf Stunden aufgeteilt wird. Leichteren MTX-Nebenwirkungen kann die Gabe von Folsäure 5 mg entgegenwirken. Höhere Dosen antagonisieren jedoch die gewünschte MTX-Wirkung.

Die Patientin wird über die generell erhöhte Infektanfälligkeit (medikamentöse Immunsuppression) aufgeklärt. Eine aktive Immunisierung sollte während der MTX-Therapie unterbleiben. Auch beim Alkoholgenuss sollte sich die Patientin zurückhalten.

Überbrückend setzen Sie ein Corticoid ein, z. B. Prednison (Decortin®), mit zunächst 10 mg.

Das NSAR kann dann möglicherweise bei gutem Ansprechen der Therapie reduziert oder abgesetzt werden, das Steroid sollte ausgeschlichen werden.

Wie muss die Patientin hinsichtlich der Nebenwirkungen überwacht werden?

Das Monitoring der MTX-Therapie sollte in den ersten vier Wochen wöchentlich, im 2. und 3. Monat alle 14 Tage und danach alle vier Wochen erfolgen und folgende Untersuchungen umfassen:

Klinisch: Ausschläge, Ulzerationen an Mund- und Magen-Darm-Schleimhaut, gastrointestinale Beschwerden, Fieber, Luftnot, Blutungen, Husten. Cave: Pneumonitis.

Laborchemisch: Blutbild inkl. Thrombozyten und Differenzialblutbild, γ-GT, alk. Phosphatase, GPT und Kreatinin.

■ ■ ■ Quintessenz

- Für die Therapie stehen zahlreiche Basistherapeutika (DMARD) zur Verfügung, welche frühzeitig zum Einsatz kommen sollten, um eine progrediente Gelenkzerstörung und damit verbundene Funktionseinschränkung zu vermeiden.
- Der Verlauf der Erkrankung ist individuell verschieden, aber eine frühzeitige intensive Therapie führt bei vielen Patienten zu einer deutlichen Verbesserung der Krankheitsaktivität.
- Die Frage der Deeskalation einer Therapie ist nicht hinreichend durch Studien belegt und wird momentan noch anhand von Erfahrungswerten gehandhabt.

38 Chlamydienzervizitis

38.1 Anamnese

In Ihre Sprechstunde kommt eine 26-jährige Studentin mit linksseitigen Unterleibsschmerzen seit einigen Tagen, vor allem beim Treppenlaufen und Tragen der Einkaufstüten. Auffälligen Fluor oder Fieber habe sie nicht bemerkt. Unauffällige Regelanamnese. Keine Schmierblutungen. Letzte Menses vor etwa 14 Tagen. Keine Dysurie. Nullipara. Keine Vorerkrankungen. Es besteht keine feste Partnerschaft.

38.2 Untersuchungsbefund

26-jährige Patientin in gutem Allgemein- und Ernährungszustand. Blutdruck 90/50 mm Hg, Puls 76/min. Temperatur 37,2 °C. Bei der bimanuellen Palpation fällt eine Druckdolenz im Adnexbereich links auf. Darmgeräusche regelrecht.
Inspektion von Vagina und Zervix unauffällig. Entnahme von Abstrichen für die Nativzytologie (reichlich Leukozyten, keine Erreger zu erkennen), sowie Abstriche auf Gonokokken (bakterielle Kultur negativ) und Enzymimmunoessay auf Chlamydien (positiv). Bis auf wenig freie Flüssigkeit im Douglas-Raum unauffälliger transvaginaler Ultraschallbefund.
Labor: normales Blutbild und BSG, β-HCG negativ.

38.3 Medikamentenanamnese

Keine Dauermedikation, Aspirin 500® bei Kopfschmerzen.

38.4 Diagnostik

 Wie lautet die ärztliche Diagnose?

Es besteht der Verdacht auf Chlamydienzervizitis, Adnexitis links aufgrund der typischen Klinik und dem Untersuchungsbefund.

> **Steckbrief Chlamydienzervizitis**
> - Leitsymptom: Unterleibsschmerzen
> - Chlamydien sind die häufigsten Erreger der Zervizitis und die am häufigsten vorkommenden sexuell übertragbaren Mikroorganismen in Deutschland
> - Der milde klinische Verlauf ist charakteristisch für eine Infektion durch Chlamydia trachomatis
> - Meistens bei jungen, sexuell aktiven Frauen

38.5 Therapie

 Wie könnte die Patientin behandelt werden?

Die Therapie der Chlamydienzervizitis besteht in der oralen Gabe von Doxycyclin 200 mg pro Tag über sieben Tage. Die Tabletten sollten zu einer Mahlzeit eingenommen werden, jedoch nicht mit Milch. Sie verordnen Doxycyclin für eine Woche. Der Partner sollte unbedingt mitbehandelt werden.
Bei starken Unterbauchschmerzen kann ein Antiphlogistikum (z. B. Diclofenac oder Ibuprofen) verabreicht werden.
Des Weiteren sollte die Patientin sich schonen und nicht schwer heben.

 Welche Therapie-Alternativen können Sie als Apotheker empfehlen?

Die Patientin kommt zu Ihnen in die Apotheke und legt ein Kassenrezept vor. Es ist Samstagmittag, 12.20 Uhr. Sie haben heute Morgen die letzten Doxycyclin-Präparate abgegeben und haben nichts mehr an Lager.
Eine Alternative zu Doxycyclin kann die Einmalgabe von 1 000 mg Azithromycin (zwei Tbl. Zithromax® 500) 1 h vor oder 2 h nach dem Essen sein. Auch Chinolone erfassen Chlamydien. In der Schwangerschaft sind Tetracycline und Chinolone kontraindiziert. Erythromycin (2 x 500 mg über 14 Tage) kann auch in der Schwangerschaft eingesetzt werden.
Leider erreichen Sie in der Ambulanz niemand mehr. Dafür gelingt es Ihnen, in der zuständigen Notdienstapotheke eine Packung Doxycyclin für die Patientin zurücklegen zu lassen, die sie dann dort abholen kann. Da es ein sommerlichsonniges Wochenende zu werden verspricht, weisen Sie die Patientin noch auf die erhöhte Lichtempfindlichkeit unter der Doxycyclintherapie hin. Ein Sonnenbad solle sie verschieben, um phototoxische Hautreaktionen (starke Rötungen, Schwellungen, Blasenbildung) zu vermeiden.
Da Chlamydien als ursächliche Erreger gesichert sind, sollte die Therapie greifen. Dennoch klären Sie die Patientin über eine Wiedervorstellung bei ausbleibender Beschwerdefreiheit auf. Die nach einer Chlamydia-trachomatis-Infektion gebildeten Antikörper neutralisieren die Chlamydien nur teilweise und bieten keinen Schutz vor Persistenz oder Reinfektion.

■ ■ ■ Quintessenz

- Die medikamentöse Behandlung der Chlamydienzervizitis ist aufgrund der möglichen Komplikationen wie Adnexitis, peritubuläre Adhäsionen und daraus folgender Sterilität unbedingt erforderlich.
- Die antibiotische Therapie erfolgt mit oralem Doxycyclin 200 mg über sieben Tage, einem Makrolid-Antibiotikum oder Chinolonen.
- Eine Partnerbehandlung ist obligat.

39 Colitis ulcerosa

39.1 Anamnese

Ein 43-jähriger Mann mit bekannter Colitis ulcerosa seit zwei Jahren kommt zu Ihnen in die internistische Sprechstunde und klagt über verstärkt auftretende Durchfälle mit Bauchschmerzen und Brennen beim Stuhlgang, Appetitlosigkeit, Gewichtsabnahme von 6 kg in den letzten zwei Wochen und damit zusammenhängender Müdigkeit und Abgeschlagenheit. Er sei zwar noch zur Arbeit gegangen (Büroangestellter), aber das fiele ihm jetzt immer schwerer. Auf Nachfrage beschreibt er die Stühle so: braun, breiig bis wässrig, schleimig, zum Teil mit Blutauflagerungen, 6–8 x tgl., auch nachts.

Vorerkrankungen: Nikotinkonsum, Diclofenac-Allergie, Zustand nach Otitis media vor 15 Jahren

Familienanamnese: keine chronisch entzündlichen Darmerkrankungen bekannt, Sohn ist 16 Jahre alt und hat Mukoviszidose, Mutter hatte Neurodermitis.

39.2 Untersuchungsbefund

43-jähriger Patient in reduziertem Allgemeinzustand und schlankem Ernährungszustand. Größe 1,89 m, Gewicht 79 kg. Blutdruck 130/80 mm Hg, Puls 82/min, Temp. 37, 6 °C. Mundinspektion unauffällig. Cor: Herztöne rein, keine vitientypischen Geräusche. Pulmo: vesikuläres Atemgeräusch, keine Rasselgeräusche. Abdomen: weich, leichter Druckschmerz ubiquitär, keine Resistenzen, Darmgeräusche lebhaft in allen Quadranten vorhanden. Leber und Milz nicht tastbar. Nierenlager frei. Lymphknotenstatus: beidseits in der Leiste je ein 1 cm großer Lymphknoten tastbar, sonst unauffällig. Peripherer Pulsstatus: unauffällig. Digital-rektale Untersuchung: Ampulle leer, kein Stuhl oder Blut am Fingerling, keine Fissuren sichtbar.

39.3 Medikamentenanamnese

Claversal® Suppositorien 2 x 500 mg pro Tag (Mesalazin).

39.4 Diagnostik

Auffällig waren im Notfalllabor: Hb 132 g/l, CRP 48 mg/l.
Nierenwerte, Elektrolyte, Gerinnung, sowie das übrige Blutbild waren im Normbereich.

Wie lautet die ärztliche Diagnose?

Es besteht der Verdacht auf akuten Schub einer Colitis ulcerosa aufgrund der typischen Klinik und der Vorbefunde.

Steckbrief Colitis ulcerosa
- Leitsymptom: Durchfall
- Chronisch entzündliche Dickdarmerkrankung unbekannter Ätiologie
- Blutig-schleimige Durchfälle, abdominelle Schmerzen
- Verlauf meistens in Schüben
- Beginn im Rektum mit kontinuierlicher Ausbreitung nach proximal
- Extraintestinale Symptome (Aphthen, Erythema nodosum, Iritis, Arthritis) sind möglich

Welche weiteren diagnostischen Maßnahmen sind notwendig?

Weiterführende Labordiagnostik: Leberwerte normwertig. Serum-Eiweiß-Elektrophorese: Albuminfraktion 42 %, α_1-Proteine 3,1 %, α_2-Proteine 5,7 %, β-Globuline 10,9 %, γ-Globuline 15,7 %. Haemoccult® mehrfach positiv. Stuhl auf pathogene Keime (Yersinien, Salmonellen, Shigellen) und Clostridium-difficile-Toxin negativ. Campylobacter-Kultur steht noch aus.

EKG: Indifferenztyp, Sinusrhythmus, Herzfrequenz 77/min, keine Erregungsrückbildungsstörungen.

Röntgen-Thorax: Altersentsprechend unauffällig.

Abdomen-Sonographie: Bei eingeschränkter Sicht durch Darmgasüberlagerung kein Anhalt für Organauffälligkeiten, insbesondere kein Anhalt für Pankreatitis (Cauda allerdings nicht einsehbar), Cholezystitis oder Appendizitis.

Koloskopie: Schleimhautrötung im terminalen Ileum, Biopsie. Im Colon descendens bei 40 cm und Sigma bei 20 cm deutliche entzündliche Veränderungen mit gesteigerter Vulnerabilität der Schleimhaut. Des Weiteren kontinuierlich entzündliche Veränderungen im Rektum bis 15 cm, Biopsie. Vereinzelte Sigmadivertikel. Die Haustrierung ist in diesem Bereich aufgehoben. Unauffällige Schleimhaut im Colon ascendens und transversum.

Histologie: Die Biopsate aus dem Colon descendens und Sigma zeigen Colonschleimhaut mit gestörter Kryptenarchitektur. Reduktion der Becherzellen. Im Schleimhautstroma ist ein lymphoplasmazelluläres Entzündungsinfiltrat zu sehen. Die Biopsate aus dem Rektum zeigen histologisch Colonschleimhaut mit gestörter Kryptenarchitektur. Im Schleimhautstroma ist ein unterschiedlich dichtes, überwiegend mononukleäres Entzündungsinfiltrat und Lymphfollikel zu sehen. In der

Biopsie aus dem terminalen Ileum ist keine Dünndarmschleimhaut zu erkennen. Jeweils kein Anhalt für präkanzeröse Dysplasien oder ein Karzinom.

39.5 Therapie

Die Therapie der Colitis ulcerosa erfolgt nach dem Schweregrad (Stufentherapie):

Gering-mäßiggradiger Schub (Stufe IA):

- Linksseitenkolitis: Lokaltherapie mit 1 g 5-Aminosalicylsäure (5-ASA) pro Tag rektal, z. B. Mesalazin-Supp., -Klysma oder -Schaum (Salofalk®, Claversal®).
- Pankolitis oder Ausdehnung bis zur linken Flexur: zusätzlich zur topischen Therapie 5-ASA oral (Mesalazin, Olsalazin: Dipentum® oder Sulfasalazin: Azulfidine®, Pleon®).
- Bei Nichtansprechen von 5-Aminosalicylsäure Glucocorticoide als Klysma oder Schaum über vier Wochen (Budesonid, Hydrocortisonacetat). Bei Versagen der topischen Therapie Prednisolon 40–60 mg/d oral. Langsame Reduktion um 5–10 mg proWoche über 6–12 Wochen.

Schwerer Schub:

- 40–60 mg/d Prednisolon p. o., bei ungenügendem Ansprechen Steigerung auf 100 mg i. v.,
- bei Fieber: Antibiose,
- bei beginnendem toxischem Megakolon: Ciclosporin 4 mg/kg i. v. (Sandimmun®).

Chronisch aktiver Verlauf:

- Azathioprin (Imurek®) 1–1,5 mg/kg/d,
- Intervalltherapie in Remission zur Rezidivprophylaxe,
- 5-ASA (Mesalazin, Olsalazin oder Sulfasalazin) oral oder lokal.

> **Welche Therapie ist in diesem Fall sinnvoll?**

Der Patient wird gemäß der Stufentherapie der aktiven Colitis ulcerosa behandelt, bei distaler/linksseitiger Kolitis leichter bis mäßiger Aktivität nach Stufe IA:

Mesalazin (5-Aminosalicylat, 5-ASA) rektal: Die Suppositorien, die der Patient bereits zuhause nimmt, reichen bei Sigmoiditis nicht aus, deshalb bekommt er jetzt Mesalazin-Klysmen 2 x 1 g, bei Bedarf kann auf 2 x 2 g gesteigert werden (z. B. Salofalk® Klysma oder Salofalk® 1g Rektalschaum).

Da eine Ausdehnung bis zur linken Flexur vorliegt, erfolgt die zusätzliche orale Gabe von 3 x 1 g/d 5-ASA (z. B. Salofalk® Granulat).

Glucocorticoide rektal: Bei Versagen dieser Therapie zusätzliche Anwendung als Klysma, z. B. Betamethason 1–2 x tgl. 5 mg (z. B. Betnesol®-Rektal-Instillation) oder Schaum, z. B. Hydrocortisonacetat (Colifoam® Rektalschaum). Sollte die Wirkung nach vier Wochen immer noch ungenügend sein, kommen Steroide oral zum Einsatz, z. B. Prednisolon 40–60 mg/d (z. B. Decortin® H).

> Die Therapie der Colitis ulcerosa erfolgt nach einem Stufenschema und orientiert sich an der Schwere der klinischen Symptome und der Lokalisation der Erkrankung.

Welche Zusatzempfehlungen können Sie dem Patienten geben?

Colitis-ulcerosa-Patienten profitieren von der Beratung durch eine erfahrene Ernährungsfachkraft (Diätassistentin oder Ökotrophologin). Die Einnahme von wasserlöslichen Ballaststoffen (z. B. Mucofalk®), Zink und Omega-3-Fettsäuren (Fischölkapseln) können die Therapie unterstützen. Präparate mit Escherichia coli Nissle (Mutaflor®) stabilisieren die Darmflora in der Remissionsphase und wirken immunmodulierend.

Verlauf

Innerhalb der nächsten zwei Wochen nimmt die Stuhlfrequenz kontinuierlich von täglich 6–8 auf 3–4 Stühle ab. Der Patient fühlt sich wesentlich besser und kann wieder arbeiten gehen. Nach vier Wochen bestehen zwei Stühle/d. Der Patient beginnt wieder an Gewicht zuzunehmen. Befindet sich der Patient in Remission, sollte er zur Remissionserhaltung weiter ein Aminosalicylat verordnet bekommen, und zwar über mindestens zwei Jahre.

■ ■ ■ Quintessenz

- Die Therapie der Colitis ulcerosa erfolgt nach einem Stufenschema und orientiert sich an der Schwere der klinischen Symptome und der Lokalisation der Erkrankung.
- Sie umfasst Prostaglandinsynthesehemmer wie 5-ASA und Glucocorticosteroide, in schweren Fällen zusätzlich ein Immunsuppressivum.
- Während bei Proktitis und Proktosigmoiditis oft eine lokale Behandlung mit Suppositorien, Klysmen oder Schäumen ausreichend ist, ist bei der Linksseitenkolitis oder der Colitis totalis eine systemische Therapie notwendig.

40 Colpitis senilis

40.1 Anamnese

Sie sind eine Gynäkologin mit eigener Praxis. Eine 72-jährige Patientin (II-Gravida, II-Para) kommt sechs Monate nach der letzten Krebsvorsorgeuntersuchung, die unauffällig war, in Ihre Sprechstunde, weil sie seit einigen Wochen unter Scheidenjucken leidet. Das Thema sei ihr unangenehm. Auf Nachfrage berichtet sie über wässrigen Fluor und gelegentlich blutige Schlieren auf der Vorlage. Eine Inkontinenz bestehe nicht. Gynäkologische Vorerkrankungen: bekannter senil-atropher Uterus, Menopause seit dem 56. Lebensjahr, keine gynäkologische Medikation.

40.2 Untersuchungsbefund

Äußeres Genitale unauffällig. Spekulumeinstellung: fleckige Rötung des Vaginalepithels, Vulnerabilität mit leichter Blutung. Sie entnehmen einen Vaginalabstrich. Zytologie: atrophische Zellen, fast ausschließlich Parabasal- und Basalzellen, einige Leukozyten und vereinzelte Bakterien.

40.3 Medikamentenanamnese

Keine Dauermedikation.

40.4 Diagnostik

 Wie lautet die ärztliche Diagnose?

Es besteht der Verdacht auf Colpitis senilis aufgrund der Aetas in Zusammenhang mit der typischen Klinik und dem Untersuchungsbefund.

> **Steckbrief Colpitis senilis**
> - Leitsymptom: Juckreiz
> - Infolge des Wegfalls der Hormonproduktion (Estrogen), kommt es zu einer verminderten lokalen Abwehr gegenüber Bakterien oder Pilzen. Dies kann zu häufigeren Infektionen der Scheide führen
> - Häufige Ursache Blutungen in der Postmenopause
> - Andere Blutungsursachen müssen dabei ausgeschlossen werden

40.5 Therapie

 Wie könnte die Patientin behandelt werden?

Durch den Estrogenmangel im Alter kann es zu Plattenepithelatrophie und erhöhter Infektanfälligkeit kommen. Zur Behandlung der Colpitis senilis werden deshalb estrogenhaltige lokale Therapeutika eingesetzt. Führt die Estrogentherapie nicht zum Sistieren der Symptome, muss nochmals nach Bakterien, Pilzen oder Trichomonaden als Auslöser der Beschwerden gefahndet werden und eine entsprechende Therapie eingeleitet werden. Durch die verabreichten Estrogene kommt es zu einer Epithelproliferation der Schleimhäute, einer Steigerung der Glykogenproduktion im Vaginalepithel und einer vermehrten Durchblutung des Bindegewebes. Dieser Vorgang dauert allerdings Monate. Als Rezidivprophylaxe kann deshalb eine Dauertherapie sinnvoll sein. Scheidenspülungen sollten vermieden werden, da sie das Scheidenmilieu und dadurch die Symptomatik verschlechtern können! Sie bieten der Patientin ein estriolhaltiges Vaginalpräparat an (z. B. Ovestin® Creme oder Ovestin® 0,5 mg Ovula). Sie entscheidet sich für die Ovula. Zusätzlich stellen Sie noch ein grünes Rezept über Döderlein® Vaginalkapseln aus. Mit der Patientin vereinbaren Sie eine Kontrolle während der nächsten routinemäßigen Krebsvorsorgeuntersuchung.

 Welche Informationen können Sie der Kundin in der Apotheke zusätzlich mit auf den Weg geben?

In den ersten drei Wochen der Therapie ist jeweils 1 x tgl. vor dem Schlafengehen ein Ovestin®-Ovulum einzuführen. Danach reduziert sich die Behandlung auf zwei Applikationen pro Woche (am besten zwei feste Wochentage dafür vormerken). Sollte das Einführen des Ovulums bei trockener Scheide Probleme bereiten, kann es vor dem Einführen mit etwas Wasser angefeuchtet werden.
In der Erhaltungstherapiephase kann man den Wiederaufbau bzw. den Erhalt der physiologischen Scheidenflora durch Lactobazillen gezielt unterstützen, z. B. mit einer Vaginalkapsel Döderlein® pro Woche. Für die Intimhygiene können Sie der Kundin noch eine seifenfreie Intimwaschlotion, z. B. Sagella med®, empfehlen, welche das saure pH-Scheidenmilieu (optimal: ph 4,0–4,5) nicht beeinträchtigt.

■ ■ ■ Quintessenz

■ Die Therapie der Colpitis senilis beinhaltet estrogenhaltige Lokaltherapeutika.

41 Diabetes mellitus Typ 2

41.1 Anamnese

Sie sind als Hausarzt in einer Gemeinschaftspraxis tätig. Eine 72-jährige Rentnerin kam vor einem halben Jahr zum regelmäßigen „Check up" in Ihre Sprechstunde. Weil damals erhöhte Nüchternblutzuckerwerte aufgefallen waren, ergänzten Sie die Diagnostik um einen oralen Glucosetoleranztest und die Bestimmung des HbA_{1c}-Werts (7,2 %). Das Blutbild, sowie die Nieren- und Leberwerte waren im Normbereich. Sie verordneten bei Erstmanifestation eines Diabetes mellitus Typ 2 viel Bewegung, Gewichtsreduktion und eine Diät und bestellten die Patientin wieder ein. Heute stellt sie sich erneut vor und Sie fragen nach ihren Erfahrungen. Etwas kleinlaut gibt die Patientin zu, nicht jeden Tag an der frischen Luft gewesen zu sein. Sie bekomme ja immer so viel Besuch von den Nachbarsfrauen und nachmittags von der Familie. Und wenn die Post kommt oder der Wassermann oder die Fußpflege, da müsse sie ja zuhause sein. Sie gehe ja gerne nach draußen zum Einkaufen und in die Kirche. Sie fragen nach der Gewichtsabnahme. Daraufhin sagt die Patientin, sie habe sich nicht gewogen, aber sie lasse mittlerweile den Zucker im Kaffee weg und benütze Süßstoff. Der aktuelle Blutzucker beträgt (nicht nüchtern) 154 mg/dl, HbA_{1c} 7,5 %. Vorerkrankungen: arterielle Hypertonie, Hyperurikämie mit Zustand nach zweimaliger Podagra links, Hüft-Arthrose beidseitig, Zustand nach Cholezystektomie, chronisch venöse Insuffizienz.

41.2 Untersuchungsbefund

72-jährige Patientin in gutem Allgemeinzustand und adipösem Ernährungszustand. Größe 1,62 m, Gewicht 81 kg (82 kg beim letzten Besuch vor sechs Monaten). Blutdruck 130/85 mm Hg, Puls 62/min.

41.3 Medikamentenanamnese

HCT Hexal® 1–0–0, Meto® Isis 50 1–0–1/2, Vesdil® 5 1–0–0, Allopurinol® 300 0–0–1, Ibuprofen® 400 bei Bedarf.

41.4 Diagnostik

 Wie lautet die ärztliche Diagnose?

Es besteht der Verdacht auf Diabetes mellitus mit erfolglosem nichtmedikamentösem Therapieansatz.

Steckbrief Diabetes mellitus Typ 2

- Leitsymptom: Erhöhter Blutzucker
- Weit verbreitet in den Industrieländern
- Erhöhte Blutzucker-/HbA_{1c}-Werte
- Polyurie, Polydipsie, Leistungsknick
- Mikro- und makrovaskuläre Folgeerkrankungen
- Diabetesdiät

41.5 Therapie

Da sämtliche Empfehlungen zur Umstellung der Lebensgewohnheiten erfolglos waren, muss eine medikamentöse Therapie eingeleitet werden. Hier bieten sich orale Antidiabetika an. Folgende Gruppen stehen zur Verfügung:

Das **Biguanid** Metformin (z. B. Glucophage®, Mediabet®):

- Hemmung der hepatischen Glucoseproduktion und intestinalen Glucoseresorption,
- Monotherapie möglich,
- unter Monotherapie keine Hypoglykämie,
- keine Gewichtszunahme, deshalb bei übergewichtigen Typ-2-Diabetikern empfohlen,
- Nebenwirkungen: vor allem gastrointestinale Beschwerden (Blähungen, Bauchschmerzen, Übelkeit); Dosierungen über 2 g pro Tag (maximal effektive Dosis) führen zu mehr gastrointestinalen Nebenwirkungen, selten: Lactazidose (kann durch Alkohol verstärkt werden),
- während der Therapie regelmäßige Kreatinin-Kontrollen.

Sulfonylharnstoffe wie Glibenclamid (z. B. Euglucon®) und Glimepirid (z. B. Amaryl®):

- Stimulation der Insulinsekretion der pankreatischen β-Zellen,
- zur Monotherapie bei übergewichtigen Patienten ungeeignet
- Nebenwirkungen: Hypoglykämie, allergische Hautreaktionen, Gewichtszunahme.

Glinide wie Nateglinid (z. B. Starlix®) und Repaglinid (z. B. NovoNorm®):

- sulfonylähnliche Wirkung; Steigerung der Insulinfreisetzung,
- schnelle, mahlzeitenbezogene Insulinfreisetzung,

- Alternativtherapie zu Sulfonylharnstoffen, Kombination mit Metformin möglich,
- Nebenwirkungen: allgemein Hypoglykämie; Repaglinid: gastrointestinale Störungen; Nateglinid: Überempfindlichkeitsreaktionen, Leberwerterhöhung.

Glitazone wie Pioglitazon (z. B. Actos®) und Rosiglitazon (z. B. Avandia®):

- selektiver Antagonismus des PPAR-γ-Rezeptors, Verminderung der Insulinresistenz an Fettgewebe, Skelettmuskulatur und Leber,
- Kombinationstherapie mit Metformin oder Sulfonylharnstoffen,
- Wirkbeginn erst nach 6–12 Wochen.

α-Glucosidasehemmer wie Acarbose (z. B. Glucobay®) und Miglitol (z. B. Diastabol®):

- reversible Hemmung der α-Glucosidasen des Dünndarms und damit Hemmung der Aufnahme von Disacchariden und komplexen Kohlenhydraten → postprandialer Blutzuckeranstieg wird verzögert,
- eine Monotherapie ist möglich,
- keine Hypoglykämien, keine Gewichtszunahme,
- gastrointestinale Nebenwirkungen wie Bauchschmerzen, Blähungen und Durchfall sind vor allem zu Beginn der Therapie häufig; deshalb unbedingt einschleichend dosieren.

Bei Versagen der nichtpharmakologischen Therapie wird Metformin bei übergewichtigen und mittlerweile auch normalgewichtigen Typ-2-Diabetikern als Mittel der ersten Wahl empfohlen. Sie verordnen deshalb zunächst Metformin 500 1–0–0 (z. B. Glucophage®). Sie haben jedoch vor, das Präparat bei guter Verträglichkeit auf 2 x 500 mg zu steigern. Mit dem einschleichenden Beginn werden gastrointestinale Nebenwirkungen reduziert.

> Metformin ist nach Ausschluss von Kontraindikationen (schwere Niereninsuffizienz, ketoazidotische Stoffwechsellage, u. a.) das Mittel der ersten Wahl bei der oralen Therapie des Typ-2-Diabetes.

Wann sollte beim Typ-2-Diabetiker mit einer Insulintherapie begonnen werden?

Es ist noch nicht abschließend geklärt, ob eine frühe Insulintherapie bei Typ-2-Diabetikern Vorteile bringt. Aber es sollte mit der Insulintherapie nicht lange gezögert werden, wenn der Blutzucker unter der oralen Therapie nicht ausreichend einstellbar ist. Ziel der antihyperglykämischen Therapie ist ein HbA_{1c}-Wert < 6,5 %.

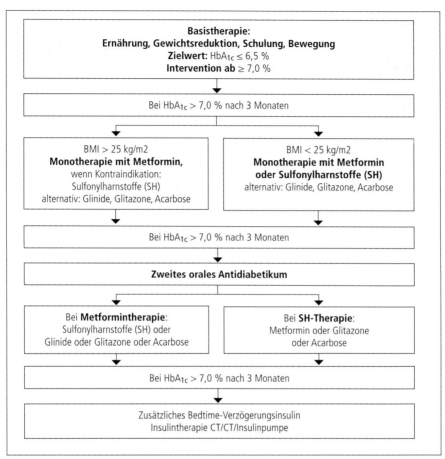

Abb 41.1 Stufenplan der oralen antidiabetischen Therapien

Verlauf

Sie binden die Patientin an eine Diabetiker-Schulung an und sprechen nochmals die Optimierung der Basistherapie (Ernährung, Gewichtsreduktion, körperliche Aktivität) an. In drei Monaten bestellen Sie die Patientin nochmals ein. Als Sie die Rentnerin wieder sehen, berichtet sie von anfänglichen Blähungen, die sich aber im Verlauf wieder besserten. Sonst habe sie das Medikament gut vertragen. In der Diabetiker-Beratung habe sie viele nützliche Ernährungstipps erhalten, die sie auch gleich an ihre Nachbarinnen weitergegeben habe und im Übrigen gelernt, ihren Blutzucker selbst zu bestimmen. Die Enkelin der Patientin sagt jedoch, dass ihre Oma bei Familienfeiern trotzdem Kuchen esse, weshalb sie sie in Zukunft ab und zu zur Diabetiker-Beratung begleiten wolle. Die aktuelle Blutabnahme ergibt einen HbA_{1c} von 7,0 %.

Wie kommentieren Sie als Apotheker die Medikation?

- Bei Wechsel auf einen Sulfonylharnstoff sollte bei gleichzeitiger Gabe von Metoprolol wegen Verschleierung von Hypoglykämiesymptomen auf einen Calciumantagonisten oder ACE-Hemmer umgestellt werden.
- Thiazide können die Haut-NW unter Allopurinol verstärken; verträgt die Patientin das Allopurinol jedoch gut und sind keine Dosisänderungen geplant, kann das HCT zur Blutdrucksenkung beibehalten werden.

■ ■ ■ Quintessenz

- Neben der Insulintherapie stehen zur Therapie des Diabetes mellitus orale Antidiabetika zur Verfügung.
- Mittel der Wahl bei adipösen Typ-2-Diabetikern ist Metformin, bei normalgewichtigen gleichberechtigt Metformin und Sulfonylharnstoffe.
- Alternativen stellen Glinide, Glitazone und der α-Glucosidasehemmer Acarbose dar.

42 Fieberkrampf

42.1 Anamnese

Die Mutter eines 20 Monate alten Mädchens, welche über Ihrer allgemeinmedizinischen Praxis wohnt, kommt aufgelöst mit ihrem Kind zu Ihnen und schreit um Hilfe. Ihr Kind würde plötzlich nicht mehr auf Ansprache reagieren.

42.2 Untersuchungsbefund

20 Monate altes bewusstseinstrübes, respiratorisch stabiles Mädchen mit generalisiert tonisch-klonischen Krämpfen und Blickdeviation nach links oben. Die Stirn fühlt sich heiß an. Temperatur 40,2 °C. Herzfrequenz 160/min.

42.3 Medikamentenanamnese

D-Fluoretten® 500 I.E. 1–0–0.

42.4 Diagnostik

Wie lautet die ärztliche Diagnose?

Es besteht der Verdacht auf Fieberkrampf.

Steckbrief Fieberkrampf
- Leitsymptom: Krampfanfall bei Kindern im Alter von einem bis fünf Jahren bei schnellem Auffiebern
- Nicht selten Rezidiv innerhalb von 24 Stunden
- Einfache Fieberkrämpfe sind generalisiert und dauern meistens nur einige Minuten
- Risiko einer zerebralen Schädigung durch Fieberkrämpfe scheint sehr gering zu sein

42.5 Therapie

Welche medikamentöse Soforttherapie ist notwendig?

Das Kind krampft nach Entkleiden und orientierender körperlicher Untersuchung immer noch (bereits ungefähr seit 5 Minuten), deshalb verabreichen Sie eine Diazepamrectiole (z. B. Diazepam Desitin® rectal 5 mg), sowie Paracetamol 250 Supp. (z. B. Ben-u-ron®) zum Fiebersenken.

Sistieren Fieberkrämpfe spontan innerhalb von 5 min, so ist keine medikamentöse Kupierung, sondern nur eine Fiebersenkung notwendig. Zur Kupierung wird eine Diazepamrectiole von 5 mg bei Kindern bis 15 kg KG und 10 mg bei Kindern über 15 kg KG verabreicht. Dieses kann gegebenenfalls nach 5 min noch einmal wiederholt werden. Beträgt die Krampfdauer mehr als 15 min, spricht man von einem komplizierten Fieberkrampf, die Soforttherapie ist dieselbe.

Unmittelbarer Verlauf

Nach bereits zwei Minuten ist ein deutlicher Rückgang der Symptomatik mit langsamem Aufklaren des Kindes zu beobachten. Nun ergänzen Sie Ihre Anamnese. Die Mutter, nun deutlich ruhiger, das Kind auf dem Schoß, berichtet, dass ihre Tochter bereits am Vortag leicht erhöhte Temperatur bis 38,5 °C hatte. Zusätzlich erwähnt sie, dass das Kind weniger aktiv gewesen sei. Des Weiteren beschreibt sie Husten, Schnupfen und verminderten Appetit. Auf weiteres Befragen hin erfahren Sie, dass es sich um den ersten Krampfanfall handelt. Die Familienanamnese diesbezüglich sowie hinsichtlich epileptischer Erkrankungen ist leer.

Zwischenzeitlich ist das Mädchen auf dem Schoß der Mutter eingeschlafen. Sie überweisen das Kind zur Überwachung und Infektfokussuche sowie Anfertigung eines EEG (mindestens 24 h nach Entfieberung) in eine Kinderklinik.

Die weitere fiebersenkende Therapie erfolgt mittels Paracetamol 250 mg Supp. oder als Saft oder mittels Ibuprofen 100 mg (10 mg/kg KG) Supp. oder Saft, jeweils alle 8 Stunden.

Welche Krampfprophylaxe empfehlen Sie der Mutter?

- Paracetamol 250 mg Supp. beim Auftreten von Temperaturen > 38,5 °C, Wadenwickel, adäquate Flüssigkeitszufuhr,

- Diazepamrectiole 5 mg bei erneut auftretendem Fieberkrampf. Die Handhabung der Rectiolen wird der Mutter noch einmal genau erklärt und demonstriert.

■ ■ ■ Quintessenz

- Die Soforttherapie des Fieberkrampfes umfasst eine Diazepamrectiole zur Krampflösung sowie die konsequente antipyretische Therapie mit Paracetamol oder Ibuprofen.

- Verordnung von Antipyretika und Diazepamrectiolen zur häuslichen Anfallsprophylaxe bzw. -therapie sind sinnvoll, da Fieberkrämpfe bei entsprechender Veranlagung wiederholt auftreten können.

43 Gestationsdiabetes

43.1 Anamnese

Eine 29-jährige Patientin (I-Gravida, Nulli-Para) kommt morgens in Ihre gynäkologische Sprechstunde. Sie fühlt sich zunehmend müde und schlapp, was sie bisher nicht von sich kannte. Übelkeit, Erbrechen oder andere Symptome bestünden nicht. Sie ist in der 16 + 2 SSW. Bisher war die Schwangerschaft komplikationslos. Die Gewichtszunahme seit Beginn der Schwangerschaft liegt bei 14 kg. Vorerkrankungen bestehen nicht. Familienanamnese: normale Schwangerschaften bei (normalgewichtiger) Mutter und Schwester.

43.2 Untersuchungsbefund

29-jährige Patientin in gutem Allgemein- und adipösem Ernährungszustand, BMI 28,6 kg/m². Blutdruck 135/80 mm Hg. Temperatur 36,6 °C. Keine peripheren Ödeme. Die vaginale Spiegeleinstellung zeigt einen unauffälligen geschlossenen Muttermund. Die manuelle Untersuchung ist unauffällig, normaler Fundusstand. Es besteht kein Fluor. Fetale Sonographie: intakte intrauterine Gravidität (grenzwertige Größe, kein Hydramnion). Urinstick: Glucose neg., Eiweiß neg., Erythrozyten neg., Leukozyten neg., Nitrit neg., Ketone neg.

43.3 Medikamentenanamnese

Folio® (Folsäure und Iodid) 1–0–0.

43.4 Diagnostik

Labor: Hb 136 g/l.

Oraler Glucosetoleranztest mit kapillären Blutabnahmen: Während des Tests bleibt die Patientin in der Praxis. Nüchternglucose: 101 mg/dl, Einnahme von 75 g Glucose in 250 ml Wasser innerhalb von 5 min, Glucosebestimmung nach 60 min (221 mg/dl, pathologisch > 180 mg/dl) und 120 min (197 mg/dl, pathologisch > 155 mg/dl), Untersuchung auf Autoantikörper im Sinne eines Diabetes mellitus Typ 1 negativ, HbA$_{1c}$ eignet sich zwar nicht zur Diabetesdiagnose, ist aber als Verlaufsparameter sinnvoll, der Wert liegt bei dieser Patientin bei 6,1 %.

Wie lautet die ärztliche Diagnose?

Es besteht der Verdacht auf Gestationsdiabetes aufgrund des in der Schwangerschaft pathologischen Glucosetoleranztests.

Steckbrief Gestationsdiabetes
- Leitsymptom: Leistungsknick
- Glucosetoleranzstörung in der Schwangerschaft
- Eine der häufigsten Erkrankungen während der Schwangerschaft
- Risikofaktoren: Übergewicht, Alter über 30 Jahre, erbliche Disposition
- Vermehrte Sekretion verschiedener Schwangerschaftshormone (z. B. Cortisol, humanes Plazentalactogen, Estrogen), die als Gegenspieler des Insulins fungieren
- Meistens nach der Entbindung reversibel
- Unerkannt ergibt sich ein Risiko für den Foeten (Fetopathia diabetica) und die Mutter (Hypertonie, Präeklampsie)
- Polydipsie, Polyurie, Leistungsknick

43.5 Therapie

 Wie könnte die Patientin behandelt werden?

Sie überweisen die Patientin an einen Diabetologen. Dort erfolgt eine Ernährungsberatung und Diabetesschulung. Sie sollte sich nun mindestens alle zwei Wochen in der Praxis vorstellen. Ziel sind Nüchtern- und präprandiale Blutzuckerwerte unter 90 mg/dl und nach dem Essen maximal 140 mg/dl. Ab der 20. SSW wird sich wahrscheinlich ein höherer Insulinbedarf einstellen, der unbedingt abgefangen werden muss. Deshalb sollte sich die Patientin dann wöchentlich vorstellen. Im Gegensatz dazu wird der Insulinbedarf nach Lösung der Plazenta unter der Geburt wieder sinken, was auf die diabetogene Wirkung der plazentaren Peptid- und Steroidhormone zurückzuführen ist. Ist unter ambulanten Bedingungen keine befriedigende Blutzuckereinstellung möglich, wird die Patientin stationär eingewiesen.

 Diabetes-Diät oder Pharmakotherapie? Gibt es medikamentöse Alternativen zum Insulin?

Zunächst ist eine **Diabetes-Diät** mit vermehrter körperlicher Aktivität vertretbar. Die Patientin wird angehalten, den Blutzucker sechsmal täglich zu bestimmen. Da sich trotz Diät keine befriedigenden Werte einstellen, ist nun eine **Insulintherapie** indiziert, denn **orale Antidiabetika** verbieten sich in der Schwangerschaft. Während das Biguanid Metformin (z. B. Mescorit® oder Glucophage®), die α-Glucosidase-Hemmstoffe Acarbose (Glucobay®) und Miglitol (Diastabol®), sowie die Insulin-

Sensitizer Rosiglitazon (Avandia®) oder Pioglitazon (Actos®) sowohl in Schwangerschaft als auch Stillzeit kontraindiziert sind, liegt für den Sulfonylharnstoff Glibenclamid (z. B. Euglucon®) eine Studie vor, die das Präparat als Alternative zur Insulintherapie sieht. Allerdings wird Glibenclamid aufgrund zu niedriger Fallzahlen noch von den Leitlinien abgelehnt und ist in Deutschland für die Indikation Gestationsdiabetes nicht zugelassen. Dies gilt auch für die neuen kurzwirksamen insulinotropen Nichtsulfonylharnstoffe Repaglinide (NovoNorm®) und Nateglinid (Starlix®).

Therapiert wird demzufolge mit **Humaninsulin**. Insulinanaloga wie Insulin Aspart (NovoRapid®), Insulin Glargin (Lantus®) oder Insulin Lispro (Humalog®) sind in der Schwangerschaft nicht zugelassen.

Um eine normoglykämische Stoffwechselsituation zu erreichen, ist oft eine intensivierte konventionelle Insulintherapie, auch Basis-Bolus-Therapie genannt, notwendig. Dabei muss sich die Patientin 4–5 x tgl. Insulin spritzen: Normalinsulin (z. B. Actrapid®) vor dem Essen und Verzögerungsinsulin (z. B. Actraphane®) als Basis zur Nacht.

> Orale Antidiabetika sind in der Schwangerschaft kontraindiziert.

Verlauf

Die Patientin hat gelernt, den Blutzucker zuverlässig zu messen, zu dokumentieren und zu korrigieren. In einem Gespräch acht Wochen nach Diagnosestellung haben Sie das Gefühl, dass die Patientin hoch motiviert ist, die Insulintherapie weiter gewissenhaft auszuführen. In mehreren Vergleichsmessungen des Blutzuckers sowie des HbA_{1c} bestätigt sich ihr Eindruck.

■■■ Quintessenz

- Eine Therapie des Schwangerschaftsdiabetes ist aufgrund der erhöhten Mortalität und Morbidität bei Mutter und Kind unbedingt erforderlich.
- Da orale Antidiabetika die Plazentaschranke überwinden, ist das Risiko schädlicher Auswirkungen auf den Fetus erhöht.
- Humaninsulin ist Therapie der Wahl.

44 Gichtanfall, akuter

44.1 Anamnese

Sie werden zu einer 79-jährigen Patientin nach Hause gerufen, deren Hausarzt Sie sind. Durch regelmäßige Praxisbesuche ist Ihnen die Krankengeschichte bestens bekannt. Aufgrund der Incompliance bezüglich der Medikamenteneinnahme und der Einhaltung einer Diabetes- und fettreduzierten Diät haben Sie bereits vor zwei Jahren eine Insulintherapie begonnen und eine Betreuung über einen ambulanten Pflegedienst eingeleitet. Seitdem konnte die metabolische Situation zumindest hinsichtlich des Diabetes und der arteriellen Hypertonie verbessert werden. Wegen der Ernährungsgewohnheiten der Patientin, sie war Metzgermeisterin von Beruf und bevorzugt deftige Speisen, haben Sie bereits mehrfach mit Familienangehörigen gesprochen. Da die Patientin sich noch selbst versorgt und bis vor kurzem sogar noch ihren halbseitengelähmten Ehemann gepflegt hat, ist keine Kontrolle der Ernährungssituation möglich und von der Patientin auch nicht gewünscht. Aktuell klagt sie über eine äußerst schmerzende Großzehe links. Die Schmerzen haben am Vorabend begonnen und über Nacht stark zugenommen. Sie sagt, sie könne vor Schmerzen kaum laufen und vor allem keinen Schuh mehr anziehen. Sie zeigt Ihnen eine leere Medikamentenschachtel von Colchicum autumnale und sagt, dass ihre Nachbarin berichtet habe, genau das gleiche auch schon gehabt zu haben. Und dank diesem Medikament sei es ihr rasch besser gegangen. Jetzt wolle sie nach genau dem gleichen Medikament fragen.

Vorerkrankungen: arterielle Hypertonie, Diabetes mellitus Typ 2, Hyperlipidämie, permanentes Vorhofflimmern, Herzinsuffizienz, Zustand nach Sigmakarzinom mit Hemicolektomie links und Ileostoma-Anlage vor fünf Jahren, Zustand nach Ileostoma-Rückverlagerung vor drei Jahren, Zustand nach Cholezystektomie, Hyperurikämie. Nierenerkrankungen sind bisher nicht bekannt geworden.

44.2 Untersuchungsbefund

79-jährige Patientin in leicht eingeschränktem Allgemeinzustand und sehr adipösem Ernährungszustand. Geschätztes Körpergewicht 120 kg. Blutdruck 135/80 mm Hg, Puls 64/min. Inspektion des linken Fußes: Rötung, Schwellung, Überwärmung und starker Berührungsschmerz der linken Großzehe, vor allem des Grundgelenks. Rechter Fuß und Hände unauffällig.

44.3 Medikamentenanamnese

Metohexal® 100 1–0–1, HCT® Hexal 25 1–0–0, Lanitop® 1–0–0, Simvahexal® 40 0–0–1, Acerbon® 10 1–0–1, Marcumar®, Allopurinol® 300 0–0–1, Glucophage® 850 1–0–1, Humalog® mix 25/75, derzeit morgens 25 I.E.

44.4 Diagnostik

Wie lautet die ärztliche Diagnose?

Es besteht der Verdacht auf einen akuten Gichtanfall/Arthritis urica aufgrund der typischen Klinik.

Steckbrief akuter Gichtanfall
- Leitsymptom: Akuter Gelenkschmerz
- Häufig Großzehengrundgelenk (Podagra) betroffen, aber auch Daumengrundgelenk (Chiragra)
- Klinische Manifestation einer Störung des Purinstoffwechsels
- Erhöhte Harnsäurewerte
- Frauen sind häufiger betroffen
- Ernährungsgewohnheiten (Fleisch, Wurst)
- Entzündungszeichen Rubor, Tumor, Calor, Dolor und Functio laesa

44.5 Therapie

Wie könnte die Patientin behandelt werden?

Zur Therapie des **akuten Gichtanfalls** können Colchicin und NSAR verwendet werden.

Colchicin (Colchicum® dispert): Stündlich 0,5 mg bis zur Besserung, max. 8 mg/d; wegen Kumulation wird die Dosis am 2. Tag auf 50 % reduziert, am 3. Tag sollte sie max. 1,5 mg betragen. Als NW treten oft schwere Durchfälle auf. Nach neueren Studien ist auch die Gabe von 3 x 0,5 mg Colchicin an Tag 1 in vielen Fällen ausreichend wirksam, die Verträglichkeit aber deutlich besser. Und (oder):

NSAR: Diclofenac (Voltaren®), Etoricoxib (Arcoxia®) 120 mg.

Bei Nichtansprechen kann auf Steroide zurückgegriffen werden: Prednison (Decortin®) oder Prednisolon (Decortin® H) 30–50 mg/d p. o. für 1–2 Tage, danach ausschleichen.

Die **Dauertherapie** sollte generell langsam aufdosiert werden, da zu Therapiebeginn durch Mobilisation von Harnsäure ein Gichtanfall ausgelöst werden kann. Um diesem vorzubeugen, kann in den ersten Wochen eine Anfallsprophylaxe mit 0,5–1 mg Colchicin/d sinnvoll sein.

Urikostatika/Xanthinoxidasehemmer: Allopurinol (erst nach Abklingen des akuten Anfalls beginnen; die vorher bestehende Therapie wird weitergeführt), Dosis: zunächst 300 mg/d morgens nach dem Frühstück, dann alle zwei Wochen die Dosis anpassen, um einen Harnsäurespiegel von 5–6 mg/dl zu erreichen.

Urikosurika: Benzbromaron (z. B. Benzbromaron AL®) 50–100 mg/d p. o.

Im vorliegenden Fall muss bei Änderung der Allopurinoldosis wegen einer bestehenden Interaktion auch die Therapie mit Marcumar engmaschig kontrolliert werden. Sie raten der Patientin zusätzlich zu der Pharmakotherapie eine topische Behandlung mit Eis, Coolpacks oder Alkoholumschlägen. Dabei ist die Kühlung über mindestens 30 min durchzuführen, sonst verstärkt eine reaktive Hyperämie die Beschwerden.

> Fixkombinationen von Allopurinol mit einem Urikosurikum bringen keinen Benefit. Allopurinol und sein aktiver Metabolit Oxipurinol werden durch Urikosurika selbst verstärkt eliminiert, was durch eine Dosiserhöhung von Allopurinol ausgeglichen werden muss. Das kann wiederum zu vermehrt auftretenden NW (Hautausschlag, Pruritus etc.) führen. Allopurinol sollte nach dem Frühstück eingenommen werden.

Verlauf

Da der nächste Praxisbesuch ohnehin zur Quick/INR-Kontrolle ansteht, sehen Sie die Patientin fünf Tage später wieder. Sie ist zu Fuß gekommen und berichtet, der Fuß sei wesentlich besser, was sie im Untersuchungsbefund bestätigen können. Der Zeh ist zwar noch leicht geschwollen, aber nicht mehr gerötet und so schmerzhaft wie bei Ihrem Hausbesuch. Sie klären die Patientin nochmals über eine purinarme Kost auf: Einschränkung der Fleischzufuhr (insbesondere Innereien), aber auch möglichst Verzicht auf purinreiche Lebensmittel wie grüne Bohnen, Hülsenfrüchte, Sardinen, Fertigsuppen etc. Alkoholische Getränke, besonders Bier, sowie Fastenkuren, aber auch Ess- und Trinkexzesse sind zu vermeiden. Eine großzügige Flüssigkeitszufuhr wirkt sich zwar günstig aus, kann aber hier bei vorliegender Herzinsuffizienz nicht empfohlen werden. Langfristig sollte das Normalgewicht angestrebt werden.

■ ■ ■ Quintessenz

- In der Akuttherapie des Gichtanfalls werden NSAR oder Colchicin eingesetzt, gelegentlich auch kurzfristig hochdosiert Corticoide.
- Die medikamentöse Dauertherapie besteht aus Xanthinoxidasehemmern oder Urikosurika.

45 Gonarthrose

45.1 Anamnese

Eine 67-jährige Patientin mit seit Jahren bekannter Gelenkerkrankung sucht Ihren Orthopäden aufgrund eines Therapiewunsches auf. Seit Jahren mache ihr die Arthrose in den Knien zu schaffen. Zwar habe sie bisher eine Schmerzmedikation abgelehnt, weil „es noch so ging", aber nun wolle sie sich nach Naturheilmitteln erkundigen. Die Patientin klagt über Schmerzen vor allem im Bereich des rechten Kniegelenks, welche in den letzten Tagen an Intensität massiv zunahmen, sodass im Gegensatz zu früher die schmerzfreie Gehstrecke deutlich eingeschränkt ist. Eine Röntgendiagnostik lehnt die Patientin mit Verweis auf bereits durchgeführte Untersuchungen vor zwei Jahren ab. Damals lautete der radiologische Befund der konventionellen Knieaufnahmen in zwei Ebenen: Gelenkspaltverschmälerung und subchondrale Sklerose rechtes Knie, Gelenkspaltverschmälerung links. Früherer Beruf: Verkäuferin. Familienanamnese: Die Mutter hatte zwei künstliche Kniegelenke im Alter von 72 Jahren erhalten. Vorerkrankungen: Zustand nach Cholezystektomie, Lactoseintoleranz, keine Frakturen, Traumen oder Gelenkoperationen bekannt.

45.2 Untersuchungsbefund

67-jährige Patientin in gutem Allgemeinzustand und adipösem Ernährungszustand. Größe 1,60 m, Gewicht 82 kg.
Bei der klinischen Untersuchung zeigt sich rechts eine schmerzhafte Einschränkung der Bewegungsausmaße in Extension/Flexion von 0°/10°/100° bei leichtem tastbarem Kniegelenkserguss und leicht verstrichenen Kniegelenkskonturen. Überwärmung des rechten Knies, Verdickung der Gelenkkapsel. Retropatellare Krepitationen bei (schmerzhafter) Bewegung der Kniegelenke rechts mehr als links. Varusfehlstellung.

45.3 Medikamentenanamnese

Baldrian-Dispert® 0–0–0–2.

45.4 Diagnostik

 Wie lautet die ärztliche Diagnose?

Es besteht der Verdacht auf (aktivierte) Gonarthrose rechts aufgrund der typischen Klinik und Röntgenbefunde.

Steckbrief Gonarthrose

- Leitsymptom: Knieschmerzen
- Die Gonarthrose ist eine der häufigsten degenerativen Erkrankungen des orthopädischen Fachgebiets
- Risikofaktoren sind Alter und weibliches Geschlecht
- Anlaufschmerz
- Zunehmende Immobilität

45.5 Therapie

 Wie könnte die Patientin behandelt werden?

Die Patientin verlangt explizit nach einem „Naturheilmittel". Es kann ihr eine Behandlung mit dem wässrigen Extrakt der Teufelskrallenwurzel Harpagophytum procumbens DC (Sogoon®) empfohlen werden. Für die Teufelskralle gibt es im Anwendungsbereich der degenerativen rheumatischen Erkrankungen befriedigende Wirksamkeitsnachweise im Rahmen von Studien.

 Die Patientin kommt mit einem grünen Rezept über das Phytotherapeutikum in Ihre Apotheke. Welche Beratungshinweise sollten Sie als Apotheker zu der Verordnung geben?

Die Behandlung erfolgt bis zum Abklingen der Symptome bzw. bis zu einer Behandlungsdauer von zwölf Wochen in der Dosierung von tgl. 2 x 1 Tbl. à 480 mg. Die Patientin sollte über den verzögerten Wirkungseintritt (erst nach ca. 3–4 Wochen) aufgeklärt werden. Bei Einnahme von zwei Tabletten am Tag dürfte die Lactose (Hilfsstoff zur Tablettierung) keine Probleme hinsichtlich der bestehenden Lactoseintoleranz bereiten. Lediglich bei Einnahme höherer Dosen bzw. noch weiterer Tabletten kann es zu Magen-Darm-Problemen und Durchfällen kommen.

Andere **phytotherapeutische Optionen** stellen Weidenrindenextrakt (Assalix®) oder Brennnesselwurzel (Hox® alpha) dar.

Eine weitere sinnvolle Empfehlung für die Patientin besteht in der Einnahme von 2 x tgl. 500 I.E. **Vitamin E** (z. B. Optovit® E), um dessen antientzündliche und antioxidative Wirkungen auszunutzen.

Neben der medikamentösen Therapie sind **physikalische Maßnahmen** sehr wichtig, z. B. Kältebehandlungen im Stadium der aktivierten Arthrose, ansonsten eher Wärmebehandlungen (z. B. mit hyperämisierenden Capsicum-Wärmesalben wie Caye®-Balsam), des Weiteren bei der Arthrose ohne Aktivierung: Krankengymnastik, Hydro- und Balneotherapie.

 Die Behandlung der Arthrose mit Harpagophytum procumbens ist eine gute phytotherapeutische Alternative zu herkömmlichen Arzneistoffen wie NSAR und Steroiden.

Verlauf

Der Patientin wird das Teufelskrallenpräparat verordnet und Kälteanwendungen (Kühlkompressen, kalte Wickel) empfohlen. Sie wird in vier Wochen wieder einbestellt. In der Kontrolluntersuchung erscheint Ihnen die Schwellung des rechten Knies rückläufig, keine Überwärmung mehr. Die Bewegungsschmerzen sind gebessert. Die Patientin ist überzeugt von der Phytotherapie und sieht auch weiterhin keine Notwendigkeit einer Therapie mit NSAR.

Nach zehn Wochen ist ein Zustand erreicht, in dem die Patientin fast schmerzfrei gehen kann. Sie berichtet, dass es sogar etwas besser sei als vor der Aktivierung der Gonarthrose. Sie bekommt nun Krankengymnastik mit Knieschule und Massagen. Ideal wären nun auch gelenkschonende sportliche Betätigungen wie Radfahren und Schwimmen, auch zur Reduktion des Übergewichts.

■ ■ ■ Quintessenz

- Neben der medikamentösen Therapie mit NSAR, Steroiden, SYSADOA (Symptomatic slow acting drugs in osteoarthritis) z.B. Glucosaminsulfat und Hyaluronsäure und Lokalanästhesie steht eine wirksame phytotherapeutische Therapie mit Extrakten aus der Teufelskrallenwurzel (Harpagophytum procumbens) aus der Familie der Sesamgewächse zur Verfügung. Sie besitzen ausgeprägte entzündungshemmende und schmerzlindernde Eigenschaften bei gleichzeitig guter Verträglichkeit.
- Begleitend zur Pharmakotherapie sind physikalische Maßnahmen essenziell.

46 Herpes genitalis

46.1 Anamnese

Eine 33-jährige Patientin kommt in Ihre gynäkologische Sprechstunde. Sie klagt seit einigen Tagen über brennende Schmerzen im Vaginalbereich, vor allem bei der Miktion und dem Geschlechtsverkehr. Eine Schwangerschaft bestehe nicht. Ihr derzeitiger Partner weist keine Symptome auf. Fieber bestehe nicht, aber ein allgemeines Krankheitsgefühl.

46.2 Untersuchungsbefund

33-jährige Patientin in schlankem, leicht reduziertem Allgemeinzustand. Cor, Pulmo und Abdomen unauffällig. Tastbare, ca. 1,5 cm große schmerzhafte Lymphknoten in der Leiste. Temperatur 37,2 °C. Blutdruck 90/45 mm Hg, Puls 86/min. Im Bereich der Genitalschleimhaut und teilweise an den angrenzenden Hautarealen erkennen Sie einzelne gruppierte schmerzhafte mit Flüssigkeit gefüllte Bläschen. Hauptsächlich fallen jedoch mehrere gelbliche, ulzeriert erscheinende Hautstellen (bis 1,5 cm) auf rotem Grund auf, welche auch teilweise Krusten aufweisen.

46.3 Medikamentenanamnese

Keine Dauermedikation.

46.4 Diagnostik

 Wie lautet die ärztliche Diagnose?

Es besteht der Verdacht auf Herpes genitalis, teilweise mit Ulzerationen, aufgrund des Alters und des typischen Untersuchungsbefundes.

> **Steckbrief Herpes genitalis**
> - Leitsymptom: Brennende Schmerzen
> - Bläschenbildende Infektion des äußeren Genitals mit Herpes-simplex-Virus
> - Hohe Durchseuchung, besonders unter der HIV-positiven Bevölkerung
> - Rekurrierende Infektionen durch lebenslange Persistenz

> **Welche zwei Formen der Erkrankung treten auf?**

- Primärinfektion, welche durch Viruskontakt von außen hervorgerufen wird, z. B. durch einen Sexualpartner.
- Rekurrierende Infektion (Rezidiv), welche durch das im Körper persistierende Herpes-Virus hervorgerufen wird.

> **Wie wird die Diagnose gesichert?**

- Die typische Klinik mit den charakteristischen Hauterscheinungen spricht für die Diagnose und bedarf nicht unbedingt eines Nachweises.
- Zum Nachweis eignet sich die PCR gut. Das Ergebnis bekommen Sie für die Patientin noch am selben Tag: PCR auf HSV-2 positiv, HSV-1 negativ.
- Serologisch lassen sich HSV-Antikörper nachweisen. Allerdings hat diese Methode den Nachteil, dass die Antikörper erst Tage nach Erkrankungsbeginn nachweisbar werden. Die Patientin ist IgG-negativ. Zusammen mit dem PCR-Nachweis handelt es sich bei dieser Patientin um eine Primärinfektion mit Herpes-simplex-Virus Typ 2.
- Herpesviren lassen sich in geeignetem Medium als Zellkultur anzüchten. Danach erfolgt die Bestätigung mittels direktem Immunfluoreszenztest. Das Ergebnis lässt allerdings einige Tage auf sich warten und wird hier nicht angewandt. Es ist auch ein direkter Antigennachweis ohne vorherige Anzüchtung möglich. Die Methode hat aber eine geringere Sensitivität.

46.5 Therapie

> **Soll eine systemische oder lokale Therapie durchgeführt werden?**

Die Behandlung der Herpes-genitalis-Primärinfektion sollte systemisch erfolgen. Sie verordnen Aciclovir 2 x 400 mg oral (2 x 500 mg in internationalen Empfehlungen, in Deutschland aber nur Tabletten mit 400 mg, z. B. Zovirax® 400 mg, im Handel) über zunächst sieben Tage und bestellen die Patientin danach noch einmal ein. Die Behandlung kann dann evtl. auf zehn Tage ausgeweitet werden. Ebenfalls für Herpes-genitalis-Infektionen zugelassen ist Famciclovir (3 x tgl. 1 Tbl. Famvir® 250 mg über fünf bis maximal zehn Tage). Für den seltenen Fall einer aciclovirresistenten Herpesinfektion steht Foscavir (Foscarnet®) zur Verfügung.
Auch das Rezidiv sollte systemisch behandelt werden. Dann allerdings über fünf Tage in derselben Dosierung, da eine rekurrierende Infektion meistens klinisch leichter verläuft und schneller abheilt.
Schwere Verläufe mit Beteiligung anderer Organe sollten stationär aufgenommen und parenteral mit Acicovir behandelt werden (3 x 5–10 mg/kg KG/d über 7–10 Tage).

Die topische Behandlung mit einem Virustatikum ist obsolet, da man durch sie nicht bis zu den Ganglien vordringt.

Zu welcher Begleitmedikation raten Sie als Apotheker dem Arzt?

Begleitend kann eine lokal anästhesierende Salbe verordnet werden. Lido Posterine® z. B. ist zwar nicht explizit für Herpes genitalis zugelassen, aber enthält nur Lidocain und kein allergisierendes Bufexamac wie viele andere Hämorrhoidensalben. Eine begleitende Schmerztherapie mit z. B. Diclofenac-Tbl. (Voltaren®) ist sinnvoll.

Aciclovir hemmt die Virusreplikation durch selektive Hemmung der Virus-DNA-Polymerase.

Was kann der Patientin empfohlen werden?

- Sie klären die Patientin über die Laborergebnisse auf und empfehlen ihr noch einen HIV-Suchtest, da die Durchseuchung bei HIV-positiven Patienten mit Herpes-Viren besonders hoch ist.

- Des Weiteren klären Sie die Patientin darüber auf, dass der Herpes genitalis eine sexuell übertragbare Erkrankung ist. Sie sollte ihren Sexualpartner ebenfalls ärztlich untersuchen lassen, auch wenn dieser nicht symptomatisch zu sein scheint. Kondome bieten nur einen geeigneten Schutz, wenn sie die befallenen Stellen komplett abdecken, was bei dieser Patientin nicht möglich ist. Darüber sollte sie ihre Sexualpartner aufklären.

■ ■ ■ Quintessenz

- Sowohl die Primärinfektion als auch das Rezidiv eines Herpes genitalis sollten oral systemisch (z. B. mit Aciclovir) behandelt werden.
- Schwere Verläufe werden parenteral behandelt.

47 Hyperaldosteronismus, primärer

47.1 Anamnese

Eine 56-jährige Patientin wird von ihrem Hausarzt in Ihre kardiologische Praxis zur Blutdruckeinstellung eingewiesen. Sie war bereits vor einem halben Jahr wegen einer hypertensiven Entgleisung stationär. Bei durchschnittlichen systolischen Blutdruckwerten um 160 mm Hg und diastolischen Werten um 110 mm Hg in der 24-h-Blutdruckmessung wurde die Patientin mit einer antihypertensiven Viererkombination entlassen. Bei diesem Aufenthalt wurde auch nach sekundären Hypertonieursachen gesucht. Eine Schlaflaboruntersuchung ergab dabei keinen Hinweis auf eine schlafbezogene Atemstörung, eine 24-h-Messung auf Katecholamine im Urin ergab keinen Anhalt für ein Phäochromozytom. Die Nieren, Nebennieren und Nierenarterien waren sonographisch und dopplersonographisch unauffällig. Des Weiteren waren sämtliche Laborwerte des großen Routinelabors (Blutbild, Gerinnung, Retentionswerte, Elektrolyte, Schilddrüsenwerte, Leberwerte, Serum-Elektrophorese) im Normbereich. Echokardiographisch zeigte sich eine gute links- und rechtsventrikuläre Pumpfunktion und unauffällige Herzklappen. Ein Ruhe-EKG war normal, ein Belastungs-EKG konnte aufgrund der hypertensiven Blutdruckwerte in Ruhe nicht durchgeführt werden. Ein Zweifel an der Patientencompliance besteht nicht.

47.2 Untersuchungsbefund

56-jährige Patientin in gutem Allgemein- und Ernährungszustand. Größe 1,68 m, Gewicht 71 kg. Blutdruck 175/105 mm Hg, Puls 56/min, Temp. 36,3 °C. Cor und Pulmo auskultatorisch unauffällig, Abdomen palpatorisch und auskultatorisch unauffällig. Peripherer Pulsstatus normal.

47.3 Medikamentenanamnese

Metodura® 100 1–0–1, HCT Hexal® 25 mg 1–0–0, Fosinorm® 20 1–0–1, Munobal® 10 0–0–1.

47.4 Diagnostik

 Welche Untersuchung zur sekundären Hypertonieabklärung wurde beim letzten Aufenthalt vergessen?

Zwar könnten Sie die antihypertensive Medikation noch erweitern, aber vorher sollte noch die Bestimmung des Aldosteron/Renin-Quotienten im Plasma durchgeführt werden. Die Blutabnahme erfolgt morgens am ruhenden Patienten. Wird die Blutabnahme ambulant durchgeführt, muss der Patient mindestens 10 min ruhig sitzen. Vorher müssen die Antihypertensiva pausiert werden, da sie je nach Medikamentengruppe falsch positive oder falsch negative Ergebnisse zur Folge haben. Im Fall dieser Patientin heißt das: Der β-Blocker Metodura® muss eine Woche vor der Blutabnahme pausiert werden. Das Thiaziddiuretikum HCT Hexal®, der ACE-Hemmer Fosinorm®, sowie der Calciumantagonist Munobal® werden dagegen am Tag des Tests pausiert. Die Bestimmung des Aldosteron/Renin-Quotienten im Plasma kann also aufgrund der geforderten einwöchigen β-Blocker-Pause noch nicht durchgeführt werden. Sie bestellen die Patientin daher in sieben Tagen noch einmal ein. Zwei Tage danach erhalten Sie das Ergebnis des Screening-Tests. Da es positiv ist, muss nun ein Kochsalzbelastungstest als Bestätigungstest durchgeführt werden. Die liegende Patientin bekommt zwischen 8 und 12 Uhr zwei Liter isotone Kochsalzlösung infundiert. Um 8 Uhr sowie um 12 Uhr werden Blutabnahmen zur Bestimmung von Plasmaaldosteronkonzentration und Plasmareninkonzentration durchgeführt. Die Plasmaaldosteronkonzentration um 12 Uhr ist erhöht.

 Wie lautet die ärztliche Diagnose?

Es besteht der Verdacht auf primären Hyperaldosteronismus.

Steckbrief primärer Hyperaldosteronismus

- Leitsymptom: Arterielle Hypertonie, Hypokaliämie (nicht zwingend), Hypernatriämie, Muskelschwäche, Müdigkeit
- Vermehrte Bildung des Mineralcorticoids Aldosteron
- Wichtigste sekundäre Hypertonieursache
- Häufigste Ursachen: Aldosteronproduzierendes Adenom, idiopathischer Hyperaldosteronismus
- Operative Entfernung des ursächlichen Adenoms

 Welche weiterführenden Untersuchungen sollten nun zur weiteren Differenzierung erfolgen?

Sie wissen jetzt, dass es sich um einen primären Hyperaldosteronismus handelt. Nun muss zwischen einem aldosteronproduzierenden Adenom und einem idiopathischen Hyperaldosteronismus unterschieden werden. Deshalb schicken Sie die Patientin zum MRT der Nieren und Nebennieren. Hier stellen sich die betreffenden Organe normal dar. Jetzt muss eine Nebennierenvenenkatheterisierung durchgeführt werden. Hier sind die Cortisolkonzentrationen in beiden Nebennierenvenen mehrfach höher als in der Vena cava. Der Aldosteron-/Cortisol-Quotient spricht für einen idiopathischen Hyperaldosteronismus.

47.5 Therapie

 Welche Behandlung empfehlen Sie dem Hausarzt der Patientin?

Die Diagnostik hat ca. vier Wochen gedauert. Sie verfassen einen Abschlussbericht an den Hausarzt, in dem Sie die Einnahme des Aldosteronantagonisten Spironolacton (z. B. Aldactone®) 100 mg täglich empfehlen. Das Fosinopril nehmen Sie aus der antihypertensiven Therapie heraus, da sich unter Spironolacton und einem ACE-Hemmer eine bedrohliche Hyperkaliämie sowie ein Anstieg des Serum-Kreatininspiegels entwickeln kann und die Patientin keine zwingende Indikation für einen ACE-Hemmer hat (keine Herzinsuffizienz, keine Proteinurie). Dafür lässt sich von Spironolacton ein synergistischer Effekt auf die Blutdrucksenkung erwarten. Unter ärztlicher Überwachung und engmaschiger Blutdruckkontrolle ist auch ein Auslassversuch des Thiazid-Diuretikums HCT Hexal® gerechtfertigt. Die Patientin sollte über mögliche Nebenwirkungen der Spironolacton-Therapie aufgeklärt werden: hormonelle Irritationen wie Menopausenblutungen, teils reversible Stimmveränderungen, Exantheme, Schläfrigkeit.

Verlauf

Nach drei Monaten sehen Sie die Patientin wieder. Sie führen eine Langzeit-Blutdruckmessung durch. Unter der Spironolacton-Therapie (zusätzlich: β-Blocker und Calciumantagonist) hat die Patientin einen systolischen Durchschnittsblutdruck von 130 mm Hg und einen diastolischen von 85 mm Hg.

■ ■ ■ **Quintessenz**

■ Das aldosteronproduzierende Adenom wird operativ behandelt, der idiopathische Hyperaldosteronismus medikamentös mit Aldosteronantagonisten.

48 Hyperkinetische Störung

48.1 Anamnese

Eine Mutter kommt mit ihrem 7-jährigen Sohn in die Kinderarztpraxis, die Sie gerade von Ihrem Vorgänger übernommen haben. Die Mutter erzählt, bei ihrem Sohn sei vor einem Jahr in der Uni-Klinik ADHS diagnostiziert worden. Die Berichte seien ja alle in den Unterlagen (einfache Aktivitäts- und Aufmerksamkeitsstörung).

Es habe lange gedauert, bis sie eingesehen habe, dass ihr Sohn nicht einfach nur ein „schwieriges Kind" sei, sondern dass dahinter eine ernstzunehmende Krankheit stecke. Die Lehrerin ihres Sohnes habe gesagt, sie solle mal zu jemand gehen, der sich damit auskenne. Ihr Sohn habe nämlich große Probleme in der Schule, sei unruhig, laufe im Klassenzimmer umher, könne nicht zuhören und habe keine Ausdauer. Er rutsche dauernd auf seinem Stuhl herum und konzentriere sich nicht auf den Unterricht. Die anderen Kinder würden alles viel schneller erfassen. Das hörte sie zum ersten Mal. Sie dachte immer, er sei einfach ein lebhaftes Kind. Schließlich sei sein Vater, von dem sie seit drei Jahren getrennt lebe, früher auch so fidel gewesen. Sie dachte, das wachse sich schon raus. Der frühere Kinderarzt habe schon länger gesagt, dass ihr Sohn Hilfe brauche, aber sie habe immer abgewinkt. Für Hausaufgaben habe er immer sehr lange gebraucht, weil er ständig abgelenkt gewesen sei. Rechnen fiel ihm besonders schwer. Wenn sie nicht dahinter gewesen wäre, hätte er wahrscheinlich früher keine Hausaufgaben gemacht. Am Nachmittag dürfe er immer raus zum Spielen. Dann tobe er am liebsten auf dem Hof und dem Spielplatz vor dem Haus herum. Er renne sehr viel. Wenn sie ihn früher aber nicht nach draußen gelassen habe, sei er sehr unleidlich gewesen und wurde oft sehr wütend. Er habe zwar immer mit den Nachbarskindern gespielt, sei aber meistens auf das Klettergerüst gestiegen und von oben herunter gesprungen. Das mache er jetzt auch noch gerne. Durch sein wildes Spielen habe er oft blaue Flecken und Schürfwunden gehabt. Einmal war sie mit ihm schon wegen einer Gehirnerschütterung im Krankenhaus. Angehörigen gegenüber sei er oft ungehorsam und aufsässig gewesen. Bei Familienfesten gebe es immer Streit unter den Kindern. Nachts schlief er immer sehr schlecht ein. Er sage immer, er sei nicht müde und wolle noch spielen. Es kostete sie immer Nerven, bis er schließlich doch eingeschlafen sei. Jetzt sei aber vieles besser geworden. Sie sei sehr froh, dass die vielen Tests und Blutabnahmen vorbei seien. Sie habe sich mit der Diagnose ADHS abgefunden und sei einer Elterngruppe beigetreten. Seit ihr Sohn Medikamente nehmen würde, sei er auch viel besser drauf. Er sei besser in der Schule, könne sich besser konzentrieren und sei auch nicht mehr so impulsiv wie früher. Sport mache er immer noch am liebsten, aber nun müsse sie ihn nicht so sehr zu "ruhigeren Tätigkeiten" zwingen. Er wisse, dass er erst nach den Hausaufgaben raus dürfe. Auch sein Zimmer sehe ordentlicher aus. Wie der Umgang mit anderen Kindern und den Angehörigen sich entwickelt habe, könne sie momentan nicht sagen. Sie werde es aber im Auge behalten.

48.2 Untersuchungsbefund

7-jähriger Junge in gutem Allgemein- und Ernährungszustand. Größe 1,21 m, Gewicht 28 kg. Orientierender Untersuchungsbefund unauffällig. Während der Anamnese saß der Junge in der Spielecke und beschäftigte sich mit mehreren Blechautos. Auf allgemeine Fragen antwortet er freundlich, spontan und korrekt.

48.3 Medikamentenanamnese

Ritalin® 10 mg–10 mg–0.

48.4 Diagnostik

Siehe Anamnese.

 Wie lautet die ärztliche Diagnose?

Es besteht der Verdacht auf eine hyperkinetische Störung.

Steckbrief hyperkinetische Störung
- Leitsymptom: Unruhe, Konzentrationsschwierigkeiten, Impulsivität
- Synonyme Aktivitäts- und Aufmerksamkeitsstörung/hyperkinetisches Syndrom/ADHS
- Multifaktoriell bedingtes Störungsbild mit erblicher Disposition
- Psychosoziale Faktoren und Umweltbedingungen
- Jungen sind häufiger betroffen
- Psycho- und soziotherapeutische Maßnahmen wichtig

48.5 Therapie

 Gibt es Alternativen zu Ritalin?

Begleitend zu den psycho- und soziotherapeutischen Maßnahmen kann die pharmakologische Behandlung notwendig sein (multimodaler Ansatz):

Methylphenidat: Mittel der Wahl ist das Stimulans Methylphenidat (z. B. Ritalin®). Es ist charakterisiert durch einen raschen Wirkbeginn und eine kurze Wirkdauer (4–6 h), weshalb es pünktlich 2–3 x täglich eingenommen werden muss. Je nach

Verträglichkeit und klinischem Erfolg kann die Dosis wöchentlich um 5 mg bis zu einer zufriedenstellenden Wirkung erhöht werden. Ist die optimale Tagesdosis austitriert, kann die Umstellung auf ein Retardpräparat mit dem Vorteil der Einmalgabe am Morgen (Equasym® retard, Medikinet® retard oder Concerta®) erwogen werden. Da sich die Präparate in ihrer Freisetzungskinetik unterscheiden, ist es wichtig, bei demselben Präparat zu bleiben, um damit den individuell benötigten Wirksamkeitsverlauf einzustellen.

Atomoxetin: Scheidet die Therapie mit Methylphenidat aufgrund von Kontraindikationen (Psychosen, hochgradige Angstzustände), Nebenwirkungen (Appetitlosigkeit, Schlafstörungen) oder ungenügender Wirkung (in ca. 30 % der Fälle) aus, stellt Atomoxetin (Strattera®) eine therapeutische Alternative dar. Der hochselektive Hemmer des präsynaptischen Noradrenalintransporters ist kein Psychostimulans und unterliegt nicht der Betäubungsmittelverschreibungsverordnung. Strattera® wird einmal täglich morgens eingenommen. Die Nebenwirkungen (Magen-Darm-Beschwerden, Appetitminderung) sind meist vorübergehend. In seltenen Fällen kommt es zu (schweren) Leberschäden. Seit der Markteinführung gibt es Einzelfallberichte über verstärkte suizidale Verhaltensweisen unter einer Therapie mit Atomoxetin. Bis zur vollen Wirksamkeit von Atomoxetin vergehen vier bis sechs Wochen, erst dann kann über den Erfolg/Nichterfolg der Therapie entschieden werden.

Homöopathische Komplexmittel (z. B. Zappelin®) weisen den Vorteil der guten Verträglichkeit auf, doch an evidenzbasierten Studien zur Wirksamkeit fehlt es.

Diät: Von einer in der Laienpresse propagierten „Zappelphilipp-Diät" sollte man den Eltern abraten, da das Risiko einer Fehl- und Mangelernährung des Kindes zu groß ist.

Von einer gut geführten medikamentösen Therapie profitieren viele ADHS-Patienten. Dosierung und Einnahmemodalitäten müssen individuell nach Wirkung eingestellt werden. Dabei sollte die kleinstmögliche Dosis angestrebt werden.

Verlauf

Sie stellen ein neues Rezept für Ritalin® aus. Dazu benötigen Sie das gelbe dreiteilige BtM-Rezept. Teil III verbleibt beim verschreibenden Arzt, zwei Teile bekommt der Patient mit: Teil I bleibt in der Apotheke, Teil II schickt die Apotheke zur Abrechnungsstelle weiter. Das Rezept ist nur eine Woche ab Ausstellungsdatum gültig. Sollte ein Auslandsurlaub geplant sein, muss die Familie eine Bescheinigung zum berechtigten Besitz des BtM mitführen.

■■■ Quintessenz

- Eine medikamentöse Therapie der hyperkinetischen Störung ist neben psycho- und soziotherapeutischen Maßnahmen oft unerlässlich.
- Mittel der Wahl ist Methylphenidat.

49 Knöchelödeme

49.1 Anamnese

Eine 64-jährige Patientin kommt in Ihre hausärztliche Sprechstunde und klagt über seit einigen Wochen zunehmende Knöchelödeme. Dyspnoe, eine Bauchumfangsvermehrung oder Gewichtszunahme habe sie nicht bemerkt, auch sei die Belastbarkeit nicht eingeschränkt. Sie schlafe flach mit nur einem Kissen. Treppensteigen sei nach wie vor kein Problem. Sie kennen die Patientin bereits seit langem. Vor neun Monaten war sie aufgrund eines Myokardinfarkts stationär gewesen. In diesem Rahmen wurde auch der Blutdruck neu eingestellt (β-Blocker und ACE-Hemmer). Vor vier Wochen verordnete der betreuende Kardiologe zusätzlich einen Calciumantagonisten zur Intensivierung der Blutdrucktherapie bei weiterhin bestehenden Blutdruckspitzen in der Langzeit-Blutdruckmessung. Im Belastungs-EKG war die Patientin beschwerdefrei und ohne EKG-Veränderungen bis 125 Watt belastbar. Die Pumpfunktion des rechten sowie linken Herzens ist gut, es bestehen keine Klappenvitien. Die Nierenwerte waren bisher immer normal.

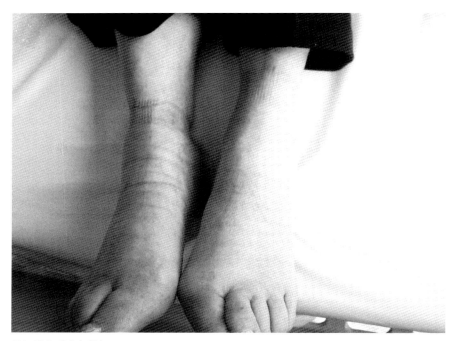

Abb. 49.1 Knöchelödeme

49.2 Untersuchungsbefund

64-jährige rüstige Patientin in gutem Allgemein- und normalem Ernährungszustand. Größe 1,68 m, Gewicht 69 kg, Blutdruck 114/66 mm Hg, Puls 67/min. Körperlicher Untersuchungsbefund von Herz, Lungen und Abdomen unauffällig. Insbesondere kein Hinweis für Lungenstauung. Teigige mäßige Knöchelödeme beidseitig, keine Unterschenkelödeme.
Ruhe-EKG: Linkstyp, Sinusrhythmus, Herzfrequenz 66/min, negatives T in V5 und V6 (wie im Klinikbefund beschrieben).

49.3 Medikamentenanamnese

Metohexal® 100 1–0–1, ASS-ratiopharm® 100 1–0–0, Locol® 20 0–0–1, Esidrix 25 1–0–0, Acerbon® 20 1–0–0, Norvasc® 5 1–0–1.

49.4 Diagnostik

Hat ein Patient Knöchelödeme, sollten kardiale und renale Ursachen ausgeschlossen werden. Sind diese unwahrscheinlich, könnte es sich um eine Nebenwirkung der bestehenden Pharmakotherapie handeln. In diesem Fall handelt es sich am ehesten um eine Nebenwirkung des neu angesetzten Calciumantagonisten Amlodipin (Norvasc®). Periphere Ödeme sind bei Calciumantagonisten häufig, d. h. sie treten bei ≥1 % und ≤10 % der Patienten auf. Bei Lercanidipin (Carmen®) wird die Häufigkeit von Knöchelödemen vom Hersteller als seltener als bei anderen Dihydropyridinen angegeben.

Wie lautet die ärztliche Diagnose?

Es besteht der Verdacht auf Köchelödeme unter Calciumantagonisten-Therapie.

Steckbrief Knöchelödeme

- Leitsymptom: Geschwollene Beine
- Einlagerung von Flüssigkeit aus dem Gewebe
- Ursachen: Herz- und Niereninsuffizienz, Leberzirrhose, Eiweißmangel, Nebenwirkung von Medikamenten, Abflussstörungen im Venen- oder Lymphsystem

Wie ist die übrige Dauermedikation der Patientin zu beurteilen?

Die Patientin ist leitliniengerecht für eine Koronare Herzerkrankung behandelt. Erläuterungen zu den einzelnen Wirkstoffgruppen siehe Kap. 25, Myokardinfarkt

- Metoprololtartrat (Metohexal®) ist ein β-Rezeptorenblocker. 200 mg/d ist die Tageshöchstdosis,

- Thrombozytenaggregationshemmer Acetylsalicylsäure (ASS-ratiopharm®),
- CSE-Hemmer Fluvastatin (Locol®),
- ACE-Hemmer Lisinopril (Acerbon®): mit 40 mg/d wäre die Tageshöchstdosis erreicht,
- das Thiaziddiuretikum Hydrochlorothiazid (Esidrix®) ist ein günstiges und wirkungsvolles Medikament zu Blutdrucksenkung, jedoch kein fester Bestandteil der KHK-Medikation.

49.5 Therapie

 Wie könnte die Patientin behandelt werden?

Entweder setzen Sie den Calciumantagonisten zugunsten eines anderen Antihypertonikums (z. B. zentraler $α_2$-Rezeptoragonist) um, intensivieren die vorhandene Therapie oder tauschen Amlodipin probatorisch gegen Lercanidipin aus. Sie entscheiden sich dafür, zuerst den ACE-Hemmer bis zur Tageshöchstdosis zu steigern: Lisinopril 20 (Acerbon®) 0–0–2 und den Calciumantagonisten wegzulassen.

 Kennen Sie weitere Nebenwirkungen von Calciumantagonisten?

Allgemeine Nebenwirkungen sind:
- Flush, Hitzegefühl,
- Schwindel, Benommenheit, Kopfschmerzen,
- orthostatische Hypotonie.

Spezielle Nebenwirkungen sind:
- Dihydropyridine: Arrhythmien, Reflextachykardie, Angina-pectoris-Symptome,
- Verapamil, Diltiazem: Obstipation, Bradykardie, AV-Block.

 Häufige Nebenwirkungen der Calciumantagonisten lassen sich auf die Vasodilatation zurückführen, nämlich periphere Ödeme, Flush, Hitzegefühl, Schwindel und Kopfschmerzen.

Verlauf

Sie klären die Patientin über den Sachverhalt auf. Sie sagt, sie habe sich schon Sorgen gemacht, dass etwas mit ihrem Herzen nicht in Ordnung sein könnte. Sie setzen den Calciumantagonisten ab und erhöhen die Dosis des ACE-Hemmers auf 1 x 30 mg täglich (z. B. Lisinopril Sandoz 30 mg). Sie bitten die Patientin um eine Wiedervorstellung innerhalb von vier Wochen, falls die Knöchelödeme persistie-

ren sollten. Im Verlauf sollte auch eine Langzeit-Blutdruckmessung durchgeführt werden.
Gegebenenfalls ist nach drei Wochen nochmals eine Dosiserhöhung des ACE-Hemmers um 10 mg auf die Maximaldosis 1 x 40 mg täglich möglich.

■ ■ ■ Quintessenz

- Gerade bei chronisch kranken und älteren Patienten mit ausgedehnter Pharmakotherapie ist auf Wechsel- und Nebenwirkungen der eingesetzten Medikamente zu achten.
- Calciumantagonisten können als Nebenwirkung Knöchelödeme verursachen.
- Nicht immer ist eine Organdysfunktion die Ursache für Beschwerden.

50 Konjunktivitis, bakterielle

50.1 Anamnese

Eine Medizinstudentin arbeitet einige Nächte aushilfsweise auf einer Intensivstation. In der dritten Nacht ist es sehr ruhig, sodass sie um drei Uhr für eine Stunde die Augen schließt. Als sie aufwacht, ist das linke Auge ein wenig verkrustet. Aus dem inneren Augenwinkel tupft sie ein gelbliches Sekret. Bei der morgendlichen Übergabe sieht sie auf dem linken Auge manchmal „Flocken". Durch mehrmaliges Blinzeln hat sie wieder freie Sicht, dennoch persistiert ein Gefühl, als habe sie Sand im Auge. Sie schiebt das Phänomen auf die ohnehin trockenen Augen im Nachtdienst. Zu Hause nimmt sie ihre harten Kontaktlinsen heraus und begutachtet die linke. Diese ist leicht trübe, also reinigt sie sie gründlicher als sonst. Nach dem Ausschlafen ist das linke Auge noch stärker verkrustet als in der Nacht zuvor. Nachdem sie das Auge mit klarem Wasser gereinigt hat, schaut sie in den Spiegel und sieht kräftige Gefäßeinschüsse in der Sklera. Das rechte Auge ist unauffällig. Sie entscheidet sich, die Kontaktlinsen so lange nicht zu verwenden bis die Rötung verschwunden ist. Am Abend geht sie mit ihrer Freundin in die Stadt einkaufen. Die Freundin bemerkt, dass man ihr die Nachtschicht ansehe. Die Augen seien ganz klein und rot. Im nächsten und letzten Nachtdienst bemerkt sie ein Brennen im linken Auge. Im Spiegel kann sie eine lange hautartige Schliere im linken Auge erkennen. Ein Kollege rät ihr, die Augen mehrfach mit Kamillentee auszuspülen und eine Kollegin empfiehlt ihr Augentropfen mit Hyaluronsäure. Am folgenden Tag fängt auch das rechte Auge an zu brennen und entwickelt kräftige Gefäßeinschüsse, aber nur in der medialen Sklera. Nach drei Tagen intensiver Augenpflege, Augentropfen und Meiden der Kontaktlinsen verschwindet die Rötung langsam beidseits. Den Linsenbehälter desinfiziert sie gründlich mit Sterillium® und reinigt die Kontaktlinsen nochmals etwas länger mit der Reinigungsflüssigkeit. Nach zwei „Karenztagen" setzt sie die Linsen wieder ein. Zwei Tage später bemerkt sie erneut nach dem Aufwachen links ein „verklebtes" Auge, sowie eine Rötung und ein Brennen. Diesmal bringt sie die Linsen zum Optiker zur gründlichen Reinigung und kauft sich einen neuen Behälter. Des Weiteren sucht sie einen Augenarzt auf. Auf Nachfrage berichtet sie von einer Erkältung mit Halsschmerzen und Schnupfen vor einer Woche. Sehstörungen habe sie mit Sehhilfe (aktuell Brille) nicht.

50.2 Untersuchungsbefund

25-jährige Patientin in gutem Allgemein- und normalem Ernährungszustand. Temperatur 36,6 °C. Spaltlampenuntersuchung: Starke Hyperämie (konjunktivale Injektion) der Augen li > re, Chemosis und Pseudoptosis li > re, nach Augenreinigung durch die Patientin noch sichtbare eitrig-gelbe Krusten an den Wimpern und diskret im inneren Augenwinkel beidseits. Keine ausgeprägte Photophobie oder Epiphora. Ektropionieren: Kein Fremdkörper, keine Follikel, Papillen, Pannusbildung, Membranen oder Pseudomembranen. Kein Anhalt für Blepharospasmus. Kein Juckreiz. Keine Schwellungen der präaurikulären und submandibulären Lymphknoten.

50.3 Medikamentenanamnese

Gotas Humectantes Wetting drops.

50.4 Diagnostik

 Wie lautet die ärztliche Diagnose?

Es besteht der Verdacht auf bakterielle Konjunktivitis.

Steckbrief bakterielle Konjunktivitis

- Leitsymptom: „Rotes Auge"
- Infektiöse und nichtinfektiöse Ursachen für eine Konjunktivitis: bakterielle, virale, parasitäre und mykotische Erreger, allergisch, toxisch, rheumatisch, u. a.

 Wie äußert sich eine Konjunktivitis?

Die Bindehaut ist normalerweise immer mikrobiell besiedelt. Durch Kontakt mit pathogenen Keimen und/oder Faktoren wie Kontaktlinsen, trockene Augen, besonders durch Nachtarbeit, Verletzungen, allgemeine körperliche Schwächung, usw. kann es zu einer Konjunktivitis kommen. Hier zählen am häufigsten Bakterien gefolgt von Viren und Chlamydien zu den Erregern, seltener Parasiten und Pilze. Eine Konjunktivitis kann auch nichtmikrobielle Ursachen haben: toxisch allergische Konjunktivitis, z. B. durch Konservierungsmittel in Augentropfen oder Reizkonjunktivitis durch Rauch, trockene Luft oder Wind, aber auch als Begleiterscheinung einer rheumatischen Erkrankung.

Zu den häufigsten bakteriellen Erregern in unseren Breiten zählen Staphylokokken, Streptokokken und Pneumokokken. Die häufigsten viralen Erreger sind Adenoviren. Die Neugeborenenkonjunktivitis, an der etwa jeder zehnte Säugling leitet, wird oft durch Chlamydien, seltener Gonokokken oder Herpes-simplex-Viren verursacht.

50.5 Therapie

Wie könnte die Patientin behandelt werden?

Da die Symptom- und Befundkonstellation der Medizinstudentin für eine bakterielle Konjunktivitis spricht, ist eine antibiotische Behandlung ohne vorherigen mikrobiologischen Nachweis gerechtfertigt. Sie verordnen deshalb Ciprofloxacin Augentropfen (z. B. Ciloxan®) 4 x tgl. 1 Tropfen als lokale Therapie in den Bindehautsack für fünf Tage.

Behandlungsmöglichkeiten der **bakteriellen Konjunktivitis**:

- Aminoglykoside wie Kanamycin (Kanamytrex®), Gentamicin (Refobacin®),
- Chinolone (Ciloxan®, Floxal®),
- Chloramphenicol (Posifenicol®) oder Oxytetracyclin (Oxytetracyclin-Augensalbe Jenapharm®) bei Haemophilus-Infektion,
- Erythromycin + Colistin (Ecolicin®).

Virale Konjunktivitis: Verursacht durch Adenoviren: meist Spontanheilung nach 3–4 Wochen, keine Beeinflussung durch Antibiotika oder Virustatika; symptomatische Linderung durch schleimhautabschwellende AT und kalte Kompressen.

Eine **allergische Konjunktivitis** kann mit Cromoglicinsäure (Vividrin®) oder Levocabastin (Livocab®) behandelt werden.

Behandlungsmöglichkeiten der **nichtinfektiösen Konjunktivitis**:

- Tränenersatzmittel: Polyacrylsäure (Vidisic®-Gel) oder Polyvinylalkohol (Liquifilm®),
- Panthenol (Bepanthen®-Augensalbe),
- kurzzeitig Vasokonstriktoren wie Tetryzolin (Berberil®, Yxin®) oder Tramazolin (Biciron®).

> Wenn bei Verdacht auf eine bakterielle Konjunktivitis eine antibiotische Behandlung nicht anschlägt, sollte sie abgesetzt werden und 24 Stunden später ein Bindehautabstrich erfolgen. Bei Kindern sollte immer eine mikrobiologische Abklärung durchgeführt werden. Wichtig sind Händehygiene, Kontaktlinsenpause, Sonnenbrille und kühle Kompressen.

Verlauf

Sie raten der Patientin zu einer Wiedervorstellung, falls sich die Symptomatik nicht innerhalb von fünf Tagen bessert. Sollte sie sich eher verschlechtern, muss sie früher wiederkommen. In diesem Fall würden sie einen Bindehautabstrich anfertigen.

▪ ▪ ▪ Quintessenz

- Die häufigste Konjunktivitis ist bakterieller Genese.
- Bei Verdacht wird antibiotisch behandelt.
- Schlägt die Therapie innerhalb von wenigen Tagen nicht an, muss ein mikrobieller Abstrich entnommen und das Antibiotikum gewechselt werden.

51 Morbus Menière

51.1 Anamnese

Die Sprechstundenhilfe in Ihrer HNO-Praxis meldet einen 52-jährigen Patienten (selbständiger Unternehmer) mit starkem Schwindel und Brechreiz. Sie habe ihn zur Untersuchungsliege begleitet, da er kaum geradeaus gehen konnte. Der Patient klagt über am Morgen plötzlich aufgetretenen Drehschwindel, ein Pfeifen im linken Ohr, sowie Übelkeit und einmaliges Erbrechen gleich nach dem Aufstehen. Auf dem linken Ohr höre er seitdem schlechter, wie wenn Watte im Ohr wäre. Er habe sich dann gleich wieder hingelegt. Da es nicht besser wurde, habe er sich von seiner Frau in die Praxis fahren lassen. Bisher sei ihm etwas ähnliches noch nicht passiert. Eine stationäre Behandlung lehnt er von vornherein ab, da er sein Geschäft nicht alleine lassen könne. Vorerkrankungen: Zustand nach Venenastverschluss mit Makulaödem vor drei Jahren, Lumbago (LWS).

51.2 Untersuchungsbefund

52-jähriger Patient in gutem Allgemein- und Ernährungszustand, wach und orientiert. Auffallende Schweißneigung und Blässe. Blutdruck 150/80 mm Hg, Puls 92/min. Orientierender neurologischer Status, soweit durchführbar, unauffällig. Cor, Pulmo und Abdomen unauffällig. Frenzel-Brille: horizontal rotierender Nystagmus nach rechts (Ausfallnystagmus). Ohrgeräusch links.

51.3 Medikamentenanamnese

ASS® 100 1-0-0, Ibuprofen 600 bei Bedarf.

51.4 Diagnostik

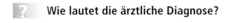
Wie lautet die ärztliche Diagnose?

Es besteht der Verdacht auf Morbus Menière links aufgrund der typischen Klinik.

Steckbrief Morbus Menière

- Leitsymptom: Schwindel
- Endolymphatischer Labyrinthhydrops, Resorptionsstörung im Saccus endolymphaticus mit Unterbrechung der longitudinalen Endolymphzirkulation
- Drehschwindel, Tinnitus, Übelkeit, Erbrechen, Gleichgewichtsstörungen
- Benigner Verlauf
- Rezidive häufig
- Stationäre Behandlung bei starker vegetativer Begleitreaktion indiziert

Welche Diagnostik wird durchgeführt?

Eine Akutdiagnostik wie die thermische Vestibularisprüfung oder eine Audiometrie sind momentan aufgrund des reduzierten Allgemeinzustands nicht möglich. Sie klären den Patienten über notwendige Untersuchungen auf und bestellen ihn im symptomfreien Intervall zur Audiometrie, Glyceroltest nach Klockhoff und zum Elektronystagmogramm (ENG) wieder ein. Häufig findet sich eine Tieftonschwerhörigkeit der betroffenen Seite. Das ENG kann normal sein. Nach rezidivierenden Anfällen kann eine Mindererregbarkeit der kranken Seite auftreten.
Zum Ausschluss anderer Erkrankungen (z. B. Akustikus-Neurinom) sollte ein Schädel-MRT, sowie ein Röntgen der Felsenbeine (z. B. Cholesteatom) durchgeführt werden.

51.5 Therapie

Welche Akuttherapie wird ambulant eingeleitet?

Hier liegt die typische Trias des Morbus Menière vor: plötzlicher Drehschwindel, Tinnitus, Hörminderung.
Eine kausale Therapie des Morbus Menière ist nicht bekannt. Im Anfall ist eine symptomatische Therapie indiziert. Ein stationärer Aufenthalt ist gerechtfertigt.
Die Behandlung erfolgt mit **Glucocorticoiden** (antiödematös): 250 mg Prednisolon (Solu-Decortin® H 250) pro Tag über drei Tage, danach ausschleichen.
Zusätzlich kommen Antivertiginosa zur Anwendung: Dimenhydrinat i. v. (Vomex®) als Kurzinfusion. Sie geben dem Patienten noch 100 mg Dimenhydrinat als Suppositorium mit. Cave: **Antivertiginosa** erschweren die Diagnostik im akuten Fall.
Als weitere Maßnahmen können Bettruhe, Nikotin- und Kaffeeverzicht, salzarme Diät und Vermeidung von Stress empohlen werden.

Auch hohe Dosen von Acetylsalicylsäure (2–6 g/d) wirken ototoxisch und können Menière-ähnliche Symptome hervorrufen. Diese sind in der Regel reversibel.

Welche Therapie wird stationär weitergeführt?

Hat der Patient bereits mehrmals erbrochen, ist eine **Substitution von Flüssigkeit und Elektrolyten** indiziert, z. B. Elotrans® p. o. (der seifige Geschmack lässt sich mindern, wenn man das Pulver in einer Apfelsaft-Wasser-Mischung auflöst und diese im Kühlschrank kühlt). Die parenterale Substitution kann z. B. mit Ringer-Lösung® erfolgen, der je nach Laborwerten z. B. 20 mmol KCl zugefügt werden kann.

Folgende **Rheologika** können eingesetzt werden:

- Infusion von 500 ml HAES 10 % i. v. (1 x tgl. für max. 5 d) (Hydroxyethylstärke) zur Verbesserung der Durchblutung des Saccus endolymphaticus und damit zur Verbesserung der Resorption der Endolymphe.

  NW: Es kann ein lang anhaltender therapieresistenter Pruritus auftreten; eine HAES-Gesamtdosis von 300 g darf nicht überschritten werden.

- Pentoxifyllin (Trental®), parallel i. v. und p. o. verabreicht (1 x tgl. 300 mg i. v. über 3 h, dazu 1200 mg p. o.), verbessert die Fließfähigkeit des Blutes durch Erhöhung der gestörten Erythrozytenverformbarkeit sowie Hemmung der Erythrozyten- und Thrombozytenaggregation.

Hyperosmolare Lösungen zur Druckentlastung im Innenohr: Glycerol-Boli.

Bei anhaltendem Schwindel sowie zur Anfallsprophylaxe: 3 x tgl. 6–12 mg Betahistin (1–2 Tbl. Aequamen®) über 3–6 Monate. Laut neuester AWMF-Leitlinie laufen derzeit vielversprechende Studien mit einem Hochdosisansatz von 3 x 48 mg Betahistin (Vasomotal®) über zwölf Monate; hierunter soll die Zahl der Attacken signifikant besser gesenkt werden als unter der bisher üblichen Dosis.

Ultima ratio: Instillation eines vestibulo-toxischen Aminoglykosid-Antibiotikums (Gentamicin®) mittels Kunststoffröhrchen in die Paukenhöhle bei schweren, medikamentös nicht beherrschbaren Fällen zur Ausschaltung des Labyrinths unter Erhaltung des Hörvermögens. Zwischen den Einzelinstillationen ist ein mehrwöchiger Abstand einzuhalten, um ausgeprägte Innenohrschädigungen zu vermeiden.

Verlauf

Die Arzthelferin richtet Ihnen nach einer Stunde aus, dass der Patient sich besser fühle und nach Hause gehen möchte. Es sagt Ihnen, die Infusionen haben ihm geholfen. Der Schwindel und die Übelkeit seien nun besser. Seine Frau werde ihn heimfahren. Sie zweifeln und klären ihn noch über eine Fahruntüchtigkeit auf.

■ ■ ■ Quintessenz

- Im akuten Menière-Anfall werden Rheologika und/oder Glucocorticoide verabreicht.
- Flüssigkeit- und Elektrolyte müssen bei heftigem Erbrechen substituiert werden.

52 Neuralgie, postzosterische

52.1 Anamnese

In Ihrer hausärztlichen Sprechstunde ist eine 76-jährige Patientin mit Gesichtsschmerzen angemeldet. Sie wurde vor einem halben Jahr von Ihnen wegen einer Varizella-zoster-Infektion der rechten Gesichtshälfte behandelt. Die Zoster-Effloreszenzen sind damals vollständig abgeheilt. In der Zwischenzeit habe die Patientin wegen einer Pneumonie und eines Harnwegsinfektes 14 Tage im Krankenhaus verbracht. Seit den letzten Wochen verspüre sie den Gesichtsschmerz, der eigentlich seit der Gesichtsrose nie ganz verschwunden war, vermehrt und bittet um eine Therapie. Qualitativ gibt sie den Schmerz als brennenden Dauerschmerz an. Die Haut sei an der betroffenen Stelle auch empfindlicher. Sie schlafe daher vorzugsweise auf der linken Seite. Folgende Vorerkrankungen entnehmen Sie der Krankenakte: oral eingestellter Diabetes mellitus, Polyneuropathie, arterielle Hypertonie.

52.2 Untersuchungsbefund

76-jährige Patientin in gutem Allgemein- und leicht adipösem Ernährungszustand. Somatosensorische Prüfung: Die Haut im ehemals befallenen Segment ist teilweise parästhetisch, teilweise hypästhetisch. Es sind keine Narben sichtbar.

52.3 Medikamentenanamnese

Metformin® 850 1–0–1, Belok-Zok® mite 1–0–1, Acerbon® 10 1–0–1, HCT beta® 1–0–0, Adumbran® 5 0-0-0-1.

52.4 Diagnostik

 Wie lautet die ärztliche Diagnose?

Es besteht der Verdacht auf postzosterische Neuralgie rechts.

Steckbrief postzosterische Neuralgie

- Leitsymptom: Sechs Monate nach Abheilen der akuten Zoster-Effloreszenzen noch Schmerzen im betroffenen Dermatom
- Häufig nach Infektionen im höheren Lebensalter oder bei immungeschwächten Patienten
- Kann sehr hartnäckig sein (Verläufe über Monate und Jahre)

52.5 Therapie

 Welche Möglichkeiten der medikamentösen Behandlung einer postzosterischen Neuralgie sind möglich?

Das richtige Medikament muss bei jedem Patienten erst individuell gefunden werden. Dafür müssen manchmal mehrere Präparate ausprobiert werden. Zwei Wochen sollte man jedoch warten bis man ein Präparat für unwirksam erklärt. Bei der Behandlung der postzosterischen Neuralgie stehen mehrere Medikamente aus verschiedenen Wirkgruppen zur Verfügung. Aktuell wird folgende Vorgehensweise empfohlen:

1. Antidepressiva,
2. Antikonvulsiva + Capsaicin-Creme oder topische Lokalanästhetika,
3. schwache Opioidanalgetika + transkutane elektrische Nervenstimulation (TENS),
4. starke Opioidanalgetika.

 Bei der Therapie der Zosterneuralgie stehen verschiedene Medikamente zur Verfügung. Dazu gehören Antidepressiva, Antikonvulsiva und Opioidanalgetika. Unterstützend gibt es topische Medikamente wie Capsaicin-Creme und Lokalanästhetika.

 Diskutieren sie konkrete Umsetzungsmöglichkeiten des WHO-Schmerztherapie-Schemas!

Bei neuropathischen Schmerzen reichen pure Analgetika oft nicht aus. In jeder Stufe des WHO-Stufenschemas zur Schmerztherapie können hier Adjuvanzien eingesetzt werden, die die Analgesie wirksam steigern und ergänzen.

Bei brennendem Dauerschmerz und Dysästhesien bewährt sich das trizyklische Antidepressivum Amitriptylin, ein nichtselektiver Serotonin- und Noradrenalin-Rückaufnahmeinhibitor. (Sie verordnen Saroten® 10 mg p. o. 1 x tgl. abends). Gerade bei älteren Patienten sollte einschleichend dosiert werden. Alle vier Tage sollte die Patientin Saroten® um 10 mg/d bis zu einer Dosis von 50 mg steigern. Die Schmerzreduktion ist nach einigen Tagen bis zwei Wochen zu erwarten. Die dämpfende Komponente wirkt sich bei Schlafstörungen positiv aus.

Das **Antikonvulsivum Carbamazepin** (z. B. Tegretal® oder Timonil®) in einer Anfangsdosis von 200 mg/d (bis 800–1200 mg/d, verteilt auf zwei retardierte Einzeldosen), ist geeignet bei einschießenden Schmerzattacken. Die Patienten sind über mögliche Nebenwirkungen wie Hautausschlag, Müdigkeit, Doppelbilder und Gangunsicherheit aufzuklären. Sorgfältiges Einschleichen ist wichtig.

Neuroleptika haben sich besonders bei älteren Patienten bewährt, z. B. 20–150 mg/d Levomepromazin (Neurocil®). Sie wirken sedierend, unterdrücken aber auch opioidinduzierte Übelkeit.

Als orales **Opioid** kann **Oxycodon** (Oxygesic® ret. 10 mg) versucht werden. Es hilft allerdings nur sogenannten Respondern, die durch Ausprobieren ermittelt werden müssen. Die Dosis muss titriert werden. Wegen der obstipierenden Nebenwirkung sollte prophylaktisch Lactulose oder Domperidon (Motilium®) dazu verordnet werden. Alternativ können auch transdermale Opioide gegeben werden (z. B. Fentanyl als Durogesic® TTS 25 µg/h als Anfangsdosis).

Capsaicin ist ein Agonist des Vanilloid-Rezeptors auf den primär nozizeptiven Afferenzen. Eine einmalige Applikation führt zu einer starken Erregung der Nozizeptoren und löst einen brennenden Spontanschmerz aus. Chronisch angewandt bewirkt es dagegen einen reversiblen Funktionsverlust der nozizeptiven Afferenzen. Es gibt Zubereitungen mit 0,025–0,075 % Capsaicin (3–4 x tgl. für 4–6 Wochen). Der Patient muss jedoch über das anfängliche starke Brennen der Haut, das im Verlauf verschwindet, aufgeklärt werden, da er das Präparat sonst absetzt.

Verlauf

Die Patientin stellt sich drei Wochen später zur Nachkontrolle wieder vor. Sie nimmt aktuell Saroten® 50 mg 0–0–1 ein und berichtet, dass die Schmerzen wesentlich besser seien.

■ ■ ■ **Quintessenz**

- Die Therapie der Postzosterneuralgie orientiert sich am WHO-Stufenschema zur Schmerztherapie.
- Je nach Schmerzqualität wird diese dann um entsprechende Adjuvanzien (Antidepressiva, Antikonvulsiva, Neuroleptika) ergänzt.

53 Offenwinkelglaukom

53.1 Anamnese

Eine 63-jährige leicht adipöse Diabetikerin wird von ihrem Hausarzt zum Augenarzt überwiesen, um eine ophthalmologische Untersuchung im Rahmen einer Diabetesdiagnostik durchzuführen. Sie berichtet, seit fünf Jahren Diabetes zu haben, welcher mit einem oralen Antidiabetikum eingestellt ist. Ihr Hausarzt habe gesagt, der Zucker sei gut eingestellt. Augenprobleme im Sinne von Sehstörungen habe sie bisher nicht bemerkt, auch keine Schmerzen oder Rötungen.

Vorerkrankungen: arterielle Hypertonie, Hyperlipidämie, Zustand nach Knie-TEP rechts vor 15 Jahren.

53.2 Untersuchungsbefund

Siehe Diagnostik.

53.3 Medikamentenanamnese

Mediabet® 500 1–0–1, Acerbon® 10 1–0–0, Esidrix® 25 1–0–0.

53.4 Diagnostik

Applanationstonometrie: Augeninnendruck von 30 mm Hg am rechten Auge, 22 mm Hg am linken Auge,

Ophthalmoskopie rechtes Auge: Randständige Exkavation der rechten Papille am oberen Pol, keine pathologische Gefäßneubildung oder Blutungen, peripapilläre Nervenfaserschicht reduziert, linkes Auge: Normalbefund, beidseits kein Anhalt für Retinopathia diabetica.

Perimetrie rechtes Auge: Bogenförmiges, sektorielles Skotom, linkes Auge: keine Gesichtsfeldeinschränkung,

Gonioskopie: keine Goniosynechien.

Spaltlampenuntersuchung: normaler Öffnungsgrad des Kammerwinkels, unauffällige Pigmentierung des Trabekelwerks, Vorderkammertiefe normal.

? Wie lautet die ärztliche Diagnose?

Es besteht der Verdacht auf ein primäres Offenwinkelglaukom rechts aufgrund des erhöhten Augeninnendrucks und des typischen Befundes in der Ophthalmoskopie und der Perimetrie.

Steckbrief Offenwinkelglaukom

- Leitsymptom: Erhöhter Augendruck
- Erhöhter Augeninnendruck durch Abflussbehinderung direkt im Abflussbereich des Augenwinkels
- Offenwinkelglaukom = häufigstes Glaukom
- Häufigste Ursache für Erblindung in den Industrieländern
- Häufig Zufallsdiagnose oder im Rahmen von Routineuntersuchungen
- Oft bereits Schädigungen des Sehnervs, da Sehstörungen erst relativ spät einsetzen
- Höheres Lebensalter, Folge einer chronischen und schleichenden Entwicklung

53.5 Therapie

Die Patientin reagiert überrascht auf die Diagnose, da sie keine Auffälligkeiten bemerkt habe. Jetzt erinnert sie sich aber daran, dass auch ihre Mutter am „Grünen Star" litt.

Bei der Therapieentscheidung werden die Nebenwirkungen der verschiedenen Wirkstoffe berücksichtigt. Die folgenden Medikamente sind topisch als Mono- oder Kombinationstherapie zur Therapie des Offenwinkelglaukoms indiziert.

β-Blocker wie Timolol (Tim-Ophtal®) oder Betaxolol (Betoptima®):

WM: Kammerwasserproduktion↓.

NW: Oberflächliche Benetzungsstörungen bis hin zu Keratopathien, kardiovaskuläre und bronchopulmonale Begleiterscheinungen.

Gabe: 2 x täglich.

Prostanoide wie Latanoprost (Xalatan®):

WM: Stimulierung eines Prostaglandinrezeptors im Ziliarmuskels → Kammerwasserabfluss↑. Lässt sich gut mit topischem Carboanhydrasehemmer oder β-Blocker kombinieren.

NW: Leichte Hyperämie der Bindehaut, verstärkte Irispigmentierung, sehr selten Iriitis und zystoides Makulaödem, kaum systemische Effekte.

Gabe: 1 x täglich am Abend, Tropfen sind im Kühlschrank zu lagern!

Sympathomimetika wie Clonidin (Isoglaucon®) oder Brimonidin (Alphagan®)

WM: α-Rezeptor-Stimulation → Kammerwasserproduktion↓ und Kammerwasserabfluss↑.

NW: Clonidin: systemische Blutdrucksenkung, Mundtrockenheit, leichte Bindehauthyperämie; bei Brimonidin geringere systemische NW.

Gabe: 2–3 x täglich.

Carboanhydrasehemmer wie Dorzolamid (Trusopt®):

WM: Hemmung der Carboanhydrase Typ 2 und 4 im Ziliarkörper → Kammerwasserproduktion↓, oft als Komedikation zu β-Blockern gegeben, bei Kontraindikation gegen diese auch als Monotherapie.

NW: Brennen und Fremdkörpergefühl im Auge, allergische Reaktionen, Lidkantenentzündung.

Gabe: 3 x täglich.

Parasympathomimetika wie Pilocarpin (Pilomann®):

WM: Kontraktion des Ziliarmuskels → Öffnung des trabekulären Maschenwerks → Kammerwasserabfluss↑.

NW: Miosis, akkomodative Myopie, schmerzhafte Ziliarspasmnen.

Gabe: 4 x täglich.

Durch ein einzelnes Medikament sollte mindestens eine Drucksenkung um 20 % gegenüber dem Ausgangswert erreicht werden, aber höchstens auf 20 mm Hg. Der Druck muss aufgrund physiologischer Abweichungen individuell festgelegt werden. Er sollte so niedrig sein, dass der Glaukomschaden nicht fortschreitet.
Bei Versagen der Pharmakotherapie bzw. zwingenden Kontraindikationen (in Einzelfällen auch primär) :

- Laserchirurgie (z. B. Lasertrabekuloplastik),

- operative Eingriffe (z. B. Trabekulektomie, Trabekulotomie, Kryo- oder Fotokoagulation des Ziliarkörpers).

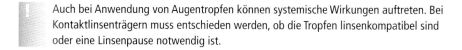
Auch bei Anwendung von Augentropfen können systemische Wirkungen auftreten. Bei Kontaktlinsenträgern muss entschieden werden, ob die Tropfen linsenkompatibel sind oder eine Linsenpause notwendig ist.

Verlauf

Sie verordnen Alphagan® 0,2 % 2 x tgl. 1 Tropfen in den Bindehautsack des rechten Auges. Die blutdrucksenkende systemische Wirkung lässt sich bei der Patientin

nutzen. Möglicherweise kann dann ein Antihypertensivum abgesetzt werden. Darauf machen Sie die Patientin und den Hausarzt in Ihrem Bericht aufmerksam.
Sie vereinbaren einen Termin zur Verlaufs-Tonometrie in zwei Wochen, planen aber zur Kontrolle der Therapie-Effizienz eine Augeninnendruckmessung bevor die nächsten Augentropfen verabreicht werden. Die Patientin soll also vor dem nächsten Termin die Applikation einmalig aussetzen.

▪▪▪ Quintessenz

- Therapiert wird topisch als Mono- oder Kombinationstherapie. Der Augeninnendruck sollte so weit gesenkt werden, dass die Sehnervenschädigung nicht mehr fortschreitet.
- An Wirkstoffen stehen β-Blocker, Prostanoide, Sympathomimetika, Carboanhydrasehemmer oder Parasympathomimetika zur Verfügung.

54 Orale Kontrazeptiva

54.1 Anamnese

Eine junge Frau (27 Jahre) kommt in Ihre gynäkologische Praxis. Sie bittet darum, ihr die „Pille" zu verschreiben. Bisher habe sie ausschließlich Kondome benutzt, aber jetzt würde sie gerne hormonell verhüten. Sie sei mit dem BWL-Studium fertig und habe einen guten Job in der freien Wirtschaft gefunden, in dem sie jetzt Karriere machen wolle. Sie und ihr Freund wollten keine Kinder. Vor der Verordnung eines Präparates fragen Sie die Risikofaktoren ab: Rauchen, bekannte Thrombophilie, zurückliegende thrombembolische Ereignisse, sowohl bei der Patientin als auch in der Familie, Übergewicht, Medikamentenanamnese, bekannte Migräne, Epilepsie, Diabetes mellitus, Lebererkrankungen (Tumore, Hepatitis). Die Patientin kommt jährlich zur Krebsvorsorge. Es liegt weder eine Endometriose noch eine Schwangerschaft vor.

54.2 Untersuchungsbefund

Die gynäkologische Untersuchung ist unauffällig.

54.3 Medikamentenanamnese

Keine Dauermedikation.

 Welche Möglichkeiten gibt es, hormonell zu verhüten?

Es gibt verschiedene Kombinationspräparate aus Estrogenen und Gestagenen (häufig angewandte Form, viele Präparate: die „Pille") und reine Gestagenpräparate („Minipille"), aber auch die Möglichkeit einer i. m. Applikation von Gestagenen wie bei der „Dreimonatsspritze" oder der Implantation eines Hormonstäbchens (Implanon®).

54.4 Diagnostik

Siehe Untersuchungsbefund.

Steckbrief Orale Kontrazeptiva

- Leitsymptom: Orale Verhütungsmittel
- Häufigste Form ist „die Pille"

54.5 Therapie

Wie ist die Wirkungsweise der hormonellen Kontrazeptiva?

- Durch exogene Zufuhr von Estrogenen und/oder Gestagenen nutzt man den Mechanismus der negativen Rückkopplung zum Hypophysenvorderlappen. Dort wird die Ausschüttung der Gonadotropine FSH und LH gedrosselt, es kommt zur Hemmung der Follikelreifung und der Ovulation.
- Veränderung des Cervixschleims mit Hemmung der Aszension von Spermien (Gestagenwirkung),
- Nidationshemmung durch Veränderung der Gebärmutterschleimhaut,
- Herabsetzung der Tubenmotilität.

Welche Interaktionen mit anderen Arzneimitteln können bei oralen Kontrazeptiva auftreten?

Einige Arzneimittel interagieren mit oralen Kontrazeptiva. Die Wirkung der Pille ist dann nicht mehr zuverlässig gewährleistet. Es kann zu Durchbruchsblutungen und ungewollten Schwangerschaften kommen. Dies ist der Fall bei:

- Medikamenten, die die Verweildauer der Pille im Magen-Darm-Trakt herabsetzen: Prokinetika (MCP, Domperidon), PPI (z. B. Omeprazol, Pantoprazol), Antibiotika die zu Schädigung der Darmflora und Durchfall führen (vor allem Aminopenicilline, Tetracycline) und Abführmitteln.
- Enzym-Induktoren, die einen beschleunigten Abbau der Pille über das Cytochrom-P450-System in der Leber bewirken. Hierzu zählen Antiepileptika wie Carbamazepin und Phenytoin aber auch Rifampicin, Ritonavir oder Johanniskraut. Die enzyminduzierende Wirkung muss noch bis zu vier Wochen nach Absetzen des Medikamentes beachtet werden.

Ist die Einnahme entsprechender Medikamente kurzfristig unumgänglich, muss die Patientin zusätzlich zur oralen Kontrazeption eine Barrieremethode zur Verhütung anwenden, und zwar noch sieben Tage über die Einnahmedauer des Medikamentes hinaus.

Verlauf

Sie haben der Patientin ein Drei-Phasen-Präparat verordnet. Sie kommt drei Monate später wieder in Ihre Sprechstunde und klagt über eine belastende Veränderung seit der Einnahme der Pille. Sie sei unleidlich, würde viel früher anfangen zu weinen und könne sich selbst nicht mehr richtig leiden. „Ich muss bei jedem bisschen anfangen zu heulen". Auf die Frage, ob es in der siebentägigen einnahmefreien Zeit einen Unterschied gäbe, antwortet sie: „Da wird es dann erträglicher".

Wie reagieren Sie?

Sie klären die Patientin darüber auf, dass es sich bei den Stimmungsveränderungen um eine Nebenwirkung der Pille handelt. Hierfür ist der Gestagenanteil verantwortlich. Entweder Sie wechseln auf ein anderes Pillenpräparat mit niedrigerem Gestagenanteil oder empfehlen eine andere Möglichkeit der Verhütung. Ein Intrauterinpessar („Spirale") ist indiziert, wenn die Patientin eine hohe Sicherheit vor einer Schwangerschaft wünscht. Es gibt Spiralen mit und ohne Hormonwirkung. Die Patientin entscheidet sich für die hormonfreie Kupfer-Spirale. Sie wirkt spermizid durch die Freisetzung der Kupferionen und außerdem nidationshemmend infolge des Fremdkörpereffekts. Sie vereinbaren einen neuen Termin zur Implantation.

 Nebenwirkungen der Gestagene sind z. B.: Appetitzunahme, Müdigkeit, Libidoverlust, Akne, Hirsutismus, Depressionen, Zwischenblutungen, trockene Scheide.
Nebenwirkungen der Estrogene sind z. B.: Ödeme, Blutdruckanstieg, Mastopathie, Wachstum hormonabhängiger Malignome, Thromboembolierisiko, vaginaler Fluor, Übelkeit.

Weiterer Verlauf

Als Sie die Patientin das nächste Mal sehen, ist sie sehr zufrieden mit der gewählten Verhütungsmethode. Sie sagt, sie sei nun sie selbst.

■ ■ ■ Quintessenz

- Frauen mit Verhütungswunsch müssen gut beraten werden. Neben den vielen nicht hormonellen Methoden gibt es verschiedene Möglichkeiten zur hormonellen Kontrazeption.
- Hier kommen verschiedene Estrogen-Gestagen-Kombinationen oder reine Gestagene infrage.
- Neben den Kontraindikationen müssen auch die Nebenwirkungen mit der Patientin besprochen werden.

55 Otitis media

55.1 Anamnese

Eine kroatische Mutter bringt ihre dreijährige Tochter in die Sprechstunde zum Kinderarzt. In gebrochenem Deutsch erklärt sie Ihnen, das die Kleine an Ohrenschmerzen leidet. Das Kind hält sich weinend das rechte Ohr. Gestern sei aufgefallen, dass das Kind sich das rechte Ohr hält und unruhig und weinerlich sei. Auch fühle es sich warm an und wolle nicht mehr essen und trinken. Die Oma habe ihrer Enkelin daraufhin ein warmes Kirschkernkissen gemacht. Vor fünf Tagen habe sie einen Schnupfen gehabt. Weitere Vorerkrankungen sind aufgrund der Sprachbarriere schwer zu eruieren. Wahrscheinlich habe sie früher die Masern gehabt. Die beiden Geschwister (10-jähriger Junge und 7-jähriges Mädchen) seien gesund.

55.2 Untersuchungsbefund

Dreijähriges Mädchen in reduziertem Allgemeinzustand und gutem Ernährungszustand. Größe 1,08 m, Gewicht 17 kg. Temp. 38,2 °C. Cor auskultatorisch tachykard, regelmäßig, Herzfrequenz 125/min. Pulmo frei. Abdomen unauffällig. Otoskopisch findet sich ein stumpf erscheinendes gefäßinjiziertes Trommelfell rechts ohne typischen Lichtreflex, kein Sekretausfluss. Linkes Ohr unauffällig. Mundinspektion unauffällig.

55.3 Medikamentenanamnese

Fluoretten® 0,5 mg 1–0–0.

55.4 Diagnostik

 Wie lautet die ärztliche Diagnose?

Es besteht der Verdacht auf Otitis media akuta rechts aufgrund der typischen Klinik und des Untersuchungsbefunds.

Steckbrief Otitis media

- Leitsymptom: Ohrenschmerzen
- Akute Entzündung der Schleimhäute des Mittelohrs
- Bei Säuglingen und Kleinkindern wegen der noch weit geöffneten und kurzen Tuba auditoria (Eustachii) sehr häufig
- Primäre Erreger meistens Viren, sekundär bakterielle Infektion
- Pulsierende Ohrenschmerzen, pochende Ohrgeräusche, Fieber, Hörminderung, druckschmerzhaftes Mastoid
- Meistens spontanes Ausheilen
- Komplikation Trommelfellperforation

55.5 Therapie

 Wie könnte die Patientin behandelt werden?

Die bakterielle Otitis media tritt meist im Gegensatz zur viralen einseitig auf und beginnt plötzlich mit starken Ohrenschmerzen. Oft handelt es sich um bakterielle Superinfektionen von viralen Infekten. Häufigste bakterielle Erreger sind Pneumokokken, Haemophilus influenzae, Moraxella catarrhalis und Streptokokken. 80 % der Otitis-media-acuta-Fälle heilen spontan ohne Antibiotika-Gabe ab. Es ist gerechtfertigt, Kinder > sechs Monate, die keinen schwerstkranken Eindruck machen, nicht sofort antibiotisch zu behandeln, sondern analgetisch mit Ibuprofen (20–30 mg/kg KG) oder Paracetamol (10–15 mg/kg KG) zu versorgen und 24–48 h abzuwarten. Des Weiteren sollten die Eltern auf eine ausreichende Flüssigkeitszufuhr achten. Tritt nach 48 h keine Besserung ein, sollte antibiotisch therapiert werden. Dann ist Amoxicillin (40–50 mg/kg KG) über fünf Tage Mittel der Wahl. Bei Penicillinallergie werden Cephalosporine der 2. Generation, die auch Haemophilus influenzae gut in ihrem Spektrum erfassen (z. B. Cefuroxim 20–30 mg/kg KG) verordnet. Auch Makrolid-Antibiotika wie Erythromycin (Monomycin®) stellen eine Alternative dar, allerdings reagieren Kinder auf dieses Antibiotikum öfter mit Bauchschmerzen und Magen-Darm-Problemen. Abschwellende Nasentropfen, z. B. Olynth® 0,05 % (Xylometazolin) 2–3 x tgl. über maximal 5 d schaffen Erleichterung und mindern den Druck aufs Ohr. Zwischendurch kann die strapazierte Nasenschleimhaut mit Kochsalz-Nasentropfen oder Meerwasser (Rhinomer® 1 Soft) befeuchtet und gepflegt werden. Sehr angenehm ist für die Kinder auch die Applikation von Wärme aufs betroffene Ohr, z. B. mit einem Zwiebelsäckchen, abgedeckt mit einer wärmenden Wollauflage und fixiert mit einem ausrangierten Stirnband oder einem erwärmten Kirschkernsäckchen

> Im ersten Stadium einer akuten Otitis media kann mit Analgetika, Wärme, ausreichender Flüssigkeitszufuhr und körperlicher Schonung eine Spontanheilung abgewartet werden.

Verlauf

Sie bestellen Mutter und Tochter am nächsten Tag noch einmal ein. Diesmal ist die Schwester der Mutter dabei, die besser Deutsch spricht. Sie erzählt Ihnen, dass die Kleine weniger weint, aber sie will immer noch nichts essen und trinken. Die Temperatur liegt unter der antipyretischen Therapie bei 37,3 °C. Otoskopisch hat sich der Befund nicht verändert. Sie entscheiden sich nun doch für eine Antibiotikatherapie mit Amoxicillin (z. B. Amoxi-CT® 250 mg/5 ml Trockensaft) 4 x tgl. 1 Messlöffel über sieben Tage und vereinbaren mit der Mutter einen erneuten Termin, falls sich die Beschwerden nicht innerhalb von drei Tagen bessern.

 In der Apotheke nehmen Sie das Antibiotikum-Rezept entgegen. Welche Hinweise und Hilfestellungen können Sie der Mutter geben?

- Bieten Sie die Zubereitung des Antibiotikumsafts an.
- Der Saft sollte im Kühlschrank gelagert werden und vor Entnahme der Dosis jeweils gut geschüttelt werden.
- Notieren Sie die Dosierung und Einnahmezeitpunkte auf der Packung: 7:00–12:00–17:00–21:00 jeweils 1 Messlöffel (die theoretisch optimale Gabe alle sechs Stunden ist im Alltag kaum praktikabel).
- Um eventuell unter Therapie mit Amoxicillin auftretendem Durchfall vorzubeugen, darf das Kind nach Appetit weißen Naturjoghurt essen oder begleitend Perenterol® einnehmen. Die Kapseln mit dem Hefepulver kann man öffnen und auf das Essen streuen, da Dreijährige die relativ großen Kapseln noch schlecht schlucken können.
- Wenn innerhalb der nächsten Wochen eine Hörminderung auftritt, sollte die Mutter mit dem Kind noch einmal zum Arzt gehen.

■ ■ ■ Quintessenz

- Zunächst sind bei der medikamentösen Behandlung der Mittelohrentzündung Analgetika p. o. und abschwellende Nasentropfen angezeigt.
- Zusätzlich können Wärme, körperliche Schonung und ausreichende Trinkmenge die Spontanheilung unterstützen.
- Tritt innerhalb von 24–48 h keine Besserung oder gar eine Verschlechterung der Beschwerden ein, so ist eine antibiotische Therapie angezeigt.
- Da Pneumokokken und Haemophilus influenzae zu den häufigsten Erregern der Otitis media zählen, ist ein entsprechendes Betalactam-Antibiotikum (z. B. Amoxicillin) über fünf Tage Mittel der Wahl.

56 Parkinson-Syndrom

56.1 Anamnese

Ein 52-jähriger Patient kommt in Begleitung seiner Ehefrau auf Überweisung durch den Hausarzt in Ihre neurologische Praxis. Nachdem der Patient seit mindestens zwei Jahren über Rückenschmerzen klagt, zuletzt auch in den Oberschenkeln und den Schultern und sich zunehmend weniger belastbar fühlt, erfolgte bereits eine ausgedehnte ambulante Diagnostik. In diesem Rahmen wurde ein MRT der gesamten Wirbelsäule durchgeführt, welches nicht richtungsweisend war. Des Weiteren ein Schädel-MRT (hier außer „Volumenminderung" keine Auffälligkeiten) und orthopädische sowie internistische Abklärungen. Auch Kollagenosen und rheumatoide Erkrankungen konnten ausgeschlossen werden. Da der Hausarzt jetzt eine neurologische Erkrankung vermutet, erfolgte nun die Überweisung zur Abklärung. Nach genauerer Befragung erfahren Sie, dass der Patient zunehmend motorische Probleme beim Autofahren hat. Die Ehefrau beklagt sich, ihr Mann würde beim Spazierengehen nicht mehr „hinterherkommen". Seit Monaten bemerkt sie auch ein zunehmendes Zittern vor allem der rechten Hand. Der Patient sagt, dass sich seine Kollegen im Büro zunehmend über seine immer schlimmer werdende Handschrift beschweren würden. Es habe sich auch im Laufe der Zeit so ergeben, dass die Ehefrau seine Hemdknöpfe schließe, weil das einfach schneller gehe. In den letzten Wochen sei er aufgrund seines Rückens krankgeschrieben gewesen, außerdem sei er zu Hause hingefallen. Da er jedoch auf den weichen Wohnzimmerteppich gefallen war, sei ihm nichts weiter passiert. Nur das Aufrichten danach sei schon anstrengend gewesen. Die Ehefrau beklagt zudem noch, dass er sich in letzter Zeit nicht mehr richtig freuen könne. Früher hätten sie so viel miteinander gelacht. Jetzt würde er aber immer so ernst schauen. Blasenstörungen, gastrointestinale Funktionsstörungen oder Störungen der Sexualfunktion habe er nicht. In der Familie habe sonst niemand ähnliche Beschwerden. Vorerkrankungen: Appendektomie als Jugendlicher.

56.2 Untersuchungsbefund

52-jähriger Patient in leicht eingeschränktem Allgemeinzustand und gutem Ernährungszustand. Gewicht 1,76 m, Gewicht 80 kg. Blutdruck 150/80 mm Hg, Puls 72/min, Temp. 36,2 °C. Schon während der Anamnese fällt ein ausdrucksloses Gesicht auf. Er spricht langsam, aber verständlich, jedoch monoton wirkend. Er geht in kleinen Schritten mit leicht nach vorne gebeugtem Oberkörper, die Arme schwingen dabei wenig mit. Niederfrequenter Ruhetremor von geringer Amplitude an beiden Händen re > li, vermehrte Muskelspannung von Beugern und

Streckern der oberen und unteren Extremitäten re > li. Muskeleigenreflexe normal, unerschöpflicher Glabellareflex. Keine Seborrhö, Speichelfluss normal. Keine Paresen. Die Supinations- und Pronationsbewegungen sind etwas verlangsamt. Cor/Pulmo/Abdomen klinisch unauffällig.

56.3 Medikamentenanamnese

Keine Dauermedikation.

56.4 Diagnostik

EEG: Unauffällig.

 Wie lautet die ärztliche Diagnose?

Es besteht der Verdacht auf Parkinson-Syndrom vom akinetischen Typ.

Steckbrief Parkinson-Syndrom
- Leitsymptom: Trias Tremor, Rigor und Akinese
- Neurodegenerative Erkrankung: Degeneration der dopaminergen, melaninhaltigen Zellen in der Substantia nigra, folglich Dopaminmangel

56.5 Therapie

 Wie wird das Parkinson-Syndrom behandelt?

- Levodopa wird grundsätzlich als Fixkombination mit den peripheren Decarboxylasehemmern Benserazid (Madopar®) oder Carbidopa (Nacom®) angewendet. Die Einnahme sollte 30 min vor oder 90 min nach dem Essen erfolgen. Nach fünf Jahren lässt bei bis zu 70 % der Patienten die Levodopa-Wirkung nach. Diesem Wearing-off-Phänomen begegnet man zunächst mit einer Verkürzung des Dosierintervalls, dann allerdings durch Kombination mit einem COMT- oder MAO-B-Hemmer.
- Dopamin-Agonisten verstärken die Dopamin-Wirkung, z.B. Bromocriptin (Pravidel®), Pergolid (Parkotil®) oder das 2007 neu mit dieser Indikation auf den Markt gekommene Piribedil (Clarium®).
- COMT-Inhibitoren hemmen die O-Methylierung von Dopamin, z.B. Entacapon (Comtess®), Entacapon + Levodopa + Carbidopa (Stalevo®), Tolcapon (Tasmar®).
- MAO-B-Hemmer blocken die oxidative Desaminierung von Dopamin, z.B. Selegilin (Movergan®)

- NMDA-Antagonisten verhindern die glutamaterge Stimulation der Acetylcholin-Freisetzung, z. B. Amantadin (Adekin®, PK-Merz®).
- Anticholinergika helfen bei vorherrschendem Ruhetremor. Akinese und Rigor werden kaum beeinflusst, z. B. Biperiden (Akineton®) oder Metixen (Tremarit®). Cave: Eine bestehende Demenz kann verstärkt werden.

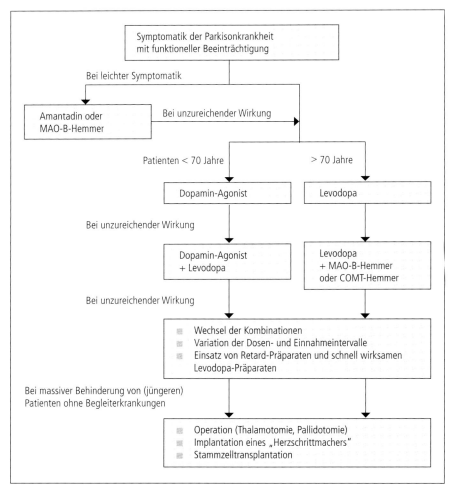

Abb. 56.1   Therapieschema der Parkinsonkrankheit

Wie könnte der Patient behandelt werden?

Sie entscheiden sich für Pravidel®. In der ersten Woche werden 1,25 mg zu oder nach dem Abendessen eingenommen und die Dosis dann langsam pro Woche um 1,25 mg gesteigert bis zu 7,5 mg. Prophylaktisch rezeptieren Sie für die ersten Wochen noch Motilium® (Domperidon) gegen die oft initial auftretenden Magen-Darm-Beschwerden unter Dopaminagonisten. MCP ist kontraindiziert, da dieses die Blut-Hirn-Schranke passiert und zentral die L-Dopa-Wirkung antagonisiert und die Parkinson-Symptomatik verschärft.

 Bei Patienten mit Parkinson-Syndrom unter 70 Jahren ohne wesentliche Begleiterkrankungen wird eine Monotherapie mit einem Dopaminagonisten eingeleitet. Bei unzureichender Wirkung oder Unverträglichkeit ist eine Kombinationstherapie mit L-Dopa indiziert. Patienten, die älter als 70 Jahre sind, werden mit L-Dopa als Monotherapie behandelt.

Verlauf

Das Ehepaar zeigt sich von der Diagnose überrascht und bestürzt, aber auch dankbar, dass nun eine Therapie möglich ist. Sie verordnen noch Krankengymnastik. Drei Wochen später sehen Sie den Patienten wieder. Er berichtet von einer positiven Wirkung der verschriebenen Medikation, der Tremor sei aber bisher nur etwas besser geworden. Der Patient bewegt sich nun „flüssiger" als beim ersten Vorstellungstermin.

■ ■ ■ Quintessenz

- Die Therapie wird je nach Alter und Umfang der Begleiterkrankungen mit folgenden Medikamentengruppen durchgeführt: L-Dopa, Dopaminagonisten, COMT-Inhibitoren, MAO-B-Hemmer, NMDA-Antagonisten, Anticholinergika.

57 Polyneuropathie, diabetische

57.1 Anamnese

Ein 65-jähriger Diabetiker kommt mit Einweisung durch den Hausarzt in Ihre Sprechstunde. Sie sind Neurologe Er hat einen Umschlag mit Befunden dabei. Er berichtet über brennende Schmerzen und ein Taubheitsgefühl in beiden Beinen, die er zwar seit ca. zwei Jahren habe, die ihn aber zunehmend quälen. Nachts sei es schlimmer als tagsüber, weil er dann abgelenkt sei. Manchmal brennen die Füße wie Feuer vor dem Einschlafen. Einmal habe er nächtliche Wadenkrämpfe gehabt. Mit den Händen habe er keine Probleme. Da er seine pflegebedürftige Ehefrau versorge, müsse zumindest er fit bleiben. Sein Hausarzt habe ihn bereits vor den Folgen des Diabetes gewarnt. Vor zwei Monaten ist die orale Diabetes-Therapie auf eine intensivierte Insulintherapie umgestellt worden. Der Hausarzt habe die Blutdrucktherapie intensiviert und ihn wiederholt zum Abnehmen angehalten. In dem mitgebrachten Umschlag finden Sie verschiedene Vorbefunde. Aktuelle Laborwerte zeigen folgende Auffälligkeiten: HbA_{1c} 8,6 %, Kreatinin 1,34 mg/dl, Harnstoff 23 mg/dl, Gesamtcholesterin 245 mg/dl (LDL 155 mg/dl). Normal sind Blutbild, Elektrolyte, Serum-Eiweißelektrophorese, Leberwerte, Schilddrüsenwerte, CRP, CK, Harnsäure, Gerinnung, PSA, Rheumafaktor, Kollagenosenscreening, Vitamin B_{12}. Des Weiteren liegt der Befund eines Röntgen-Thorax in zwei Ebenen und eine Abdomensonographie bei, welche unauffällig sind. Gelegentlicher Alkoholkonsum, keine Erektions- oder Blasenstörungen, keine Magen-Darmbeschwerden. Beruf Rentner, früher Straßenbahnfahrer. Vorerkrankungen: Diabetes mellitus seit zwölf Jahren, diabetische Retinopathie, arterielle Hypertonie mit konzentrischer Linksherzhypertrophie und noch guter links- und rechtsventrikulärer Pumpfunktion, Zustand nach Nicht-ST-Hebungsinfarkt vor zwei Jahren, Hyperlipidämie, Glaukom, Zustand nach Nikotinkonsum bis vor zwei Jahren.

57.2 Untersuchungsbefund

65-jähriger Patient in gutem Allgemein- und adipösem Ernährungszustand. Größe 1,75 m, Gewicht 96 kg, Blutdruck 155/85 mm Hg, Puls 62/min, Temp. 36,8 °C. Haut trocken und eher blass. Keine Hautdefekte. Normale Gelenkbeweglichkeit. Fußpulse beidseits vorhanden. Hirnnerven unauffällig. Pupillen mittelweit, lichtreagibel, isokor. Reflexe: Achillessehnenreflexe beidseits fehlend, Patellarsehnenreflex beidseits leicht abgeschwächt. Vibrationsempfinden: distal am Metatarsale I 3/8 rechts und 2/8 links, am Malleolus medialis 4/8 beidseits, am Condyllus lateralis und medialis beidseits 5/8. Schmerz- und Temperaturempfinden: nach distal hin (vor allem am Fußrücken) beidseits abgeschwächt, Spitz/Stumpf kann nach distal hin zunehmend nicht unterschieden werden, in Kniehöhe normal. Fußheberschwäche beidseits positives Romberg-Zeichen. Elektroneurographie der unteren Extremität: deutliche Amplitudenreduktion, mäßige Verlangsamung der Nervenleitgeschwindigkeit der motorischen und sensiblen Nerven.

57.3 Medikamentenanamnese

Concor® 5 1–0–1, Blopress® plus 16+12,5 1–0–0, ASS® 100 1–0–0, Zocor® 40 0–0–1, Protaphane® 0–0–0–24 I.E., Actrapid® Dosierung analog der Blutzuckerwerte vor den Mahlzeiten, Augentropfen (Name nicht erinnerlich).

57.4 Diagnostik

 Wie lautet die ärztliche Diagnose?

Es besteht der Verdacht auf distal-symmetrische diabetische Polyneuropathie.

Steckbrief diabetische Polyneuropathie (PNP)
- Leitsymptom: Brennende und stechende Schmerzen, Kribbeln, Taubheitsgefühl, beginnend an den peripheren Extremitäten, mit Ausbreitung nach proximal, v.a. in Ruhe und nachts
- Häufigste Ursachen für PNP in Industrieländern: Diabetes mellitus, Alkoholabusus; in Entwicklungsländern: Malnutrition
- Verminderte Lebensqualität, erhöhtes Risiko für diabetisches Fußsyndrom
- Behandlung der primär auslösenden Erkrankung
- Cave diabetisches Fußsyndrom

57.5 Therapie

 Welche Arzneimittelklassen werden zur Therapie neuropathischer Schmerzen eingesetzt?

Die pharmakologische Therapie der ätiologisch unterschiedlichen schmerzhaften Neuropathien ist bis auf die Trigeminusneuralgie ähnlich.

Nichtopioide Analgetika werden häufig verordnet, sind aber wenig wirksam und deshalb nicht empfehlenswert.

Opioidanalgetika (z.B. Tramadol, Morphin, Oxycodon) in oral retardierten Formulierungen oder als transdermale therapeutische Systeme sind gut wirksam bei neuropathischen Schmerzen, aber erst nach Versagen der Basistherapie indiziert. Bei Langzeitanwendung kann es zu einem schrittweisen Nachlassen der Analgesie kommen (Toleranzentwicklung).

Topische Therapie, z. B. mit Capsaicin-Salbe oder Lidocain/Prilocain-Pflaster (Emla®) werden adjuvant angewendet bei gut lokalisierten Schmerzen.

Alpha-Liponsäure: Die Evidenz ist noch nicht eindeutig geklärt.

Antidepressiva können ebenfalls eingesetzt werden:

- NSMRI (nichtselektive Monoamin-Rückaufnahme-Inhibitoren, Tri- und tetrazyklische Antidepressiva) wie Amitriptylin (Saroten®) sind analgetisch sehr gut wirksam.
- SSRI (selektive Serotonin- Rückaufnahme-Inhibitoren): Wirksamkeit konnte noch nicht zweifelsfrei nachgewiesen werden. Hinweise auf Schmerzreduktion bei Paroxetin (Seroxat®) und Citalopram (Cipramil®) bei diabetischer Polyneuropathie liegen vor, jedoch besteht keine Zulassung für diese Indikation in Deutschland.
- SSNRI (selektiver Serotonin/Noradrenalin-Rückaufnahme-Inhibitor): Venlafaxin (Trevilor®) und Duloxetin (Cymbalta®) zeigten bisher Wirkung bei der diabetischen PNP.

Antiepileptika mit Wirkung auf neuronale Calciumkanäle:

- Gabapentin (Neurontin®): Meist gut verträglich und wirksam (vor allem bei schmerzhafter PNP, postzosterische Neuralgie, schmerzhaftem Guillain-Barré-Syndrom, Rückenmarksverletzungen und Phantomschmerzen).
- Pregabalin (Lyrica®): Vor allem bei postzosterischer Neuralgie und diabetischer PNP, besonders schlafverbessernde Wirkung.

Antiepileptika mit Wirkung auf neuronale Natriumkanäle:

- Carbamazepin (Tegretal®): Vor allem bei Trigeminusneuralgie (siehe Kapitel postzosterische Neuralgie).
- Oxcarbazepin (Trileptal®): Alternative zu Carbamazepin bei pharmakologischen Interaktionen.
- Lamotrigin (Lamictal®): Bei postischämischen zentralen Schmerzsyndromen, nach (in-)kompletten spinalen Läsionen, Ischialgie und bei schmerzhafter diabetischer und HIV-assoziierter PNP, sowie als Add-on-Therapie mit Carbamazepin bei Trigeminusneuralgie.

Cave bei Carbamazepin und Oxcarbazepin: Hyponatriämien zusammen mit Diuretika.

> Mit der Pharmakotherapie der neuropathischen Schmerzen kann lediglich eine Schmerzreduktion erwartet werden. Die völlige Schmerzfreiheit ist selten.

? Wie könnte der Patient behandelt werden?

Hier ist die Optimierung der Stoffwechsellage das A und O der Therapie. Deshalb ist es begrüßenswert, dass die Diabetes-Therapie bereits vom Hausarzt intensiviert wurde. Ein trizyklisches Antidepressivum wäre hier indiziert, das Glaukom stellt aber eine Kontraindikation dar. Deshalb verordnen Sie Gabapentin (Neurontin®). Es ist ebenfalls effektiv wirksam, aber mit weniger Nebenwirkungen behaftet. Die Startdosis liegt bei 1 x 1 Tbl à 300 mg tgl. Der Patient soll die Dosis täglich um 300 mg auf 1200 mg steigern. Die Zieldosis liegt zwischen 1 200 und 2 400 mg, verteilt auf drei Einzeldosen. Sie muss jedoch individuell gefunden werden, da manche Patienten erst ab einer Tagesdosis über 1 200 mg eine ausreichende Wirkung spüren. Anfangs können Müdigkeit und Schwindel auftreten. Es sind keine Medikamenteninteraktionen bekannt. In der Aufdosierungsphase sollten jedoch die Pankreasenzyme kontrolliert werden.

Verlauf

Sie klären den Patienten über die Medikation und mögliche Nebenwirkungen, sowie eine wahrscheinliche Schmerzreduktion, aber unwahrscheinliche Schmerzfreiheit auf. Die Diabetes-Therapie sollte unbedingt weitergeführt und optimiert werden. Auch sollte der Patient auf Defekte der Haut, vor allem der Füße achten. Sie vereinbaren eine Wiedervorstellung nach drei Monaten.

■ ■ ■ Quintessenz

- Bei chronisch schmerzhaften Neuropathien kommen oft Antidepressiva und Antikonvulsiva als Adjuvanzien zum Einsatz. Auch Gabapentin stellt eine wirkungsvolle Therapieoption dar und ist mit weniger Nebenwirkungen behaftet als die trizyklischen Antidepressiva. Oft kommt es zu einer signifikanten Schmerzreduktion, völlige Schmerzfreiheit wird selten erreicht.

58 Prostatahyperplasie, benigne

58.1 Anamnese

Ein 68-jähriger rüstiger Patient kommt zu Ihnen in Ihre Hausarztpraxis und klagt über eine seit Jahren beobachtete Abnahme des Harnstrahls. Nachts müsse er mittlerweile etwa zweimal auf die Toilette. Tagsüber verspüre er häufigen Harndrang. Wenn er dann Urin lasse, dauere es viel länger als früher, die Blase zu leeren. Außerdem habe er das Gefühl, die Blase nicht vollständig leeren zu können. Er sei zwar Witwer, habe aber eine Freundin und sei noch sexuell aktiv. Die Selbstbehandlung mit verschiedenen Blasentees habe keine Besserung gebracht. An Vorerkrankungen berichtet der Patient über arterielle Hypertonie, koronare Herzerkrankung, sowie Zustand nach Appendektomie vor 30 Jahren.

58.2 Untersuchungsbefund

68-jähriger Patient in gutem Allgemein und Ernährungszustand. Größe 1,77 m, Gewicht 82 kg, Blutdruck 145/75 mm Hg, Puls 76/min. Auskultation von Herz und Lunge sowie Palpation des Abdomens ebenfalls unauffällig. In der rektalen Untersuchung tasten Sie eine pflaumengroße, glatt begrenzte von der Konsistenz her prall elastische Prostata.

58.3 Medikamentenanamnese

Delix® 5 1–0–0, ASS 100 1–0–0, Zocor® 20 0–0–1, Belok-Zok® mite 1–0–1.

58.4 Diagnostik

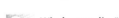 **Wie lautet die ärztliche Diagnose?**

Es besteht der Verdacht auf Prostatahyperplasie.

> **Steckbrief benigne Prostatahyperplasie**
> - Leitsymptom: Häufiges, erschwertes Wasserlassen, „dünner Strahl"
> - Gutartige Prostatavergrößerung
> - Durch Symptome eingeschränkte Lebensqualität

Welche Laborparameter sind sinnvoll?

Sie entnehmen Blut zur Bestimmung des prostataspezifischen Antigens (PSA) und der Retentionswerte.

 Welche Untersuchungen führen Sie durch?

Sie bestimmen in zwei verschiedenen Messungen Restharnwerte von 95 ml und 110 ml. Der Harnfluss ist bei beiden Untersuchungen bei einem Blaseninhalt von etwa 200 ml auf maximal 10 ml/s vermindert. Durch Ultraschall können Sie einen Nierenaufstau ausschließen. Sie bestellen den Patienten in drei Tagen zur Besprechung der Laborwerte und Therapieoptionen noch einmal ein.
Der PSA-Wert liegt mit 3,5 ng/ml im Normbereich. Auch die Nierenwerte sind normal (Kreatinin 0,8 mg/dl, Harnstoff 38 mg/dl).

 Hat sich Ihre Verdachtsdiagnose bestätigt?

Es handelt sich um eine benigne Prostatahypertrophie (BPH) Stadium II.

58.5 Therapie

 Welche Therapie leiten Sie ein?

Im Stadium II der benignen Prostatahypertrophie kann ein medikamentöser Behandlungsversuch begonnen werden. Eine absolute Operationsindikation liegt bei Stauung der oberen Harnwege, einer Dekompensation der Harnblase oder einer Überlaufinkontinenz vor. Dieser Patient spricht sich ausdrücklich für eine Pharmakotherapie aus, da er durch eine Operation Konsequenzen für sein Sexualleben fürchtet. Sie klären ihn über folgende medikamentöse Optionen auf:

α_1-**Rezeptorenblocker** senken den muskulären Tonus am Blasenhals und in der Prostata, verbessern den Harnabfluss und mildern die irritativen Symptome (Alfuzosin = Uroxatral®, Doxazosin = Diblocin® PP, Terazosin = Flotrin®). Im Prinzip können alle α_1-Rezeptorenblocker zur Behandlung der BPH herangezogen werden, doch setzen sich Präparate mit einer Präferenz zum Adrenozeptor-Subtyp α_{1A} durch, um eine blutdrucksenkende Wirkung zu vermeiden (Tamsulosin = Alna®). Der Vorteil der α_1-Rezeptorenblocker ist der schnelle Wirkungseintritt. Eine Verkleinerung der Prostata lässt sich mit dieser Stoffgruppe allerdings nicht erreichen.

5α-Reduktasehemmer (Finasterid 5 mg = Proscar®, Dutasterid = Avodart®) reduzieren das Prostatavolumen durch Blockierung der Umwandlung von Testosteron in Dihydrotestosteron. Bei annähernd gleich bleibendem Serumtestosteronspiegel sinkt die Dihydrotestosteronkonzentration in der Prostata um etwa 70–80 %. Zusätzlich nimmt der PSA-Wert um ca. 50 % ab. Dies muss bei zukünftigen Blutabnahmen zur Ausschlussdiagnostik des Prostata-CA berücksichtigt werden. Indiziert sind die 5α-Reduktasehemmer ab einem Drüsenvolumen von 40 ml. Hauptwirkung ist die Verringerung des Prostatavolumens um 20–30%. Allerdings tritt die Wirkung und somit eine Erleichterung für den Patienten erst nach Monaten ein. Daher kann initial die Kombination mit einem $α_1$-Blocker für sechs Monate sinnvoll sein (Finasterid + Doxazosin oder Dutasterid + Tamsulosin).

Unter den **Nebenwirkungen** ist die Verminderung der Libido beim Patienten gefürchtet, dafür können auch positive Nebeneffekte auftreten: bei Männern mit androgenetischer Alopezie können 5α-Reduktasehemmer den Haarausfall reduzieren und neues Haarwachstum fördern.

Phytopharmaka (vor allem aus Brennnesselwurzel, Sägepalmenfrucht, Kürbissamen) erfreuen sich in Deutschland großer Beliebtheit. Es gibt zwar neuere Studien, die die Wirksamkeit einiger Extrakte zeigen konnten, die Datenlage ist aber immer noch sehr dünn. Zudem fehlen in den meisten Fällen Langzeitstudien.

Der Patient besteht auf eine möglichst schnelle Symptombesserung, weshalb Sie einen $α_1$-Rezeptorenblocker verordnen: Tamsulosin (z. B. Alna 0,4®) 1-0-0.

Sie empfehlen ihm, weiterhin auf eine Trinkmenge von mindestens zwei Liter pro Tag zu achten sowie auf regelmäßige Blasenentleerungen, um einer Harnwegsinfektion vorzubeugen.

Verlauf während der nächsten Monate

Der Patient sucht Sie drei Monate später zur erneuten Rezeptierung von Tamsulosin auf. Er berichtet, dass die Harnfrequenzen merklich rückläufig seien. Auch der Harnstrahl sei kräftiger geworden. Seine Lebensqualität habe sich deutlich gebessert.

■ ■ ■ **Quintessenz**

- Die Therapie der benignen Prostatahyperplasie umfasst zwei Hauptgruppen: $α_1$-Rezeptorenblocker, welche eine relativ schnelle Besserung der Symptome herbeiführen, jedoch das Prostatavolumen nicht beeinflussen, 5α-Reduktasehemmer, die durch eine Verringerung des Prostatavolumens erst Monate nach Beginn der Therapie zur Symptomlinderung führen.
- Die in Deutschland sehr beliebten Phytopharmaka sind vor allem in Langzeitstudien noch nicht hinreichend untersucht.

59 Psoriasis vulgaris

59.1 Anamnese

Eine 33-jährige Patientin kommt in die Hausarztpraxis zur Sprechstunde. Sie berichtet, dass sie seit dem 25. Lebensjahr an Hautplaques leide, die sie zwar bisher gestört haben, aber nicht stark ausgeprägt waren. Vor zwei Jahren war sie zum zweiten Mal schwanger. Seitdem nehmen die Plaques zu. Anfangs waren es nur kleinere Stellen an Ellenbogen, dem Hinterkopf und den Knien, aber in der letzten Zeit seien größere Stellen an den Unterschenkeln, dem Steiß und kleinere an den Fußknöcheln hinzugekommen. In der Familie sei sonst noch ihre Mutter betroffen. Ihre beiden Kinder, zwei Mädchen im Alter von sechs und anderthalb Jahren, zeigen keine Anzeichen der Hautkrankheit. Auf die Frage nach Jucken antwortet sie, dass die Stellen ab und zu jucken würden, dann kratze sie so lange, bis sie ganz rot erscheinen. Bisher therapierte sie sich selbst mit zwei verschiedenen Salben. Besonders plötzliche Verschlechterungen, ein „Aufblühen" der Erkrankung, habe sie bisher nicht bemerkt, nur dass die Haut im Sommer besser aussehe und fast nicht jucke. Allergien habe sie nicht.

59.2 Untersuchungsbefund

33-jährige Patientin in gutem Allgemein- und leicht adipösem Ernährungszustand. Größe 1,72 m, Gewicht 79 kg. An den Streckseiten der Ellenbogen und Knie sowie am Steiß zeigen sich scharf begrenzte rundliche, erhabene, blass rote, teils schuppende Herde, die an Knie und Ellenbogen etwa die Größe von 2-Cent-Münzen haben und am Steiß ca. 5 cm groß sind. Des Weiteren sehen Sie Mazeration in der Rima ani. An beiden lateralen Unterschenkelvorderseiten befinden sich rote, erhabene, unregelmäßig, aber glatt begrenzte Flecken, insgesamt ca. 8 x 13 cm. An der Außenseite des linken Fußknöchels fällt eine ca. 3 cm große, silbrig grobschuppende Hautveränderung auf. Die Schuppen lassen sich leicht abziehen, darunter ist gerötete Haut zu sehen. Sie nehmen einen Holzspatel und kratzen auch die darunter liegende Hautschicht ab und sehen multiple kleine punktförmige Blutungen. Die Kopfhaut weist im Nacken bis zum Haaransatz dieselben leicht schuppenden Effloreszenzen auf. Die übrige Haut der Patientin scheint intakt. Die Fingernägel sind kurz geschnitten und weisen keine Veränderungen auf.

59.3 Medikamentenanamnese

Psorcutan® Creme (Calcipotriol) 1–2 x täglich, Karison® (Clobetasol) Fettsalbe einmal täglich.

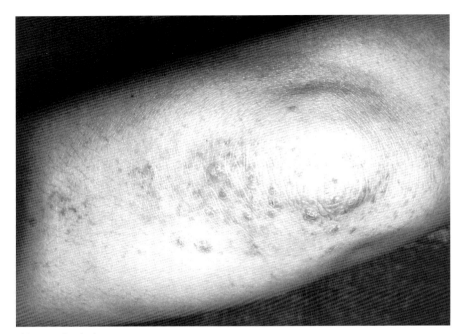

Abb. 59.1 Psoriasis

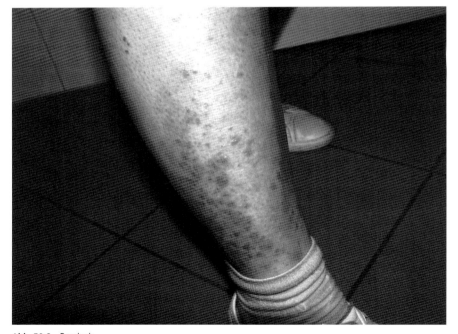

Abb. 59.2 Psoriasis

59.4 Diagnostik

  Wie lautet die ärztliche Diagnose?

Es besteht der Verdacht auf Psoriasis vulgaris.

Steckbrief Psoriasis vulgaris
- Leitsymptom: Typische schuppige Hauteffloreszenzen
- Erbliche Dispositionskrankheit
- Ursache nicht bekannt
- Gelegentlich befällt die Psoriasis auch Gelenke und hautnahe Schleimhäute
- Gutartige Hauterkrankung, kann die Betroffenen aber durch ihren chronisch-rezidivierenden Verlauf stark psychisch belasten

  Sind weitere Untersuchungen notwendig?

Normalerweise kann die Diagnose aus der familiären Disposition, dem typischen Hautbefund und den Kratzphänomenen gestellt werden. Eine histologische Untersuchung wäre im Zweifelsfall indiziert. Das klinische Bild der Psoriasis vulgaris im chronischen Stadium zeigt die typischen Effloreszenzen der erythematosquamösen Plaques mit der silbrig glänzenden groben Schuppung. Die Schuppen lassen sich leicht abziehen. Kratzt man, wie bei dieser Patientin, die Epidermis weiter ab, sieht man die stark durchblutete Dermis (Phänomen des letzten Häutchens) und bei weiterem Vordringen punktförmige Blutungen (Phänomen des blutigen Tau). Die typischen Prädilektionsstellen wie Streckseiten der Extremitäten, Sakralregion und behaarter Kopf finden sich auch bei der Patientin. Die geröteten Herde an den Unterschenkeln sind wahrscheinlich Stellen, an denen die Patientin besonders stark die obersten Hautschichten abgekratzt hat, wie ein extremes, flächiges „Phänomen des letzten Häutchens".

59.5 Therapie

  Welche Therapieoptionen sind möglich? Welche Anwendungshinweise können Sie in der Apotheke an die Patientin weitergeben?

Allgemeinmaßnahmen:

Zu den unspezifischen Pflegemaßnahmen gehören die Anwendung von Ölbädern oder Solebädern und die **Klimabehandlung** durch Meer und Sonne. Vor dem Sonnenbad sollten die Schuppen wegen der Filterwirkung entfernt werden. Cave: Sonnenbrand, der eine Verschlechterung der Psoriasis hervorrufen kann. Totes Meer: Der hohe Salzgehalt hilft dabei, die Psoriasisherde abzuschuppen. Der UV-

B-Anteil der Sonnenstrahlung ist in dieser Gegend besonders gering, sodass ein Sonnenbad mit kleinerem Sonnenbrandrisiko verbunden ist. Die Klimabehandlung wird im Allgemeinen nicht mehr von den Kassen bezahlt.

Lokaltherapie:

- **Dithranol** (synonym: Cignolin oder Anthranol), ein synthetisches Teerderivat: „Die Psoriasis verbrennt im Feuer des Cignolins". Diese Präparate wirken antientzündlich und hemmen die Keratinozytenhyperproliferation durch Induktion von Apoptose. Nachteil ist neben der Verfärbung der Kleidung und der Fingernägel eine starke Hautirritation. Vorteil: Möglichkeit der Kopfhaut-Behandlung durch Shampoos. Anwendungshinweis: Zubereitungen immer mit Handschuhen oder Fingerling auftragen, um die Finger zu schützen! Ein nicht färbendes analoges Präparat für zu Hause ist Micanol®.

- **Tazaroten** (Zorac®): wirkt antiproliferativ und antientzündlich. Nachteilig wirkt sich die Reizung der Haut aus; zur Verminderung dieses Effektes wird gern mit Corticoiden kombiniert: abends Tazaroten, morgens Corticoid auftragen.

- **Salicylsäure und Harnstoff** bedingen eine Keratolyse. Anwendung in Vaseline zum Auftragen auf die Haut oder als Salicylöl oder keratolytische Gele zum Entfernen der Psoriasisherde an der Kopfhaut. Diese Rezepturen werden zwar in der aktuellen AWMF-Leitlinie zur Psoriasis nicht mehr erwähnt, finden aber in der klinischen Praxis noch breite Anwendung: z. B. Kopfbehandlung mit Salicylölkappen über Nacht und morgens mit Deflatop® oder Dermatop®-Schaum. Salicylvaseline und Urea 10 % sind vielerorts Bestandteile der Haupttherapie.

- **Glucocorticoide** in Zubereitungen mit Cortisonen der Klasse III (Betamethason oder Mometason) oder Klasse IV (Clobetasol): Abnahme von Schuppung und Entzündung. Cave: bei einer Steroid-Monotherapie kommt es nach dem Absetzen zu einem Rebound-Phänomen, deshalb immer in Kombination anwenden und ausschleichend absetzen! Corticosteroide wirken durch Verminderung der Zytokinproduktion, Entleerung der Haut von Immunzellen, Hemmung der Proliferation und Eicosanoidsynthese.

- **Vitamin-D_3-Präparate** (Calcipotriol, Tacalcitol, Calcitriol): gute Kombinationsmöglichkeit mit Corticosteroidsalben und UV-B-Phototherapie. Die Präparate wirken antiproliferativ und antientzündlich und fördern die Keratinozytendifferenzierung. Cave: Wegen der perkutanen Resorption Beschränkung auf maximal 30 % der Hautoberfläche. Salicylathaltige Keratolytika inaktivieren die Vitamin-D_3-Derivate, daher sollten sie nicht gleichzeitig mit diesen anwendet werden.

- **Steinkohlenteer** (Liquor carbonis detergens): antientzündliche und antipruriginöse Wirkung. Nachteile: Verfärbung der Kleidung, strenger Geruch, photosensibilisierende Wirkung. Zu bedenken ist auch das kanzerogene Risiko, gerade bei großflächiger Anwendung und Langzeitbehandlung. Das Präparat ist heute obsolet.

- **Calcineurin-Inhibitoren:** Pimecrolimus (Elidel®) oder Tacrolimus (Protopic®) supprimieren in den T-Zellen die Bildung entzündungsfördernder Zytokine wie IL-2, TNF-α, Interferon-γ. Die Wirkstärke entspricht etwa einem Klasse II-Steroid. Vorteil gegenüber diesem liegt, gerade bei der Anwendung im Gesicht oder in Körperfalten, in der fehlenden atrophogenen Wirkung. Die Calcineurin-Inhibitoren stehen im Verdacht, Hauttumoren zu begünstigen.

Systemische Therapie:

- Systemische **Corticosteroide** sind aufgrund des Rebound-Phänomens kontraindiziert.
- **Acitretin** (Neotigason®) zählt zu den systemischen Retinoiden und wirkt antiproliferativ und immunmodulierend. In niedrig dosierter Monotherapie sind die antipsoriatischen Effekte nicht zufrieden stellend. Bei höherer Dosierung steigt neben der Effektivität auch die Haut- und Schleimhauttoxizität an. Bei Frauen im gebärfähigen Alter schränkt die Teratogenität der Substanz und die erforderliche Kontrazeption bis zwei Jahre nach Absetzen der Therapie die klinische Anwendung stark ein.
- **Fumarsäureester** (Fumaderm®): antientzündliche Wirkung, aber wegen der gastrointestinalen Beschwerden und Flushsymptomatik schlechte Verträglichkeit. Die Tabletten lassen sich gut mit Lokaltherapie kombinieren.
- **Methotrexat** (Lantarel®) empfiehlt sich wegen des langsamen Wirkungseintritts nur zur Langzeitbehandlung. Schwere Nebenwirkungen wie Hepato-, Nephro- und Knochenmarkstoxizität erfordern engmaschige Therapiekontrollen.
- **Ciclosporin** (Sandimmun®) zeigt in mit Lokal- oder Phototherapie nicht ausreichend behandelbaren Fällen gute Erfolge. Allerdings sind teils schwerwiegende Neben- und Wechselwirkungen zu berücksichtigen. Die Anwendung ist auf maximal zwei Jahre limitiert (Toxizität↑, Wirksamkeit↓).
- **Biologicals:** Etanercept (Enbrel®), Infliximab (Remicade®), Adalimumab (Humira®) sind hochwirksame, jedoch auch hochpreisige Therapeutika, die erst nach Versagen oder bei Kontraindikationen gegen obige etablierte und kostengünstigere Therapien angezeigt sind. Sie werden ausschließlich parenteral verabreicht. Etanercept und Infliximab sind TNF-α-Blocker, Efalizumab interferiert mit der T-Zell-Funktion.

Phototherapie:

- Gute Kombinationsmöglichkeit mit systemischer und Lokal-Therapie. Bei leichteren Fällen verwendet man UV-B der Wellenlänge 311 nm und in schwereren eine PUVA, d. h. eine Kombination aus UV-A und dem Wirkungsverstärker Psoralen (synonym: 5-Methoxypsoralen, 5-MOP, Methoxsalen).

Als mögliche Langzeitnebenwirkungen sind Mutagenität, Karzinogenität und Kataraktbildung aufzuführen, Vorteil ist die gute Abheilung der Psoriasisherde.

Alternativen für umschriebene Herde sind die lokale Photochemotherapie, wobei das Psoralen als Lösung auf die Läsion aufgetragen und hinterher bestrahlt wird oder die Balneophototherapie, wobei der Patient in einem Psoralen-Wasser-Gemisch badet und danach bestrahlt wird.

Wie kann die Therapie der Patientin beurteilt werden? Welche Alternativen gibt es?

Die Patientin gibt an, Psorcutan® Creme und Karison® Fettsalbe zu verwenden. Psorcutan® enthält den Wirkstoff Calcipotriol, ein Vitamin-D_3-Analogon, Karison® enthält Clobetasol, ein sehr starkes Glucocorticoid (Klasse 4). Da zu vermuten ist, dass die Therapie seit Jahren nicht gewechselt wurde, sollte der Patientin eine Rotationstherapie empfohlen werden. Sie könnte z.B. einen Calcineurin-Inhibitor anwenden (Steroid-Pause). Alternativ steht die Kombination von Tazaroten oder Dithranol mit einem Steroid zur Wahl. Im nächsten Schritt kommt die Phototherapie hinzu. Erst wenn der gewünschte Erfolg ausbleibt, wird man eine systemische Therapie, evtl. kombiniert mit Lokal- oder Phototherapie, ansetzen.

Zusätzlich können Sie der Patientin Zinktabletten zur unterstützenden Selbstmedikation empfehlen. Ferner ist auch an eine Stuhluntersuchung und evtl. anschließende Darmsanierung, z.B. mit Symbiolact® oder Symbioflor® zu denken. Beide Ansätze zielen auf die Beteiligung des Immunsystems bei vielen chronischen Hauterkrankungen, insbesondere Neurodermitis und Psoriasis, ab.

Die Behandlung der Psoriasis hat nicht die Eradikation aller Herde zum Ziel, sondern ein Stadium, das dem Patienten erträglich erscheint. Eine völlige Eradikation ist meistens nicht zu erreichen.

■ ■ ■ Quintessenz

- Im Rahmen einer Stufentherapie steht anfangs die topische Therapie im Vordergrund.
- Anschließend kann kombiniert werden mit Phototherapie oder systemischen Therapien.
- Um Nebenwirkungen bei der Langzeittherapie möglichst gering zu halten, sollte das Regime im Rotationsprinzip immer wieder gewechselt werden.

60 Scharlach

60.1 Anamnese

Eine Mutter geht mit ihrem 5-jährigen Sohn zum Hausarzt. Sie berichtet, der Kleine sei seit drei Tagen unleidlich, habe seit dem Vortag Fieber bis 39,8 °C, Halsschmerzen und einen Hautausschlag seit dem Morgen. Gegessen und getrunken habe er nur mit Widerwillen. An Vorerkrankungen bestünden eine Penicillinallergie. Im letzten Jahr habe er die Windpocken gehabt und im Winter eine Bronchitis, sonst sei er bis auf einen gelegentlichen Schnupfen immer gesund gewesen. Geschwister habe er nicht. Seit einem Jahr besuche er den Kindergarten gerne und regelmäßig und habe dort auch viele Freunde.

60.2 Untersuchungsbefund

Fünfjähriger Junge in eingeschränktem Allgemeinzustand und gutem Ernährungszustand. Größe 1,10 m, Gewicht 20 kg. Cor auskultatorisch tachykard, regelmäßig, Herzfrequenz 120/min. Lunge frei. Hautbefund: feinfleckiges, konfluierendes stammbetontes Exanthem, besonders an Axilla und Leiste, leicht erhaben und samtartig. Mundinspektion: auffällig rote Zunge mit verdickten Papillen („Himbeerzunge"), Tonsillen vergrößert, nicht belegt.

60.3 Medikamentenanamnese

Keine Dauermedikation.

60.4 Diagnostik

 Wie lautet die ärztliche Diagnose?

Es besteht der Verdacht auf unspezifisches Virusexanthem oder Scharlach.

Steckbrief Scharlach

- Leitsymptom: Fieber, Schüttelfrost, Rachenentzündung; nach 1–4 Tagen charakteristisches feinfleckiges Exanthem mit perioraler Blässe
- Akute Infektionskrankheit durch β-hämolysierende Streptokokken
- Hauptsächlich Kinder im Kindergarten- und Schulalter
- Folgeerkrankungen: Poststreptokokkenglomerulonephritis, rheumatisches Fieber

Welche Diagnostik führen Sie durch?

Sie nehmen Blut zur Bestimmung von Blutbild und CRP ab. Des Weiteren führen Sie einen Rachenabstrich für einen Strep-A-Schnelltest durch, welcher nach wenigen Minuten positiv wird. Die Werte des übrigen Labors: Leukozyten 17/nl, Hb 128 g/l, Thrombozyten 328 000/nl, CRP 75 g/dl. Somit steht die Diagnose Scharlach fest.

60.5 Therapie

 Welches Medikament rezeptieren Sie dem Jungen?

Goldstandard in der Therapie von Scharlach ist Penicillin V in einer Dosierung von 50 000–100 000 I.E./kg KG in vier oralen Einzeldosen. Bei diesem Kind müssten Sie also 4 x 250 000 I.E. p. o. (am besten als Saft) über zehn Tage verordnen. Da die Mutter Ihnen in der Anamnese aber von einer Penicillinallergie berichtet hat, überlegen Sie, ob Sie alternativ ein Cephalosporin verschreiben.

 Sicherheitshalber halten Sie noch einmal mit der Apotheke Rücksprache.

Die meisten Penicillin-Allergiker vertragen Cephalosporine und Carbapeneme gut, da diese im menschlichen Organismus nicht zu Penicilloyl-Verbindungen verstoffwechselt werden, den Major-Determinanten für die PEN-Allergie. Dennoch ist eine Kreuzallergie nicht 100 %ig auszuschließen. Ohne vorherige Testung der Verträglichkeit sollte man hier von einer Cephalosporin-Therapie absehen, zumal es Alternativen gibt. Anders beim Therapieversagen unter Penicillin: hier kann die nachfolgende Cephalosporintherapie je nach Resistenzprofil der Streptokokken durchaus Sinn machen.

In diesem Fall entscheiden Sie sich für eine Therapie mit Erythromycin 4 x 10 mg/kg KG/d p. o. (z. B. Paediathrocin®-Saft). Auch hier gilt: Die Therapie unbedingt zehn Tage durchhalten, selbst wenn die symptomatische Besserung schneller eintritt. Bei dieser Therapiedauer bietet sich bereits prophylaktisch ein Präparat zur Unterstützung der Darmflora an, z. B. Perenterol® oder Symbiolact®.

Ansonsten sollte die Mutter dem Sohn ausreichend zu trinken anbieten. Bei Fieber über 39° C kann sie ein Paracetamol-Zäpfchen (250 mg) geben. Des Weiteren sollte der Kleine den Kindergarten zwei Tage lang nicht besuchen.

Die Mutter fragt sie, ob der Junge in Zukunft ein zweites Mal an Scharlach erkranken kann. Wie lautet Ihre Antwort?

Kommt es bei einem Kind zu einer erneuten Streptokokkeninfektion mit dem gleichen Toxinbildner, besteht eine antitoxische Immunität. Klinisch entwickelt das Kind dann eine gewöhnliche Streptokokkenangina. Sind jedoch Streptokokken mit einem anderen Toxinbildner für die Infektion verantwortlich, kann sich zum wiederholten Mal ein Scharlach ausbilden.

Aufgrund einer Poststreptokokkenglomerulonephritis als möglicher Komplikation einer Streptokokkeninfektion, sollte zwei Wochen nach Krankheitsbeginn eine Urinkontrolle auf Hämaturie vorgenommen werden.

■ ■ ■ Quintessenz

- Da der Scharlach durch β-hämolysierende Streptokokken hervorgerufen wird, besteht die Therapie aus Penicillin.

61 Schizophrenie

61.1 Anamnese

Eine 58-jährige alleinstehende leicht adipöse Patientin kommt mit Einweisung zu Ihnen in die neurologische Sprechstunde. Sie fängt sofort an zu erzählen: „Ich weiß ja nicht so recht, warum ich zu Ihnen kommen sollte. Meine Hausärztin hat gesagt, Sie würden mir bei meinen Problemen helfen. Ich bräuchte gar keine Hilfe, wenn da nicht meine Nachbarn wären. Die haben hinter ihrer Wohnungstür einen Vorhang, so als hätten sie etwas zu verbergen. Sie beobachten mich! Die können nämlich durch Wände hindurchschauen. Ich höre sie jeden Abend flüstern, wenn ich fernsehen möchte. Sie wollen, dass ich umschalte. Die sind so aufdringlich! Dabei bekommt man sie selten zu Gesicht. Aber ich weiß, dass sie mich fertig machen wollen. Die verstecken auch dauernd meine Haustürschlüssel. Zuerst habe ich gedacht, ich hätte sie verlegt, aber dann habe ich gemerkt, dass die dahinter stecken. Ich habe schon den Vermieter angerufen, aber der hat nur gesagt, dass in der Wohnung ein Student wohnt, der selten zu Hause ist. Das habe ich aber gleich durchschaut. Der steckt also mit den Nachbarn unter einer Decke. Ich habe nämlich schon gesehen, wie sich die Vorhänge bewegen. Ich überlege mir, mal ins Polizeirevier zu gehen und Anzeige zu erstatten. Letzte Woche lag ein toter Vogel auf meinem Balkon. Das ist der Beweis dafür, dass die mich fertig machen wollen! Die wollen sich dafür rächen, dass ich mit dem Gedanken an eine Anzeige spiele."
Über die Hausärztin der Patientin erhalten Sie einen Arztbrief des letzten stationären Aufenthalts von vor fünf Wochen. Die Patientin war zur Blutdruckeinstellung in einer Klinik gewesen. Da sie zu diesem Zeitpunkt bereits durch ihre Äußerungen aufgefallen war, wurde ein neurologisch-psychiatrisches Konsil durchgeführt. Auf Anraten des Neurologen wurden noch ein Schädel-MRT und Drogen-Screening mit jeweils unauffälligem Ergebnis durchgeführt. Hinweise auf eine Demenz hatte er nicht. Gedächtnisleistung und Aufmerksamkeit waren unauffällig. Laboruntersuchungen wurden bei Aufnahme und vor Entlassung durchgeführt. Dabei waren die Blutwerte des Routinelabors (Blutbild, CRP, Leber-, Nieren- und Schilddrüsenwerte, Gerinnung) und die Blutzuckerwerte unauffällig. Lediglich das Gesamtcholesterin war mit 243 mg/dl (LDL 123 mg/dl) erhöht. Weitere Vorerkrankungen: chronische Gastritis. Sozialanamnese: Die Patientin lebt alleine. Sie war früher Finanzbeamtin und ist berentet. Sie hat keine Angehörigen.

61.2 Untersuchungsbefund

Siehe Anamnese.

61.3 Medikamentenanamnese

Amlobeta® 5 0-0-2, Metohexal® 200 1-0-0, Pantozol® 40 0-0-1, Bifiteral® 3 x 10 ml.

61.4 Diagnostik

 Wie lautet die ärztliche Diagnose?

Es besteht der Verdacht auf Schizophrenie. Der Beziehungs- und Beeinträchtigungswahn sowie die akustischen Halluzinationen sprechen für eine Schizophrenie.

Steckbrief Schizophrenie

- Leitsymptom: Komplexes Krankheitsbild mit Störungen aus verschiedenen psychischen Bereichen wie Wahrnehmung, Denken, Affektivität, Antrieb, Ich-Funktion und Psychomotorik

 Wie beurteilen Sie die Situation? Ist überhaupt eine Therapie indiziert?

Die Patientin hat wie viele Schizophrene keine Krankheitseinsicht. Deshalb hat die Hausärztin die Verdachtsdiagnose auf der Einweisung verschlüsselt. Möglicherweise wäre die Patientin sonst gar nicht zu Ihnen gekommen. Darum ist es jetzt wichtig, ihr Vertrauen zu gewinnen und das Arzt-Patienten-Verhältnis zu festigen. Eine notwendige medikamentöse Therapie kann zunächst als ein Präparat getarnt werden, „das der Patientin hilft". Es muss anfangs nicht über Psychopharmaka geredet werden. Tritt im Verlauf eine Besserung der Symptomatik ein, sollte die Patientin nach und nach über die psychiatrische Diagnose aufgeklärt werden. Eine Therapie ist dringend indiziert, um einen Realitätsverlust zu verhindern. Ziel ist, die Selbständigkeit der Patientin in ihrer häuslichen Umgebung zu erhalten. Auch finden sich unter Schizophrenen vermehrt Suizide.

61.5 Therapie

 Welche Therapieoptionen zur Behandlung der Schizophrenie gibt es?

Einteilung der Neuroleptika:

- konventionelle oder typische Neuroleptika: z. B. Haloperidol, Flupentixol, Fluphenazin und Perazin,
- atypische Neuroleptika: z. B. Clozapin, Olanzapin, Quetiapin, Risperidon, Ziprasidon, Amisulprid.

Die antipsychotische Wirkung der konventionellen und atypischen Neuroleptika ist prinzipiell gleich. Neuroleptika unterscheiden sich u. a. aber bezüglich sedierender, anxiolytischer oder antidepressiver Wirkungen. Als Wirkmechanismus kann eine antagonistische Wirkung an Dopaminrezeptoren vom D_2-Typ oder eine antagonistische Wirkung an Acetylcholin-, Histamin-, Serotonin- und adrenergen Rezeptoren angeommen werden.

Wirkungen der Neuroleptika:

- antipsychotische Wirkung,
- Abschwächung von Negativsymptomen,
- antiemetische Wirkung der meisten Präparate,
- sedierende Wirkung (z. B. bei Melperon, Clozapin),
- antidepressive Wirkung (z. B. bei Olanzapin, Risperidon),
- Besserung kognitiver Funktionen (z. B. bei Clozapin, Risperidon),
- anxiolytische Wirkung (z. B. bei Flupentixol),

Dosierung: Zur Reduktion der Nebenwirkungen sollten Neuroleptika so niedrig wie möglich dosiert werden. Durch den antipsychotischen Effekt bessern sich die Halluzinationen und Wahnvorstellungen. Wenn die akuten produktiven schizophrenen Symptome unter der Therapie abgeklungen sind, sollte die Dosis schrittweise reduziert werden. Aufgrund der hohen Rezidivrate akuter Psychosen wird eine Langzeittherapie über 1–2 Jahre empfohlen, bei mehr als zwei Krankheitsepisoden sogar 2–5 Jahre. Die Dosierung muss individuell gefunden werden, liegt aber niedriger als in der Akutsituation. Die Therapie darf nicht abrupt beendet, sondern muss ausgeschlichen werden.

Nebenwirkungen:

- Gefürchtete Nebenwirkungen von Neuroleptika sind extrapyramidal-motorische Störungen (siehe Kap. 13 Frühdyskinesie), die besonders bei konventionellen Präparaten vorkommen und insbesondere bei Medikationsbeginn und Dosiserhöhungen auftreten. Deshalb werden heute in erster Linie atypische Neuroleptika als Monotherapie empfohlen. Bei Therapieversagen sollte daher zunächst auf ein anderes atypisches Präparat umgestellt werden, bevor ein hochpotentes konventionelles Neuroleptikum verabreicht wird.

- Vegetative Nebenwirkungen (Blutdruckabfall, Tachykardie, Mundtrockenheit, Miktionsstörungen, Obstipation, paralytischer Ileus, Auge: Akkomodationsstörungen, Mydriasis, aber auch Miosis durch die antiadrenerge Wirkung).

- Selten lebensbedrohliche Nebenwirkungen wie malignes neuroleptisches Syndrom, Agranulozytose (→ engmaschiges Blutbildmonitoring bei Clozapin) und plötzlicher Herztod (Erregungsleitungsstörungen).

- Außerdem: Ikterus, konvulsive Wirkung, Gewichtszunahme (vor allem bei Clozapin und Olanzapin).

Neuroleptika führen nicht zu Abhängigkeit.

Komedikation: Bei innerer Unruhe, Angst und krankhafter Erregung ist eine zeitlich befristete Kombination mit Benzodiazepinen (z. B. Lorazepam) möglich.

Darreichungsformen: Alternativen zur oralen Therapie stellen parenterale Depotpräparate dar, die für typische und atypische Neuroleptika zur Verfügung stehen. Allerdings gibt es nur ein zugelassenes atypisches Depotpräparat: Risperdal® consta. Vorteile liegen in der 14-tägigen Gabe und der Unabhängigkeit von der Patienten-Compliance.

 Welche Therapieentscheidung treffen Sie für die Patientin?

Sie entscheiden sich für eine Therapie mit Risperidon (Risperdal®). Wichtig ist das sorgfältige Einschleichen, beginnend mit 1 x 2 mg/d. Dabei richten Sie auch ein Augenmerk auf mögliche Interaktionen mit der bisherigen Medikation: β-Blocker können die Plasmakonzentration von Risperidon erhöhen. Dosisänderungen von Metohexal® beeinflussen daher möglicherweise die Risperdal®-Wirkung. Eine bestehende Neigung zur Obstipation (die Patientin nimmt Bifiteral®) kann sich unter Neuroleptika verstärken und ggf. eine Dosisanpassung oder Umstellung des Laxans erforderlich machen.

Neben der medikamentösen Therapie wird die Patientin auch psycho- und soziotherapeutisch behandelt, was den Therapieerfolg verbessert und den Krankheitsverlauf günstig beeinflusst.

 Während die antipsychotische Wirkung von Neuroleptika erst nach Tagen bis wenigen Wochen zum Tragen kommt, machen sich durch die D_2-Blockade bedingte EPS-Nebenwirkungen sofort bemerkbar. Hierüber muss die Patientin aufgeklärt werden, damit sie das Medikament nicht vorzeitig absetzt.

Verlauf

Aufgrund der allgemeinen Nebenwirkungen der Neuroleptika sollten regelmäßige Kontrollen des Körpergewichts, des Blutdrucks, EKG und der Laborwerte (Blutfette und Leberwerte, Blutzucker, Blutbild, Kreatinin) durchgeführt werden. Sie notieren in Ihrem Bericht für die Hausärztin, dass die erste Kontrolle in vier Wochen, dann jeweils alle drei Monate erfolgen sollte. Auch sollte die Patientin über mögliche Nebenwirkungen aufgeklärt werden.

Die Patientin stellt sich nun wöchentlich bei Ihnen vor. Sie hat Vertrauen gefasst. Das Medikament habe sie gestärkt. Sie ist robuster gegen die Gemeinheiten der Nachbarn geworden. Die Beobachtungen seien auch viel seltener geworden. Auch stören die Nachbarn sie nicht mehr beim Fernsehen. Sie könne nun das Programm schauen, das sie gerne möchte. Sie lobt ihre Hausärztin für deren Weitsicht, sie zu Ihnen geschickt zu haben. Ziel ist es nun, die Patientin vorsichtig an ihre Krankheit heranzuführen und sie nach und nach aufzuklären. Ob das gelingt und die Patientin im Verlauf eine Krankheitseinsicht zeigt, bleibt noch offen.

■ ■ ■ Quintessenz

- Sind somatische Ursachen ausgeschlossen, ist eine antipsychotische Medikation indiziert.
- Therapie der Wahl sind Neuroleptika. Aufgrund ihres Nebenwirkungsprofils sollten die atypischen den typischen Neuroleptika vorgezogen werden.
- Wenn die akuten Symptome unter der Therapie abgeklungen sind, muss die Dosis schrittweise reduziert werden. Danach erfolgt eine Dauertherapie.

62 Soorkolpitis

62.1 Anamnese

In Ihre gynäkologische Sprechstunde kommt eine 64-jährige verwitwete Rentnerin (III-Gravida, III-Para), die seit einigen Wochen über Juckreiz im Intimbereich klagt. Sie habe auch vermehrt gelblich-weißen Ausfluss bemerkt. Bisher habe sie noch nie Probleme dieser Art gehabt. Vorerkrankungen: arterielle Hypertonie, Diabetes mellitus Typ 2, Glaukom beidseitig.

62.2 Untersuchungsbefund

64-jährige Patientin in relativ gutem Allgemeinzustand und adipösem Ernährungszustand. Größe 1,62 m, Gewicht 80 kg. Der Blutdruck liegt bei 150/90 mm Hg, Herzfrequenz 78/min. Die Vaginalhaut ist gerötet. Sie erkennen weißlichen, krümeligen Fluor. Sie entnehmen einen Abstrich aus dem hinteren Scheidengewölbe und schauen sich das Präparat gleich unter dem Mikroskop an. Sofort erkennen Sie Pilzfäden und Sprosszellen.

62.3 Medikamentenanamnese

Acerbon® 10 1–0–1, ASS 100 1–0–0, Huminsulin® basal, Trusopt® Augentropfen.

62.4 Diagnostik

 Wie lautet die ärztliche Diagnose?

Es besteht der Verdacht auf Soorkolpitis aufgrund des typischen weißlichen, krümeligen Fluor und dem Mikroskopierbefund.

Steckbrief Soorkolpitis
- Leitsymptom: Juckreiz
- Sehr häufig in der gynäkologischen Praxis
- Pruritus, Brennen, Dysurie, Fluor vaginalis
- Die Diagnose lässt sich einfach im Nativpräparat stellen

Ist eine weitergehende Diagnostik notwendig?

Da die Beschwerden typisch für eine Soorkolpitis sind und das Nativpräparat den Befund bestätigt, bedarf es keiner weiteren Diagnostik. Bei rezidivierender Infektion sollte jedoch eine Pilzkultur angelegt werden. Gerade Patientinnen in der Menopause kommen oft wegen einer Pilzinfektion in die Praxis. Durch Estrogenmangel (z. B. in der Menopause), vorausgegangene Antibiotikatherapie oder Scheidenspülungen kommt es zur Reduktion der Döderlein-Milchsäurebakterien, die unter Estrogeneinfluss Glykogen zu Milchsäure vergären. Weitere begünstigende Faktoren für eine Soorkolpitis sind Diabetes mellitus, Schwangerschaft, Descensus vaginae oder atrophische Genitalerkrankungen. In dem vorliegenden Fall ist die Kolpitis durch die Menopause und die diabetische Stoffwechsellage begünstigt.

62.5 Therapie

 Wie könnte die Patientin behandelt werden?

Eine Soorkolpitis wird lokal antimykotisch behandelt: z. B. mit Clotrimazol (Canesten® Gyn 3 Kombipackung) als Creme und Vaginaltablette über drei Tage. Bei einem Rezidiv wird über sechs Tage behandelt. Beim erneuten Rezidiv sollte mit einer oralen Einmalgabe von 150 mg Fluconazol (Fungata®) therapiert werden.
Haben Sie eine Soorkolpitis diagnostiziert und besteht noch eine sexuelle Aktivität, wird der Partner nur bei rezidivierenden Infekten oder der Candida-Balanitis mitbehandelt.
Als Prophylaxe, insbesondere bei Rezidiven, empfehlen Sie der Patientin ein Präparat zum Aufbau der natürlichen Scheidenflora, z. B. Vagiflor® Ovula.

 Bei der Soorkolpitis muss der Partner nur dann mitbehandelt werden, wenn er symptomatisch ist oder es sich um rezidivierende Infekte der Patientin handelt.

Verlauf

Sie empfehlen der Patientin eine Wiedervorstellung bei Beschwerdepersistenz. Außerdem raten Sie ihr noch zu einer Vorstellung bei ihrem Hausarzt zur Überprüfung der Blutdruck- und Diabeteseinstellung.

▪ ▪ ▪ Quintessenz

- Die Therapie der Soorkolpitis besteht aus einem lokalen Antimykotikum.
- Bei mehreren Rezidiven wird oral behandelt.

63 Tetanusimpfung

63.1 Anamnese

Ein 15-jähriger Junge kommt in die chirurgische Ambulanz und zeigt Ihnen seine verletzten Hände. Er berichtet, mit seinen Freunden im Gebüsch gespielt zu haben. Dabei sei er über eine Baumwurzel gestolpert und mit den Händen in eine zerbrochene Flasche gefallen. Der Unfall sei ca. vor einer Stunde gewesen. Über einen Tetanusimpfschutz weiß er nichts. Seine Eltern sind nicht erreichbar. Er hat keine Vorerkrankungen.

63.2 Untersuchungsbefund

Beide Hände weisen mit Erde, kleinen Steinchen und Blut verschmutzte oberflächliche Schnittwunden, hauptsächlich an den Handballen, auf. Die Wunden bluten nicht mehr und weisen glatte Ränder auf, die leicht auseinander klaffen.

63.3 Medikamentenanamnese

Keine Dauermedikation.

63.4 Diagnostik

 Welche Diagnose stellen Sie?

Schnittwunden an beiden Handballen nach Sturz in Glasscherben.

Steckbrief Tetanusimpfung
- Leitsymptom: Unfall/Sturz mit offener Wunde in der Anamnese
- Tetanus als Erkrankung in Europa sehr selten, in Ländern mit feuchtwarmem Klima und geringer Impfquote häufiger (ca. 50 Erkrankungen/100 000 Einwohner)

63.5 Therapie

 Wie könnte der Patient behandelt werden?

Zuerst erfolgt die Säuberung der Wunden und Adaptation der Wundränder. Dann machen Sie sich Gedanken über einen Tetanus-Impfschutz, da jede Wunde potenziell tetanusgefährdet ist. Für die Grundimmunisierung ab dem 2. Lebensmonat werden drei Impfungen benötigt. Der Tetanus-Impfstoff ist Bestandteil von Kombinationsimpfstoffen (z. B. Infanrix®, Repevax®, Pentavac®), die 3x im Abstand von 4–6 Wochen verabreicht werden. Eine Auffrischung erfolgt regulär im 2. Lebensjahr, danach alle zehn Jahre. Bei bestehendem Impfschutz muss im Verletzungsfall nicht nachgeimpft werden. In diesem Fall ist der Impfstatus unklar. Eine Auffrischung ist daher indiziert.

Welchen Impfstoff wählen Sie?

Z. B. Td-pur®. Es ist zwar ein monovalenter Tetanus-Impfstoff verfügbar (Tetanol pur®), aber die Kombination mit Diphtherietoxoid ist zu bevorzugen, um eine höhere Durchimpfung der Bevölkerung gegen Diphtherie zu erreichen. Kinder < 6 Jahren bekommen TD, ältere Personen Td, d. h. Tetanus-Diphtherie-Impfstoff mit verringertem Diphtherie-Toxoid-Gehalt. Bei tiefen, stark verschmutzten Wunden sollte eine Simultanprophylaxe mit 250 I.E. Tetanus-Immunglobulin durchgeführt werden, bei geringfügigen sauberen Wunden ist diese jedoch verzichtbar.
Die Tetanusimpfung wird streng intramuskulär (i. m.) in den Oberarm appliziert. Nebenwirkungen können Reaktionen wie Rötung, Schwellung und Druckschmerzhaftigkeit an der Impfstelle sein, vor allem wenn sie nicht streng i. m. verabreicht wird.

> Nicht dokumentierte Impfungen gelten als nicht durchgeführt! Eventuell doch durchgeführte Impfungen, die nicht dokumentiert wurden und daher nicht gezählt werden, stellen kein Problem dar. Bei der Komplettierung eines unvollständigen Impfschutzes gilt, dass es keine unzulässig großen Impfabstände gibt – jede Tetanusimpfung, liegt sie auch noch so lange zurück, zählt. Im Säuglingsalter wird die Tetanus-Grundimmunisierung mit Kombinationsimpfstoffen durchgeführt. Eine Auffrischung sollte vor der Einschulung sowie im Jugendalter erfolgen, dann alle zehn Jahre. Zeitabstände zu anderen Impfungen sind nicht einzuhalten.

Verlauf

Sie klären den Jungen auf, beim nächsten Arztbesuch in vier Wochen den Impfpass mitzubringen und geben ihm einen Arztbrief samt aktueller Impf-Dokumentation mit. Dann kann geklärt werden, ob die Grundimmunisierung nachgeholt oder ergänzt werden muss oder die Auffrischung für einen Schutz ausreicht.

■ ■ ■ Quintessenz

- Nur die Impfung kann vor dem durch Clostridium tetani übertragenen Wundstarrkrampf schützen.
- Bei unklarem Impfstatus muss im Verletzungsfall eine postexpositionelle Tetanusprophylaxe mit aktiver Immunisierung (und je nach Wunde simultaner Tetanus-Immunglobulingabe) erfolgen.

64 Tonsillitis

64.1 Anamnese

Eine Mutter kommt mit ihrem 7-jährigen Sohn zum Kinderarzt. Sie berichtet, ihr Sohn habe seit dem Vorabend Fieber und Halsschmerzen. In der Nacht habe er viel geweint und konnte nicht richtig schlafen. Heute Morgen wollte er gar nichts essen und sah auch richtig krank aus, sodass sie ihn statt zur Schule lieber zum Arzt gebracht habe. Gegen die Halsschmerzen habe sie ihm Dorithricin® Lutschtabletten und gegen das Fieber Ibuprofen-Saft gegeben. Seine 12-jährige Schwester sei gesund. An Vorerkrankungen bestünden Mumps vor zwei Jahren sowie gelegentlich ein Schnupfen in der kalten Jahreszeit, sonst sei er immer gesund gewesen.

64.2 Untersuchungsbefund

7-jähriger Junge in reduziertem Allgemeinzustand und gutem Ernährungszustand. Größe 1,27 m, Gewicht 28 kg, Temp. 38,9 °C. Pulmo frei. Cor auskultatorisch tachykard, regelmäßig, Herzfrequenz 100/min. Abdomen weich, nicht druckschmerzhaft, keine Hepato-Splenomegalie. Schmerzhafte Schwellung der Kieferwinkellymphknoten. Mundinspektion: gelbliche abstreifbare Stippchen auf den vergrößerten Tonsillen, Rötung des Gaumens und der Rachenhinterwand.

64.3 Medikamentenanamnese

Ibuprofen-Saft gegen Fieber bei Bedarf, Dorithricin®Lutschtabletten.

64.4 Diagnostik

Die Klinik und der Inspektionsbefund sprechen für eine bakterielle Tonsillitis. Sie wird am häufigsten von Streptokokken verursacht. Bei Virusinfekten dagegen finden sich keine Beläge auf den Tonsillen. Des Weiteren sind die Lymphknoten meistens nicht so ausgeprägt geschwollen, und die Beschwerden entwickeln sich weniger schnell.
Zur Bestätigung Ihres Verdachts führen Sie einen Strep-A-Schnelltest nach Tonsillen-Abstrich durch, welcher positiv ist.

 Wie lautet die ärztliche Diagnose?

Es besteht der Verdacht auf Tonsillitis.

Steckbrief Tonsillitis

- Leitsymptom: Plötzlich auftretendes Krankheitsgefühl, Fieber, Halsschmerzen und Schluckbeschwerden, schmerzhafte Schwellung der Kieferwinkellymphknoten, typische gelbe Stippchen auf den vergrößerten Tonsillen
- β-hämolysierende Streptokokken der Gruppe A

64.5 Therapie

 Wie könnte der Patient behandelt werden?

Eine bakterielle Tonsillitis sollte unbedingt antibiotisch behandelt werden, weil Folgeerkrankungen wie Endokarditis, akute Glomerulonephritis, akutes rheumatisches Fieber oder Sepsis, Halslymphknotenabszess und Peritonsillarabszess drohen. Auch beim Verdachtsfall ist daher eine zehntägige Penicillintherapie indiziert. Da keine Penicillinallergie bekannt ist, verordnen Sie 200 ml Penicillin V Stada® 0,3 Mega Trockensaft (Phenoxymethylpenicillin), 4 x tgl. 1½ Messlöffel (= 1,8 Mio I.E./d) über 10 d, möglichst 1 h vor oder 2 h nach dem Essen. Im Fall einer Penicillinallergie greift man zu Cefuroximaxetil (Elobact®) oder Erythromycin (Infectomycin®) über sieben Tage. Zur systemischen Schmerztherapie und Fiebersenkung kann die Mutter weiterhin bei Bedarf Ibuprofen-Saft verabreichen.

 Was halten Sie von den verabreichten Lutschtabletten? Welche Zusatzempfehlungen können Sie der Mutter in der Apotheke noch mit auf den Weg geben?

Die Wirksamkeit von Lutschtabletten mit einem Lokalantibiotikum wie in diesem Fall Dorithricin® (Tyrothricin, Benzocain, Benzalkoniumchlorid) ist umstritten. Es besteht zum einen die Gefahr der Allergie, zum anderen durchdringt das Antibiotikum die eitrigen Beläge nur unzureichend. Auch das enthaltene Lokalanästhetikum und Desinfiziens können eine Sensibilisierung fördern. Gut bewährt hat sich hingegen eine Eiskrawatte (entsprechend geformtes Cool-Pack, eisgekühlt, und in einem Geschirrtuch um den Hals gelegt) oder ein klassischer Quarkwickel. Beides wirkt antientzündlich, schmerzstillend und wird auch von Kindern meist als wohltuend empfunden. Außerdem sollte der Junge viel trinken.

 Die bakterielle Tonsillitis wird meistens durch Streptokokken verursacht und wird deshalb mit Penicillin über zehn Tage behandelt. Eine zu kurze oder ausbleibende Therapie könnte zu Rezidiven und Folgeerkrankungen führen.

Verlauf

Sie schreiben den Jungen für den Rest der Woche krank und bestellen ihn danach wieder in Ihre Sprechstunde ein.
Nach fünf Tagen bringt die Mutter ihren Sohn wieder in Ihre Praxis. Sie berichtet,

dass das Antibiotikum gut gewirkt habe. Der Kleine habe am übernächsten Tag schon wieder spielen wollen. Das Schmerzmedikament habe er nur in den ersten beiden Tagen gebraucht. Auf dem Weg in die Praxis wollte er wieder auf den Spielplatz. Sie erinnern daran, das Antibiotikum konsequent noch fünf Tage zu verabreichen und untersuchen den Jungen noch einmal: die Lymphknoten sind noch tastbar, aber nicht mehr so stark geschwollen und schmerzhaft. Die gelben Stippchen auf den Tonsillen sind nicht mehr zu sehen, auch die peritonsilläre Rötung ist abgeblasst. Temp. 36,7 °C. Am nächsten Tag kann der Junge wieder in die Schule gehen.

Sie geben der Mutter noch ein Uringläschen mit und bitten sie, Ihnen in einer Woche eine frische Spontanurinprobe vorbeizubringen. Damit wollen Sie einen Urinstatus (Combur® 9 Test) durchführen, um eine Poststreptokokkenglomerulonephritis auszuschließen.

▪ ▪ ▪ Quintessenz

- Die bakterielle Tonsillitis wird mit Penicillin nicht unter zehn Tagen behandelt, um ein Rezidiv und Streptokokken-Folgeerkrankungen zu vermeiden.

65 Trichomoniasis vaginalis

65.1 Anamnese

In Ihre Sprechstunde kommt eine 22-jährige Auszubildende, die seit etwa zwei Wochen über Scheidenjucken klagt. Auf Nachfrage beschreibt sie einen grünlich-gelben Ausfluss. Seit einem halben Jahr habe sie einen neuen Freund. Vor etwa zwei Monaten habe sie wegen einer Tonsillitis Antibiotika eingenommen. Andere Vorerkrankungen bestünden nicht.

65.2 Untersuchungsbefund

22-jährige Patientin mit normalem Habitus. Die äußeren und inneren Schamlippen sind gerötet. Aus dem hinteren Scheidengewölbe entnehmen Sie Sekret und tragen es mit einem Tropfen 0,9 %iger Kochsalzlösung sofort auf einen Objektträger auf. Sie erkennen einen sich bewegenden ovalen Zellleib mit vier Geißeln. In der Mitte ist ein spindelförmiger Zellkern zu sehen (siehe Abb. 65.1).

65.3 Medikamentenanamnese

Hormonelle Kontrazeption mittels Dreiphasen-Pille.

65.4 Diagnostik

 Wie lautet die ärztliche Diagnose?

Es besteht der Verdacht auf Trichomoniasis vaginalis. Da man die Geißeln und die Eigenbewegungen der Trophozoiten gut sehen kann, muss es sich um eine Trichomoniasis vaginalis handeln.

Steckbrief Trichomoniasis vaginalis

- Leitsymptom: Juckreiz, grünlich-gelber, zuweilen auch schaumiger Ausfluss
- Häufige Diagnose in der gynäkologischen Praxis
- Scheidenabstrich
- Trichomonaden haben typische bewegliche ovale Zellleiber mit den charakteristischen Geißeln

65 Trichomoniasis vaginalis

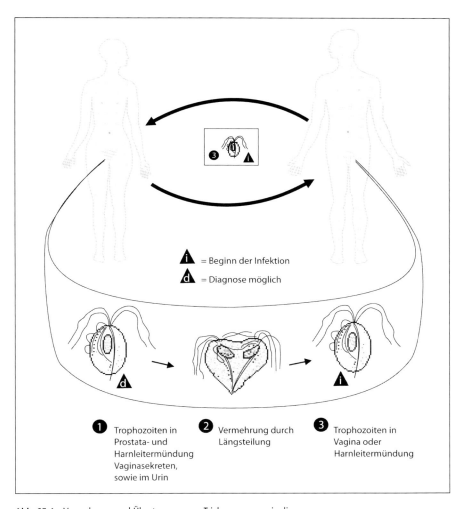

Abb. 65.1 Vermehrung und Übertragung von Trichomonas vaginalis

Welche Faktoren begünstigen die Infektion bei dieser Patientin?

- Seit einem halben Jahr hat die Patientin einen neuen Freund. Wechselnde Sexualpartner können eine Trichomoniasis-Infektion begünstigen.
- Vor zwei Monaten hat die Patientin eine Antibiotika-Therapie bekommen. Dadurch kann es zu einer Reduktion der grampositiven Döderlein-Milchsäurebakterien und folglich zu einem Anstieg des pH-Werts in der Scheide gekommen sein. Der pH-Anstieg begünstigt die Vermehrungsbedingungen der meisten Kolpitis-Erreger (Pilze, Escherichia coli, Streptokokken, Staphylokokken, Trichomonaden).

65.5 Therapie

 Wie könnte die Patientin behandelt werden?

Antibiotikum der Wahl bei einer Trichomoniasis vaginalis ist Metronidazol.

 Der Arzt ruft Sie in der Apotheke an. Welchen Applikationsmodus für die Antibiose würden Sie als Apotheker in diesem Fall empfehlen?

Bewährt hat sich die orale Einmalgabe (sog. „Single shot") von 2 g Metronidazol (entspricht 5 Tbl. à 400 mg). Dabei ist es obligat, dass der Partner mitbehandelt wird, da sonst eine Reinfektion droht. Die Einmalgabe verspricht erstens gute Compliance und Verträglichkeit, zweitens resultiert sie in sehr guten Sanierungsraten von 90–95 %. Die topische Behandlung mit Metronidazol-Gel ist weniger erfolgversprechend.

Unter der Therapie, d. h. sieben Tage ab Single shot, sollte kein Geschlechtsverkehr erfolgen, außerdem gilt striktes Alkoholverbot (sonst kann es zu disulfiramähnlichen Effekten mit Flush, Übelkeit, Erbrechen, Schwindel kommen). Eine Schwangerschaft sollte ausgeschlossen sein, da gerade im 1. Trimenon eine Nitroimidazoltherapie kontraindiziert ist.

Da Trichomonaden per Schmierinfektion übertragen werden, empfehlen sich Kondome zur Prophylaxe.

Sie rezeptieren der Patientin Metront® 400 N 1 (enthält 14 Tbl.), was für die Single shot Therapie auch ihres Partners ausreicht, und raten zu einem erneuten Praxisbesuch bei Beschwerdepersistenz.

 Bei einer Trichomoniasis vaginalis ist die Partnerbehandlung obligat.

▪▪▪ Quintessenz

- Eine orale Einmalgabe von 2 g Metronidazol ist ausreichend. Der Partner muss unbedingt mitbehandelt werden!
- Bei Frauen verursachen die Trichomonaden eine Kolpitis, bei Männern eine Urethritis.

Anhang

Literatur

Aktories K (Hrsg), Förstermann U (Hrsg), Hofmann FB (Hrsg), Starke K(Hrsg). Allgemeine und spezielle Pharmakologie und Toxikologie. 10. Aufl., Urban & Fischer bei Elsevier, München 2009
Audebert F, Blaas S, Dierkes C et al. Haut- und Weichteilinfektionen. Consilium infectiorum Klinik, 3. Jahrgang, Heft 3, 1–14, 2005
Baenkler HW, Fritze D, Füeßl HS. Innere Medin. MLP Duale Reihe. Thieme, Stuttgart 2001
Baron R. Diagnostik und Therapie neuropathischer Schmerzen, Sonderdruck des Deutschen Ärzteblatts, Köln. Dtsch Aerztebl, 2720–2729, 2006
Berger DP, Engelhardt R, Mertelsmann R. Das Rote Buch – Hämatologie und Internistische Onkologie; 2. Aufl., ecomed, Landsberg/Lech 2002
Berthold H. Klinikleitfaden Arzneimitteltherapie. 2. Aufl., Urban & Fischer bei Elsevier, München 2002
British National Formulary (BNF) British Medical Association, Royal Pharmaceutical Society of Great Britain (Hrsg.) 56:44 September 2008
Brüggmann J, Ravati A. Optimale Arzneimittelberatung. 2. Aufl., Govi-Verlag, Eschborn 2006
Dendorfer U, Mann J. Glomerulonephritis. Dtsch Med Wochenschr; 131: 93–100, 2006
Diener HC, Putzki N (Hrsg). Leitlinien für Diagnostik und Therapie in der Neurologie. 4. Aufl, i. Auftr. d. Kommission Leitflinien d. Dtsch. Ges. f. Neurologie. 4. Aufl., Thieme, Stuttgart 2008
Fliser D, Symptomatische Hyperkaliämie: Was notfallmäßig zu tun ist. Dtsch Aerztebl; 100 (24), 2003
Gerok W (Hrsg), Christoph Huber C (Hrsg), Thomas Meinertz (Hrsg). Die Innere Medizin. 11. Aufl. Schattauer, Stuttgart 2007
Hein L, Aktuelle Therapie des Herzinfarkts, Pharm Ztg 20, 2006
Kaestner F; Warzok J, Zechmann C. Crashkurs Innere Medizin. 2. Aufl., Urban & Fischer bei Elsevier, München 2009
Karow T, Lang-Roth R. Allgemeine und Spezielle Pharmakologie und Toxikologie, S.1055, 2006
Kojda G (Hrsg). Pharmakologie/Toxikologie systematisch. 2. Aufl., Uni-Med, Bremen 2002
Matschke M, Limmroth V. Multiple Sklerose – Aktuelle Aspekte zu Erkrankung und Therapie. MMP, 12: 404–408, 2003
Mims CA. Medizinische Mikrobiologie – Infektologie. Urban & Fischer bei Elsevier, München 2006.
MLP Duale Reihe. Innere Medizin. 2. Aufl., Thieme, Stuttgart 2009
Med Monatsschr Pharm, 28. Jahrgang, 2:, 60–66, 2005
Mutschler E, Geisslinger G, Kroemer HK, Ruth P, Schäfter-Korting M. Mutschler Arzneimittelwirkungen. 9. Aufl., Wissenschaftliche Verlagsgesellschaft, Stuttgart 2008
Ostendorf/Seeber. Hämatologie, Onkologie, Urban & Schwarzenberg, München 1997
RKI-Ratgeber Infektionskrankheiten: Noroviren, 2008
Schneemann H, Young LY, Koda-Kimble MA. Angewandte Arzneimitteltherapie. Springer, Berlin 2001
Scholz H (Hrsg), Schwabe U (Hrsg). Taschenbuch der Arzneibehandlung. 13. Aufl., Springer, Berlin 2005
Smollich M, Wülfing P. Mammakarzinom. Dtsch Apoth Ztg, 146. Jahrgang, 6: 49–55, 2006
Stille W, Brodt HR, Groll A. Antibiotika-Therapie. 11. Aufl., Schattauer, Stuttgart 2005
Ströhle A, Wolters M, Hahn A. Cobalamin – ein kritischer Nährstoff im höheren Lebensalter,
Vogel et al. Parenterale Antibiotika bei Erwachsenen. Chemotherapie Journal 8:, Heft 1, 3–45, 1999

Leitlinien der medizinischen Fachgesellschaften

AWMF online – Leitlinie Neurologie: Alkoholdelir, letzte Überarbeitung 10/2008
AWMF online – Leitlinien Angiologie: Bein- und Beckenvenenthrombose, letzte Überarbeitung 01/2005
Leitlinie der Deutschen Gesellschaft für Neurologie 2008: Clusterkopfschmerz und trigeminoautonome Kopfschmerzen
AWMF online – Leitlinie der Deutschen Gesellschaft für Neurologie : Epilepsie im Erwachsenenalter, Stand 11/2004
AWMF online – Leitlinien der Deutschen Gesellschaft für Kinderchirurgie: Erysipel, Stand 09/2002
Deutsche Hochdruckliga, Deutsche Hypertonie-Gesellschaft: Leitlinien zur Behandlung der arteriellen Hypertonie, Stand 06/2008
Deutsche Krebsgesellschaft: EBM-Leitlinie Mammakarzinom2008
Leitlinie der Deutschen Gesellschaft für Neurologie: Diagnostik und Therapie der Multiplen Sklerose 2008
AWMF online – Interdisziplinäre Leitlinie der Deutschen Krebsgesellschaft und der Deutschen Gesellschaft für Gynäkologie und Geburtshilfe: Diagnostik und Therapie maligner Ovarialkarzinome, letzte Überarbeitung 05/2007
AWMF online – Leitlinien der Deutschen Gesellschaft für Neurologie: Restless Legs Syndrom und Periodic Limb Movement Disorder, letzte Überarbeitung 10/2008
AWMF online – Leitlinien der Deutschen Gesellschaft für Neurologie und der Deutschen Schlaganfallgesellschaft: Akuttherapie des ischämischen Schlaganfalls. Letzte Überarbeitung 10/2008
Leitlinie der Deutschen Gesellschaft für Rheumatologie: Management der frühen Rheumatoiden Arthritis. 2. Aufl. 2006
AWMF online – Leitlinie der Deutschen Gesellschaft für Verdauungs- und Stoffwechselerkrankungen: Diagnostik und Therapie der Colitis ulcerosa, letzte Überarbeitung 2/2004
Evidenzbasierte Leitlinie der Deutschen Diabetes-Gesellschaft: Medikamentöse antihyperglykämische Therapie des Diabetes mellitus Typ 2, letzte Überarbeitung 10/ 2008
AWMF online – Deutsche Diabetes-Gesellschaft, Arbeitsgruppe für materno-fetale Medizin der Deutschen Gesellschaft für Gynäkologie und Geburtshilfe, Deutsche Gesellschaft für Perinatale Medizin: Empfehlungen zu Diagnostik und Therapie des Gestationsdiabetes, O6/2001
AWMF online – Leitlinien der Deutschen Gesellschaft für Kinder- und Jugendpsychiatrie und –psychotherapie: Hyperkinetische Störung, letzte Überarbeitung 11/2006
AWMF online – Leitlinie der Deutschen Gesellschaft für Neurologie: Schwindel-Therapie – Morbus Menière. Letzte Überarbeitung 10/2008
AWMF online – Leitlinien der Deutschen Gesellschaft für Gynäkologie und Geburtshilfe: Empfängnisverhütung. Letzte Überarbeitung 05/2008
AWMF online – Leitlinien der Deutschen Gesellschaft für Allgemeinmedizin und Familienmedizin: Ohrenschmerzen. Letzte Überarbeitung 10/2008
AWMF online – Leitlinien der Deutschen Gesellschaft für Neurologie: Parkinson Syndrome – Diagnostik und Therapie. Letzte Überarbeitung 10/2008
NVL – Typ 2-Diabetes. Letzte Überarbeitung 02/2006
AWMF online – Leitlinien der Deutschen Gesellschaft für Neurologie: Therapie neuropathischer Schmerzen. Letzte Überarbeitung 10/ 2008
AWMF online – Leitlinien der Deutschen Dermatologischen Gesellschaft: Therapie der Psoriasis vulgaris, letzte Überarbeitung Januar 2007
AWMF online – Leitlinien der Deutschen Dermatologischen Gesellschaft, Arbeitsgemeinschaft für Dermatologische Infektiologie: Streptokokkeninfektionen der Haut und Schleimhäute, 05/ 2006
Deutsche Gesellschaft für Gynäkologie und Geburtshilfe: Leitlinien, Empfehlungen, Stellungnahmen – Vulvovaginalkandidose, Stand 04/2006

Epidemiologisches Bulletin 30/2008: Empfehlungen der STIKO am Robert-Koch-Institut, Stand 07/2008

AWMF online – Deutsche Gesellschaft für Gynäkologie und Geburtshilfe, Arbeitsgemeinschaft Infektiologie und Infektionsimmunologie in der Geburtshilfe und Gynäkologie: Bakterielle Vaginose in Gynäkologie und Geburtshilfe, letzte Überarbeitung 06/2008

Nationale Versorgungsleitlinie Asthma, Stand 04/2008

Nationale Versorgungsleitlinie COPD, Stand 02/2006

Evidenzbasierte Leitlinie der DDG – Therapie des Diabetes mellitus Typ 1, Stand 05/2007

Deutsche Gesellschaft für Neurologie, Deutsche Migräne- und Kopfschmerzgesellschaft: Leitlinie Akuttherapie und Prophylaxe der Migräne 2008, Nervenheilkunde 10: 933–949, 2008

Therapieempfehlungen der Arzneimittelkommission der deutschen Ärzteschaft: Therapie der PAVK; 2004

PEG-Empfehlungen: Epidemiologie, Diagnostik, antimikrobielle Therapie und Management von erwachsenen Patienten mit ambulant erworbenen tiefen Atemwegsinfektionen sowie ambulant erworbener Pneumonie, Chemotherapie-Journal Heft 4: 97–155, /2005

Deutsche Gesellschaft für Endokrinologie: Faustregeln für die Therapie des M. Addison, Informationsbroschüre für Patienten, Stand 2003

www.uniklinikum-giessen.de/med4/ITPstart.html

Empfehlungen der Paul-Ehrlich-Gesellschaft zum rationalen Einsatz oraler Antibiotika bei Erwachsenen und Schulkindern, Med Monatsschr Pharm 12/2006: 441–455, 2006

FachInfo online (www.fachinfo.de)

Fachinformation Hydrocortison Hoechst Tabl., Stand Juni 2004

Fachinformation Astonin H, Stand Dezember 2005

Fachinformation Distraneurin Kapsel, Stand August 2006

Fachinformation Antabus Dispergetten, Stand Januar 2007

Fachinformation Campral, Stand Juni 2005

Fachinformation vitamin B_{12}-loges, Stand März 2006

Fachinformation Folgamma, Stand Oktober 2004

Fachinformation Sultanol, Stand September 2006

Fachinformation Argatra, Stand März 2007

Fachinformation Xarelto, Stand September 2008

Fachinformation Pradaxa, Stand Juni 2008

Fachinformation Innohep, Stand Mai 2008

Fachinformation Fraxiparin, Stand Juni 2008

Fachinformation Mono-Embolex 8000 Therapie, Stand Mai 2008

Fachinformation Clexane, Stand März 2008

Fachinformation Metronidazol ratiopharm, Stand April 2007

Fachinformation Vancomycin Lederle, Stand Juni 2007

Fachinformation Spiriva, Stand November 2008

Fachinformation Penicillin Grünenthal, Stand Juni 2007

Fachinformation Leponex, Stand Juni 2008

Fachinformation Motilium, Stand Juli 2007

Fachinformation Paspertin, Stand April 2008

Fachinformation Kaliumchlorid 7,45% Braun, Stand August 2007

Fachinformation Pravasin protect, Stand September 2008

Fachinformation Rasilez, Stand September 2008

Fachinformation Ubretid, Stand Juni 2008

Fachinformation Gastrografin, Stand November 2008

Fachinformation Kalymin, Stand Februar 2005

Fachinformation Faslodex, Stand Oktober 2006

Fachinformation Nolvadex, Stand Dezember 2007

Fachinformation Arimidex, Stand Juli 2008

Fachinformation Imigran nasal, Stand Juni 2008

Fachinformation Rhophylac, Stand September 2007

Fachinformation NovoSeven, Stand September 2008

Fachinformation MabThera, Stand März 2009

Fachinformation Imurek, Stand April 2008

Fachinformation CellCept, Stand Nov. 2008

Fachinformation Tysabri, Stand Januar 2009
Fachinformation ReoPro, Stand Juli 2007
Fachinformation Elotrans, Stand Februar 2009
Fachinformation Taxol, Stand Januar 2009
Fachinformation Carboplatin Sandoz,
 Stand Oktober 2008
Fachinformation ben-u-ron 500 mg Tbl.,
 Stand April 2007
Fachinformation Fluimucil Antidot,
 Stand Dezember 2007
Fachinformation Urokinase, Stand August 2008
Fachinformation Godamed 300, Stand Feb. 2008
Fachinformation Cephoral, Stand April 2007
Fachinformation Zinnat, Stand September 2004
Fachinformation Cabaseril, Stand Januar 2009
Fachinformation Parkotil, Stand Dezember 2008
Fachinformation Restex, Stand Juni 2006
Fachinformation Sifrol 0,088, Stand Januar 2009
Fachinformation Adartrel, Stand Juli 2008
Fachinformation Oxygesic, Stand August 2008
Fachinformation Actilyse, Stand Februar 2007
Fachinformation Equilibrin, Stand Juni 2008
Fachinformation Aricept und Aricept Evess,
 Stand September 2008
Fachinformation Exelon, Stand Mai 2008
Fachinformation Reminyl, Stand Januar 2008
Fachinformation Lantarel, Stand August 2008
Fachinformation Arava, Stand August 2008
Fachinformation Orencia, Stand August 2008
Fachinformation Enbrel, Stand März 2009
Fachinformation Remicade, Stand März 2009
Fachinformation Azulfidine RA,
 Stand November 2008
Fachinformation Doxycyclin Heumann,
 Stand April 2007
Fachinformation Mutaflor, Stand Januar 2007
Fachinformation Metformin CT,
 Stand Februar 2008
Fachinformation Amaryl, Stand Juli 2008
Fachinformation Starlix, Stand Juli 2006
Fachinformation NovoNorm,
 Stand Dezember 2008
Fachinformation Actos, Stand August 2007
Fachinformation Avandia, Stand März 2008
Fachinformation Glucobay, Stand August 2008
Fachinformation Arcoxia, Stand September 2008
Fachinformation Allopurinol Sandoz 300,
 Stand Oktober 2008
Fachinformation Narcaricin, Stand April 2005
Fachinformation Sogoon, Stand April 2008

Fachinformation Assalix, Stand Mai 2004
Fachinformation Hox alpha,
 Stand November 2005
Fachinformation Zovirax 400, Stand Juni 2002
Fachinformation Famvir, Stand November 2008
Fachinformation Aldactone, Stand April 2008
Fachinformation Strattera,
 Stand Dezember 2008
Fachinformation Locol, Stand Juli 2007
Fachinformation Coric, Stand August 2008
Fachinformation Carmen, Stand März 2008
Fachinformation Norvasc, Stand August 2008
Fachinformation Ciloxan AT, Stand März 2008
Fachinformation Trental, Stand März 2007
Fachinformation Aequamen, Stand Juni 2008
Fachinformation Vasomotal, Stand Dez. 2006
Fachinformation Saroten ret.Tabs,
 Stand März 2008
Fachinformation Tegretal ret.,
 Stand September 2004
Fachinformation Tim-Ophthal,
 Stand Dezember 208
Fachinformation Betoptima, Stand Februar 2004
Fachinformation Xalatan, Stand Februar 2009
Fachinformation Alphagan, Stand Februar 2008
Fachinformation Trusopt, Stand Juni 2008
Fachinformation Pilomann, Stand Juli 2006
Fachinformation Pravidel, Stand August 2007
Fachinformation Clarium, Stand Januar 2008
Fachinformation Stalevo, Stand August 2008
Fachinformation Tasmar, Stand Mai 2007
Fachinformation Movergan, Stand Februar 2008
Fachinformation Emla, Stand Mai 2006
Fachinformation Cymbalta, Stand April 2009
Fachinformation Lyrica, Stand Februar 2009
Fachinformation Neurontin, Stand Mai 2008
Fachinformation Uroxatral, Stand März 2008
Fachinformation Proscar, Stand Oktober 2008
Fachinformation Avodart, Stand August 2008
Fachinformation Alna, Stand Januar 2009
Fachinformation Flotrin, Stand August 2007
Fachinformation Paediathrocin,
 Stand März 2008
Fachinformation Risperdal,
 Stand September 2008
Fachinformation Fungata,Stand Sept. 2008
Fachinformation Canesten gyn,
 Stand Januar 2008
Fachinformation Td-pur, Stand September 2007
Fachinformation Tetanol pur, Stand Juni 2008

Glossar

Abdomenpalpation	Abtasten des Bauchs
Abdominallavage	Bauchspülung
Abrasio	Gebärmutterausschabung
Adnexektomie	Operative Entfernung der Eierstöcke
Aetas	Alter
Akute Exazerbation	Akute Verschlechterung einer Erkrankung
Alimentation, orale	Nahrungszufuhr über den Mund
Anti-Cardiolipin-Antikörper	Anti-Phospholipid-Antikörper, welche bei Autoimmunerkrankungen auftreten können
Antiphospholipid-AK-Syndrom	Autoimmunerkrankung
Arterieller Astrup	Blutgasanalyse von arteriellem Blut
Astrup-Werte	Blutgas-Werte
Ausfallnystagmus	Ruckartige Augenbewegungen zum gesunden Ohr hin bei plötzlichem Ausfall des Gleichgewichtsorgans
Auskultatorisch	Das Abhören betreffend
Ausscheidungsurogramm	Röntgenuntersuchung mit Kontrastmittel zur Darstellung der Nieren, der ableitenden Harnwege und der Harnblase
Babinski-Zeichen	Pathologischer Reflex bei Schädigung der Pyramidenbahn
Base-Excess	Blutgasparameter, der Informationen über stoffwechselbedingte Störungen des Säure-Basen-Haushalts gibt
BNP	Brain natriuretic peptide, Herzinsuffizienzmarker
Bohr-Effekt	Abhängigkeit der Affinität von Hämoglobin zu Sauerstoff von Kohlenstoffdioxidgehalt und pH-Wert der Umgebung
Bradydysdiadochokinese	Langsame Einschränkung der Feinbeweglichkeit und Unfähigkeit, rasch aufeinander folgende Bewegungen (z. B. Finger) auszuführen
Ceiling-Effekt	Erreichen der maximalen Wirkung eines Medikaments

Child A	Einteilung der Leberzirrhose in Child A-C (Child-Pugh-Klassifikation)
Cholezystektomie	Operative Entfernung der Gallenblase
Coombs-Test	Antiglobulintest, mit dem inkomplette Antikörper gegen rote Blutkörperchen nachgewiesen werden
Crosse-Ligatur	Unterbindung eines bestimmten Venenabschnitts
DAKO Score	Stärke der Überexprimierung des Human epidermal growth factor receptor vom Typ 2 (HER2-Rezeptor), Werte von 0 bis 3+, wichtig für die Brustkrebs-Diagnostik
Digital-rektale Untersuchung	Untersuchung des Mastdarms mit dem Finger
Distal-symmetrische Hypästhesien	Verminderte Sensibilität der Haut an den äußeren Stellen der Extremitäten
Erb-Punkt	Auskultationspunkt über dem Herzen
ERCP	Endoskopische retrograde Cholangiopankreatikographie, Darstellung der Gallen- und Bauchspeicheldrüsengänge mittels Kontrastmittel
Exhairese	Operative Entfernung
Expirium	Die Ausatmung
Foetor alcoholicus	Atem, der nach Alkohol riecht
Fundus hypertonicus III	Chronische Gefäßveränderungen der Netzhaut des Auges infolge eines Bluthochdrucks, Stadieneinteilung I-IV
Glasgow Coma Scale (GCS)	Skala zur Abschätzung einer Bewusstseinsstörung
GOLD-Kriterien	Einteilung der COPD (Chronic obstructive pulmonary disease)
Homans-Zeichen	Hochziehen des Fußes löst einen Schmerz in der Wade aus, klinisches Zeichen bei der tiefen Beinvenenthrombose
Horner-Syndrom	Bestehend aus Pupillenverengung, Herabhängen des oberen Augenlids und einem scheinbar eingesunkenen Augapfel
HUT-Test	Der Helicobacter-Urease-Test dient dem Nachweis von Helicobacter-pylori-Bakterien im Magen
Hypothermie-Therapie	Gezielte Unterkühlung des Körpers, die in der Notfall- und Intensivmedizin, z. B. nach Reanimation eingesetzt wird

Hüft-TEP	Total-Endoprothese der Hüfte (künstliches Hüftgelenk)
Hysterektomie	Operative Entfernung der Gebärmutter
Jugulum	Fossa jugularis (lat.) oder Drosselgrube ist die Grube zwischen den beiden Schlüsselbeinen
Knie-TEP	Total-Endoprothese des Knies (künstliches Kniegelenk)
LAD-Stenose	Left anterior descending, Engstelle des vorderen Astes der linken Herzkranzarterie
LWK-2-Fraktur	Knochenbruch des 2. Lendenwirbelkörpers
Lymphonodektomie	Operative Lymphknotenentfernung
Mamma-NPL	Bösartiger Tumor der Brust
Meyer-Zeichen	Druckschmerzhaftigkeit des Unterschenkels, klinisches Zeichen bei der tiefen Beinvenenthrombose
Nephrektomie	Operative Entfernung der Niere
NSTEMI	Nicht-ST-Strecken-Elevations(Hebungs)-Myokardinfarkt
Omentektomie	Operative Entfernung des großen Netzes (Bauchfell)
Pack years	Anzahl der gerauchten Zigarettenpäckchen mal der Anzahl der gerauchten Jahre
Palmarerythem	Rötung der Handinnenfläche
Palpation	Abtasten/Betasten (bei der körperlichen Untersuchung)
Parietookzipitotemporaler Kortex	Bestimmtes Gebiet in der Hirnrinde (Angabe der Lokalisation)
Payr'scher Druckpunkt	Schmerz in der Fußsohle nach Druck auf die Fußsohle, klinisches Zeichen bei der tiefen Beinvenenthrombose
Petechien	Punktförmige Einblutungen in die Haut, meistens an den unteren Extremitäten
PTA	Perkutane transluminale Angioplastie, Aufdehnung von Engstellen der Gefäße/Ballondilatation
PTCA	Perkutane transluminale koronare Angioplastie, Aufdehnung der Herzkranzgefäße
Pulmo im Behelf/ Auskultation der Pulmo im Behelf	Abhören der Lunge in Behelfstechnik, wenn der Patient z. B. bettlägrig ist
Radiatio	Bestrahlung

RCA	Right coronary artery, rechte Herzkranzarterie
RCA-Stenose	Engstelle der rechten Herzkranzarterie
RCX-Stenose	Ramus circumflexus, Engstelle des hinteren Astes der linken Herzkranzarterie
Restitutio ad integrum	Vollständige Ausheilung einer Krankheit
Retropatellare Krepitationen	Fühlbares Aneinanderreiben von Knochenteilen hinter dem Knie
Romberg-Phänomen/Zeichen	Starkes Schwanken/Fallneigung beim Stehen mit geschlossenen Augen und nebeneinandergestellten Füßen als Hinweis auf eine Schädigung im Kleinhirn
Schilling-Test	Test zur Aufnahme von Vitamin B_{12} im Dünndarm
Sklenenikterus	Gelbfärbung der Augen
Splenektomie	Operative Entfernung der Milz
Splenomegalie	Vergrößerung der Milz
Staging	Stadienbestimmung eines bösartigen Tumors
Stridor	Pfeifendes Geräusch beim Einatmen
TNM-Klassifikation	Tumor, Lymphknoten, Metastasen = Stadieneinteilung von Krebserkrankungen
Vibrationsempfinden	Wahrnehmung von Vibrationen auf der Haut
Vigilanz	Beschreibung des Aufmerksamkeitszustands eines Patienten
ZVD	Zentralvenöser Druck
ZVD-Messungen	Bestimmung des zentralvenösen Drucks über einen Katheter

Stichwortverzeichnis

α-Amylase XIV
Abatacept 163
Abciximab 108
Abdomenpalpation 265
Abdominallavage 116, 265
Abführmittel 219
Abrasio 265
–, fraktionierte 116
Absence-Anfall 47
absolute Arrhythmie 79, 137
Acarbose 176, 182
ACC® 90, 132
– 600 38
– akut 29
ACE-Hemmer 66, 71f., 82, 84, 110, 127, 147, 178, 194, 200, 202
Acerbon® 29, 138, 185, 201f., 211, 214, 249
Acetongeruch 42
Acetylcholin 40, 55
Acetylcholinesterasehemmer, zentralwirkende 159
Acetylcholinrezeptor 246
–, nicotinischer 161
Acetylcystein 38, 132
Acetylsalicylsäure 70, 82, 94ff., 107ff., 126, 128, 146, 148, 151, 164, 202, 209
Aciclovir 191
Acitretin 239
Actilyse® 139, 146
Actos® 176, 183
Actraphane® 29, 183
Actrapid® 183, 229
Adalat® 81, 124
Adalimumab 163f., 239
Adartrel® 144
Addel® 9
Addison-Krise 3ff.
Adekin® 226
Adenom, aldosteronproduzierendes 194
Adenosinrezeptorblockade 37
Adenoviren 205

ADHS 196
Adnexektomie 116, 265
Adrenalin 137, 139ff.
α-Adrenozeptoren 160
Adumbran® 211
Aequamen® 210
Aetas 265
α₂-Agonisten 85
Agranulozytose 27, 246
Akathisie 54f.
Akinese 55, 225
Akineton® 55, 226
Aktivität, pulslose elektrische 140
Aktivitäts- und Aufmerksamkeitsstörung 196
akute Exazerbation 265
Alanin-Aminotransferase XIII
Albumin XIV
Aldactone® 70, 195
Aldosteron 194
aldosteronproduzierendes Adenom 194
Aldosteron/Renin-Quotient 194
Aldosteronrezeptor-Antagonist 71f., 195
Alfuzosin 233
Alimentation, orale 265
Aliskiren 84
Alkalose 79
Alkoholentzugsdelir 7ff.
Alkoholkrankheit 8
Alkylans 117
Allegro® 34, 96
Allopurinol 76ff., 174, 178, 185
Almogran® 96
Almotriptan 96
Alna® 233
Alopezie, androgenetische 234
Alphagan® 216
Alpha-4-Integrin 106
Alpha-Liponsäure 230
Alprostadil 126
Alteplase 139, 146
Alt-Insulin 43, 104, 147

Alzheimer-Demenz 158
Amantadin 226
Amaryl® 175
Ambrodoxy® 29f.
Amidotrizoesäure 88
Aminoglykoside 206, 210
Aminopenicillin 26, 219
Aminosalicylat 171
5-Aminosalicylsäure 170
Amiodaron 137, 139
Amisulprid 245
Amitriptylin 130, 212
Amitriptylinoxid 151
Amlobeta® 245
Amlodipin 66, 142, 159, 201f.
Amoclav 133
Amoxicillin 26, 30, 59, 222
Amoxi-CT® 223
Amoxypen® 59
Ampicillin 26, 30
α-Amylase VXIII
Anaerobierlücke 92
Anakinra 163f.
Analgetika 222
–, nichtopioide 229
Anämie, megaloblastäre 11f.
Anastrozol 93
Androgenderivat 101
Anfall
–, konvulsiver 47
–, myoklonischer 47
Angiotensin I, II 84
Angiotensin-Converting-Enzym 84
Angiotensinogen 84
Angst 160
Anionenaustauscher 30
Antagonist, N-Methyl-D-Aspartat- 161
5-HT₃-Antagonisten 93
Anthracyclin 93, 117
Anthranol 238
Antibiotika 219, 222, 257
Anti-Cardiolipin-Antikörper 265
Anticholinergika 40, 89, 226
Antidepressiva 212, 230

–, tetrazyklische 143, 230
–, trizyklische 143, 151, 212, 230
Antidiabetika, orale 175, 182
Anti-D-Immunglobuline 100ff.
Antiemese 93, 151
Antiemetika 74, 113
Antiepileptika 48, 219, 230
Antiestrogen 92f.
Anti-Faktor Xa 22
Antihormontherapie 93
Antihypertensiva 83, 194
Antihypertonika 202
Antikoagulation 20ff., 66, 70
–, orale 66
Antikonvulsiva 47, 212
Antikörper, monoklonale 101
Antimalariamittel 164
Antimykotika 250
Antiphospholipid-AK-Syndrom 265
Antipyretika 180
Anti-Rhesus-D-Immunglobulin 101
Antirheumatika, nichtsteroidale 60, 97
Antistreptolysin XIV
Antistreptolysintiter VIII
Antisympathotonika 85
Antithrombin III
Antivertiginosa 209
Antizipation 150
Antra® 54, 162, 164
Antrumgastritis 59
Aphasie, motorische 145
Apraxie 158
Arava® 163f.
Arcoxia® 185
Area postrema 55
Argatra® 22
Argatroban 22
Aricept® 106, 159
Arimidex® 93
Arixtra® 21
Aromasin® 94
Aromatasehemmer 93
Arrhythmie, absolute 79, 137
Arrhythmieschwelle 70
Arterenol® 4
arterieller Astrup 265
Arthritis
–, rheumatoide 163
– urica 185
AscoTop® 34, 96

Aspartat-Aminotransferase XVIIIf.
Aspirationsvolumina 87
Aspirin® 96, 107, 109, 166
ASS s. Acetylsalicylsäure
ASS® 29, 57ff., 81, 138, 229
– 100 109, 208, 232
ASS-ratiopharm® 201f.
Assalix® 188
Asthma bronchiale 109
–, frühkindliches 16f.
Astonin® H 4
Astrup, arterieller 265
Astrup-Werte 265
Asystolie 139, 141
Atacand® 76
AT_1-Antagonist 70, 77, 79, 84, 111
Ataxie, spinale 11
Atemstillstand 138
^{13}C-Atemtest 61
Atomoxetin 198
Atorvastatin 109, 128, 148
Atosil® 74
Atropin 88, 139ff.
Atropinsulfat B. Braun 139
Augendruck, erhöhter 215
Augentropfen 205
Auge, rotes 205
Augmentan® 26
Augmentation 144
Aura 94
Ausfallnystagmus 208, 265
Ausfluss
–, gelblich-weißer 249
–, grünlich-gelblicher 256
auskultatorisch 265
Ausscheidungsurogramm 265
Avandia® 176, 183
Avodart® 233
Avonex® 105
Axura® 159
Azathioprin 101, 105, 163f.
Azidose, metabolische 4, 8, 42, 79, 139
Azithromycin 133, 167
Azulfidine® 162, 164, 170

B

Babinski-Zeichen 265
Baldrian Dispert® 186
Ballaststoffe, wasserlösliche 171
Balneophototherapie 240

Basalinsulin 41
Base-Excess XIII, XVII, 79, 265,
Basis-Bolus-Prinzip 45
Basis-Bolus-Therapie 183
Basistherapeutika, Arthritis 163
Basistherapie, Diabetes 177
Beine, unruhige 143
Beinvenenthrombose, tiefe 19
Beloc®-Perfusor 109
Belok-Zok® 11, 62, 66, 109, 211
– mite 142, 138, 232
Benserazid 143, 225
Ben-u-ron® 27, 179
Benzalkoniumchlorid 254
Benzbromaron 186
– AL® 186
Benzocain 254
Benzodiazepin 152, 247
Benzylpenicillin-Benzathin 53
Bepanthen®-Augensalbe 206
Berberil® 206
Berodual® 37ff.
Betabion® 9
Betablocker 34, 66, 70ff., 80, 83, 108ff., 194, 200f., 215, 247
Betaferon® 105
Betahistin 210
Betalactam-Antibiotika 133, 223
Betalactamaseinhibitor 26
Betamethason 171, 238
Betäubungsmittelverschreibungsverordnung 198
Betaxolol 215
Betazellen 175
Betnesol®-Rektal-Instillation 171
Betoptima® 215
Biciron® 206
Bifidobakterien 30
Bifiteral® 87f., 245ff.
Biguanide 175, 182
Bilirubin XV
Bing-Horton-Syndrom 33
Biologicals 163, 239
Biperiden 55, 226
Bisobloc® 109
Bisoprolol 109
Bisphosphonattherapie 61
Blickdeviation 179
β-Blocker siehe Betablocker

Blopress® plus 229
Blutausstrich, peripherer 99
Blutgasanalyse 79
Blut-Hirn-Schranke 55
Blutkörperchensenkungsge-
  schwindigkeit XIII
Blutkultur 130
Blutzuckereinstellung 182
Blutzuckerüberwachung 147
BNP 72, 265
Bohr-Effekt 265
Bradydysdiadochokinese 265
Bradykinin 84
Brennnesselwurzel 188, 234
Brimonidin 216
Bromocriptin 225
Bronchitis, chronisch obstruk-
  tive 37
Bronchodilatator
–, langwirksamer inhalativer
  39
–, schnellwirksamer inhalati-
  ver 39
Bronchoretard® 17, 141
Bronchospasmolyse 37
BtM-Rezept 198
Budesonid 16, 38f., 170
Bufexamac 192
Buprenorphin 149, 151
Buscopan® 27
Butylscopolamin 27
B-Zell-Antagonist 163

Cabergolin 144
Calcineurininhibitoren 239
Calcipotriol 235, 238, 240
Calcitonin XIV
Calcitriol 238
Calcium 139, XIV
Calciumantagonist 34, 66, 89,
  127, 178, 194, 200
– mit antiarrhythmischer
  Wirkung 84
– ohne antiarrhythmische
  Wirkung 84
Calciumchloridlösung 139
Calciumfolinat-Rescue 93
Calciumgluconat 78
Calciumkanal
–, neuronaler 230
–, spannungsabhängiger 84
Campylobacter 31
Candesartan 84

Candida-Balanitis 250
Canesten® Gyn 250
Capsaicin 213
– -Creme 212
– -Salbe 230
Capsicum-Wärmesalbe 188
Captopril 64
Carbamazepin 9, 106, 117,
  212, 219, 230
Carbapeneme 242
Carbidopa 225
Carboanhydrasehemmer 216
Carbo medicinalis 123
Carboplatin 117
Carmen® 201
Carvedilol 83, 109
Caye®-Balsam 188
Cefixim 38, 132
Ceftriaxon 38, 79, 131, 133
Cefuroxim 92, 117, 131, 133,
  222, 254
– Hexal® 131
Ceiling-Effekt 151, 265
Celebrex® 162
Celecoxib 164
Cellcept® 101
Cephalosporin 51, 131, 222,
  242
Cephazolin 51
Cephoral® 38, 132
Certoparin 21
Charcot-Trias 25
Chemosis 204
Chemotherapie 92, 117
Child A 266
Chinolone 27, 30, 167, 206
Chiragra 185
Chlamydia trachomatis 166
Chlamydien 205
Chlamydienzervizitis 166
Chlorambucil 65
Chloramphenicol 206
Chlorid XIV
Chloroquin 164
Cholekinetika 27
Choleretika 27
Cholesterin XIV
Cholestyramin 30
Cholezystektomie 266
–, laparoskopische 27
Cholezystitis, akute 27ff.
Cholezystolithiasis 26
Cholinesterase XIV
Cholinesterasehemmer 88
Ciclosporin 80, 164, 170, 239

– A 65, 101
Cignolin 238
Cilostazol 126
Ciloxan® 206
Cipramil® 230
Ciprobay® 26
Ciprofloxacin 26, 206
Cisplatin 117
Citalopram 230
Clarithromycin 59, 131
Clarium® 225
Claversal® 168, 170
Clavulansäure 26
Clemastin 118
Clexane® 21, 70, 92, 117
Clindamycin 30, 51
Clobazam 48
Clobetasol 235, 238, 240
Clomethiazol 9f.
Clomipramin 7
Clonidin 8ff., 85, 147, 216
Clopidogrel 109f.
Clostridium difficile
– tetani 252
–, toxinbildendes 29
Clostridium-difficile-Enteritis
  30
Clotrimazol 250
Clozapin 56, 245ff.
Clusterkopfschmerz 33ff.
Colchicin 185
Colchicum® dispert 185
Colecalciferol 61
Colifoam® Rektalschaum 171
Colistin 206
Colitis ulcerosa 169
Colpitis senilis 172
Combur® 9 Test 255
Community acquired pneumo-
  nia 130
Compliance 193
Comtess® 225
COMT-Hemmer 225
Concerta® 198
Concor® 69, 109, 229
Controller 17f.
Cool-Pack 254
Coombs-Test 266
Copaxone® 104f.
COPD 37ff.
Cordarex® 137, 139
Corticoide 34f., 165
–, inhalative 16
Corticosteroid 65
Cortisonspiegel 135

Cortisontherapie 164
Cotrimoxazol 80
Coumadin® 23
COX-Hemmer 164
–, nichtselektiver 164
–, selektiver 60
COX-2-Inhibitoren 80
CPS® Pulver 78
Cranoc® 109
C-reaktives Protein XIV
Cromoglicinsäure 206
Cromone 17f.
Crosse-Ligatur 266
CSE-Hemmer 66, 70, 109, 128, 202
Cyclophosphamid 65, 93, 101, 106
Cymbalta® 230
CYP 3A4 65
Cytochrom-P450-Enzyme 110, 161, 219

Dabigatranetexilat 21
DAKO Score 266
Danaparoid 22
Danazol 101
Darmatonie, postoperative 88
Darmflora 219
–, physiologische 30f., 114
D$_2$-Blockade 247
D-Dimere XIII
Decarboxylasehemmer 225
Decortin® 29, 38, 65, 100, 165, 185
– H 153, 171, 185
Defibrillator, automatischer elektrischer 140
Deflatop® 238
Dehydratation 42
Delirium tremens 9
Delix® 11, 66, 82, 142, 232
Demenz
–, neurodegenerative 158
–, senile 158
Depotpenicillin 53
Depotpräparate 247
Depression 160
Dermatop®-Schaum 238
Desmopressin 106
Dexamethason 100f., 118
Dexpanthenol 88
Diabetase® 81
Diabetes-Diät 175, 182

Diabetes mellitus
entgleister 42
– Typ 2 175
Diabetesschulung 182
Diarrhö, antibiotika-assoziierte 29
Diastabol® 182
Diazepam 8ff.
– Desitin® rectal 179
Diazepamrectiole 179
Diblocin® PP 233
Dickdarmerkrankungen, chronisch entzündliche 169
Diclofenac 60, 97, 151, 164, 167, 185, 192
–, allergische Reaktion 168
Digimerck® 79
– minor 76ff.
Digitalisglykoside 80
digital-rektale Untersuchung 266
Digoxin 132
Digoxinspiegel 132
Dihydralazin 85
Dihydrocodein 151
Dihydroergotoxin 160
Dihydropyridine 159, 201
Dikaliumchlorazepat 152
Dilatrend® 109
Diltiazem 84, 202
Dimenhydrinat 75, 114, 209
D-Dimere 19f., XVIII
Dipentum® 170
Diphtherietoxoid 252
Disoprivan® 138
distal-symmetrische Hypästhesien 266
Distigmin 88
Distraneurin® 10
Dithranol 238
Diuretika 66, 71f.
–, kaliumsparende 70, 83
DMARD 163
DNCG 17
Dobutamin 147
Docetaxel 93
Dociton® 106
Döderlein® Vaginalkapseln 173
Döderlein-Milchsäurebakterien 250, 257
Dolantin® 27
Domperidon 55, 97, 213, 219
Donepezil 106, 159ff.
Dopamin 55, 147, 225

Dopamin-Rezeptor-Agonist 143f.
Dopamin-Rezeptor-Antagonist 55, 88
Dopaminrezeptorblockade 55
Dopaminrezeptoren 246
Doppelbilder 102
Dorithricin® Lutschtabletten 253
Dormicum® 87
Dorzolamid 216
Doxazosin 84, 233
Doxepin 7
Doxorubicin 93
Doxycyclin 167
Doxylamin 74
Drehschwindel 208
Dreigefäßerkrankung, koronare 109
Dreimonatsspritze 218
Dreiphasen-Pille 219, 256
Druckvernebler 16
Dulcolax® 87
Duloxetin 230
Duplexsonographie 20
Durchfälle 30
–, blutig-schleimige 169
Durogesic® TTS 213
Dutasterid 233
Dyspnoe 36
Dytide® 69f.

Ebixa® 159
Ebrantil® 147
Ecolicin® 206
Effekte, disulfiramähnliche 258
einschleichende Therapie 247
Eisen XIV
Eiskrawatte 254
Eiweiß XVI
Eletriptan 96
Elidel® 239
Elobact® 254
Elotrans® 114, 210
Emla® 230
Enabeta 98
Enalapril 84
Enantone® 93
Enbrel® 164, 239
Encephabol® 160
Encephalomyelitis disseminata 103

endometrioides Ovarialkarzinom 116
Endoxan® 65, 101, 106
Enoxaparin 21, 43, 70
Entacapon 225
Enterokokken, vancomycinresistente 30
Enterokolitis, clostridienassoziierte 30
Entgleisung, hypertensive 82
Entzug kalter 7
Epilepsie 47
–, idiopathische 47
–, kryptogene 47
–, symptomatische 47
Epinephrin 135, 139
Epirubicin 93
Eplerenon 80
EPS-Nebenwirkungen 247
Equasym® retard 198
Equilibrin® 150ff.
Eradikationstherapie
–, französische 60
–, italienische 60
Erb-Punkt 266
Erbrechen, anhaltendes 74
ERCP 266
Ergenyl® 46f.
Ernährungsberatung 182
Erysipel 51
Erythrocin® 89
Erythromycin 30, 51, 89, 131, 167, 206, 222, 242, 254
Erythrozyten XIII
Escherichia coli 132, 257
– Nissle 171
Esidrix® 11, 54, 66, 82, 104, 127, 142, 201f., 214
Estrogene 218
Estrogenmangel 173, 250
Estrogen-Rezeptor-Destruktoren 94
Estrogen-Rezeptor-Modulatoren, selektive 92
Etanercept 163f., 239
Ethosuximid 47
Etoricoxib 185
Euglucon® 124, 175, 183
Euphylong® 37, 141
Exanthem, stammbetontes 241
Exazerbation, akute 265
Exelon® 159
Exemestan 94
Exazerbation, akute 265

Exhairese 266
Expirium 266
–, verlängertes 36
Exsikkose 28, 58
Extrasystolen 59
Extrazellulärvolumen 59

Faktor VIIa, rekombinanter 100
Famciclovir 191
Famvir® 191
Faslodex® 94
Felodipin 84, 127
Femara® 93
Fenoterol 37ff.
Fentanyl 87, 151, 213
Ferritin XIV
Fetopathia diabetica 182
Fibrate 109
Fibrinogen XIII
Fieberkrampf 179
Fiebersenkung 179
Filgrastim 93
Finasterid 233
Fischölkapseln 171
Flotrin® 233
Floxal® 206
Fluanxol® 56
Fluconazol 250
Fluctin® 106
Fludrocortison 4
Fluimucil® 76ff., 123
Fluorchinolon 133
Fluoretten® 179, 221
Fluor vaginalis 249
Fluoxetin 106
Flupentixol 56, 245f.
Fluphenazin 245
Fluspirilen 56
Fluticason 18, 39
Flutide® Junior 50 Rotadisk 18
Fluvastatin 109, 202
Foetor alcoholicus 7, 266
Folio® 181
Folsan® 13
Folsäure 165, 181
– Hevert® forte 13
Folsäuremangel 12
Fondaparinux 21
Fontaine-Stadium 125
Forlax® 88
Formigran® 96
Formoterol 17, 38

Fortecortin® 100, 118
Foscarnet® 191
Foscavir 191
Fosinopril 84, 147, 195
Fosinorm® 193f.
– comp 145
Fraxiparin® 21, 38, 43, 52, 59, 66, 104, 132
Freka Clyss® 88
Fresubin®
– complete 75
– energy 75
– original fibre 75
Frisium® 48
Frovatriptan 34, 96
Frühdefibrillation 140
Frühdyskinesie 54ff.
Fulvestrant 94
Fumaderm® 239
Fumarsäureester 239
Fundus hypertonicus 266
Fungata® 250
Furorese® 62, 69f.
Furosemid 68, 83

Gabapentin 230f.
Galantamin 159, 161
Gallenblasenentzündung, akute 25ff.
Gastritis Typ B 58
Gastroenteritis 28, 112
Gastrografin® 88
Gefäßrekanalisation 148
Gele, keratolytische 238
Gelenkdeformitäten 163
Gelenkerkrankung, entzündliche 163
Gelenkschmerz, akuter 185
Gelenkspaltverschmälerung 162
Gelenkveränderungen 163
Gentamicin® 206, 210
Gesichtsschmerzen 211
Gestagene 218
Gestagenpräparate 218
Gestagentherapie 94
Gestationsdiabetes 182
Gichtanfall, akuter 185
Giemen, expiratorisches 36
Gingium® 159
Ginkgo biloba 130
Ginkgo-biloba-Trockenextrakt 159

Gittalun® 74
Glasgow Coma Scale 3, 266
Glatiramer 104f.
Glaubersalz 121
Glaukom 215
Gleichgewichtsstörungen 209
Glibenclamid 127, 175, 183
Glimepirid 175
Glinide 175
Glitazone 176
Glomerulonephritis 64
–, fokal-segmentale 64
–, membranöse 64
–, minimal-change 64
Glucobay® 176, 182
Glucocorticoide 4ff., 37, 93, 118, 170, 209, 238
Glucocorticoidsubstitution 6
Glucophage® 175, 182, 185
Glucosaminsulfat 189
Glucose XIV, 3, 9, 78
Glucosegabe 45
Glucoselösung 45, 74
Glucoseproduktion, hepatische 175
Glucoseresorption, intestinale 175
Glucosetoleranzstörung 182
Glucosetoleranztest, oraler 174, 181
α-Glucosidasehemmer 176, 182
Glutamat-Dehydrogenase XIV
γ-Glutamyl-Transferase XIV, XVIII
Glycerol-Boli 210
Glyceroltrinitrat 70
GnRH-Analoga 93
Godamed® 69f., 109, 112, 124, 126, 128, 148
Gold 64
–, parenterales 163
GOLD-Kriterien 39, 266
Gonarthrose, aktivierte 187
Gonokokken 205
Goserelin 93
Gotas Humectantes Wetting drops 205
Grand-Mal-Anfall 47
Granocyte® 93
Grüner Star 215

Haemoccult®-Test 99, 169
Haemophilus influenzae 130, 206, 222
HAES® 3, 210
Haldol® 8, 10, 56, 150ff.
Halluzination 160, 246
Haloperidol 8ff., 56, 151, 245
Hämatokrit XIII
Hämofiltration 87
Hämoglobin XIII
Hämorrhoidensalbe 192
Händedesinfektion 113
Händehygiene 113
Handgelenkbeugeschmerz, volarer 162
Harnsäure XIV
Harnstoff 238, XIV
Harpagophytum procumbens 188
Hautreaktion, phototoxische 167
H_2-Blocker 61
HCT 178
– beta® 211
– Hexal® 115, 174, 185, 193f.
Hefen, nichtpathogene 30
Hefepulver 223
Helicobacter pylori 60
Helicobacter-pylori-Infektion 58
Hemiparese, schlaffe 145
Heparin 21, 80, 107, 146
–, niedermolekulares 20f., 38, 52, 59, 66, 104, 132
–, unfraktioniertes 20f., 108
Heparinoidgemisch 22
Heparinunverträglichkeit 22
Herceptin® 94
Herpes genitalis 190
Herpes-simplex-Virus 190, 205
HerzASS® 109
Herzdruckmassage 137
Herzerkrankung, koronare 137
Herzglykoside 59, 71f.
Herzglykosidtherapie 79
Herzinsuffizienz 69
Herzinsuffizienzmarker 72, 265
Herzkatheter 137
Herzkatheterlabor 109
Himbeerzunge 241
Hinterwandinfarkt, akuter 108

Hirnödem, generalisiertes 141
Hirnschaden, hypoxischer 141
Histaminrezeptor 246
Histiozytom, malignes 149
HIT siehe Thrombozytopenie, heparininduzierte
HIV-Suchtest 192
Homans-Zeichen 19, 266
Hörminderung 209
Hormonstäbchen 218
Horner-Syndrom 266
Hox® alpha 188
Hüft-TEP 267
Humalog® 183
– mix 25/75 185
Humaninsulin 183
Huminsulin® basal 249
Humira® 164, 239
Husten, bellender 135
HUT-Test 266
Hyaluronsäure 189
Hydergin® forte 160
Hydrochlorothiazid 66, 70, 82f., 104, 127, 202
Hydrocortison 3f.
Hydrocortisonacetat 170f.
Hydromorphon 151
Hydroxocobalaminacetat 13
–, Cyanocobalamin 13
Hydroxocobalamin-Behandlung 14
Hydroxybutyrat-Dehydrogenase XIV
Hydroxychloroquin 163f.
Hydroxyethylstärke 210
Hypästhesien, distal symmetrische 11
Hyperaldosteronismus
–, idiopathischer 194
–, primärer 194
Hyperemesis gravidarum 74
Hyperglykämie 42, 147
Hyperhidrose 7
Hyperkaliämie 42, 59, 77, 139, 195
Hyperkalzämie 59
Hypernatriämie 79, 194
Hyperosmolarität 42
Hypertonie 182
–, arterielle 82, 137, 194
Hypertonieursachen, sekundäre 85, 193
Hypokaliämie 30, 45, 58, 70, 194
Hypokalzämie 139

Stichwortverzeichnis 275

Hypomagnesiämie 139
Hypothermie-Therapie 137, 266
Hysterektomie 116, 267

Ibuprofen 57ff., 97, 151, 164, 167, 174, 180, 208, 222
Ibuprofen-Saft 253
ICD-Schrittmacher 68
IL-2 239
IL-1-Antagonist 163
Ileus, paralytischer 88
Iloprost 126
Imap® 56
Imigran® 33, 96
Imipramin 106
Immunfixationselektrophorese 63
Immunglobulin 100f., 106
Immunsuppression 65, 165
Impfpass 252
Implanon® 218
Impulsivität 197
Imurek® 101, 105, 164, 170
Infanrix® 252
Infectokrupp® 135
Infectomycin® 254
Infliximab 163f., 239
Ingwer 75
Inhibitor
-, Acetylcholinesterase 161
-, Butyrylcholinesterase 161
Injektion, konjunktivale 204
Innohep® 21
Inspra® 138
Insulin 78
- Aspart 183
- Glargin 183
- Lispro 183
Insulinanaloga 183
Insulinmangel 42ff.
Insulinperfusor 43, 78
Insulinsekretion 175
Insulinsensitizer 183
Insulintherapie 182
-, intensivierte konventionelle 183
Interferon 106
- beta-1a 105
- beta-1b 105
- gamma-1b 239
Interleukin siehe IL
Intervalltherapie 170

Intimhygiene 173
Intimwaschlotion 173
Iodid 181
Ipratropium 37ff.
Irbesartan 84
Iscover® 110
Isla moos® Lutschtabletten 134
Ismo® 124
Isoglaucon® 216
Isoniazid 12
Isoptin® 35
Isosorbidmononitrat 128

Johanniskraut 219
Juckreiz 172, 249, 256
Jugulum 267

Kalinor® 70
- Brausetabletten 59, 66
Kalium 70, XIV
Kaliumaustauscherharze 78
Kaliumchlorid 27, 58
Kaliumdefizit 59, 113
Kaliumsubstitution 43, 113
Kaliumtabletten 59
Kaliumüberdosierung 77
Kältebehandlung 188
Kalymin® 88
Kammerersatzrhythmus 76
Kammerflimmern 137
Kanamycin 206
Kanamytrex® 206
Kardiomyopathie, ischämische 68
Karison® 235, 240
Katecholaminunterstützung 77
Kationenaustauscher 78
Keppra® 48
Keratolyse 238
Keratolytika 238
Ketoazidose 42
Ketonämie 42
Ketonkörper XVI
Ketonurie 42, 73
KHK
-, Standardtherapie 109
-, Dauertherapie 70
Kineret® 164
Klacid® 59
- pro 131

Klebsiella pneumoniae 130
Knieschmerzen 188
Knie-TEP 267
Knöchelödeme 200
Knochenmarkspunktion 99
Kochsalzbelastungstest 194
Kochsalzlösung 194
Kochsalz-Nasentropfen 222
Kohle-Compretten® 121
Kohlepulver 121
Kolitis, pseudomembranöse 29
Kollagenosenscreening 64
Kolpitis-Erreger 257
Kombinationsimpfstoff 252
Komplementsystem XIV
Kompressionsstrümpfe 52, 71
Kompressionstherapie 66
Konjunktivitis
-, allergische 206
-, bakterielle 205
-, virale 206
Kontaktlinsen 205
Kontrazeption, hormonelle 256
Konzentrationsschwierigkeiten 197
Kopfschmerz, halbseitiger 94
Kortex, parietookzipitotemporaler 267
Krämpfe, tonisch-klonische 179
Krampfschwelle, epileptische 9
Kreatinin XIV
Kreatinkinase XIV
Kreislaufstillstand 138
Kühlkompressen 189
Kupfer-Spirale 220
Kürbissamen 234

Lactat XV
Lactat-Dehydrogenase XV
Lactazidose 70, 175
Lactobacillen 30, 173
Lactose 188
Lactoseintoleranz 188
Lactulose 88, 213
LAD-Stenose 267
Lamictal® 47, 230
Lamotrigin 47, 230
Lanitop® 57ff., 115, 133, 185
- E 130
Lantarel® 164, 239

Lantus® 183
Laparotomie 116
Laryngotracheobronchitis 134
Latanoprost 215
Laxanzien 152
–, osmotische 88
L-Dopa siehe Levodopa
Leberhautzeichen 7
Leberzellnekrose 121
Leberzirrhose 11
Leflunomid 163f.
Legionellen 130
Lektinol® 150, 152
Lenograstin 93
Lepirudin 22
Leponex® 56
Lercanidipin 201f.
Letrozol 93
Leukämie, sekundäre 65
Leukeran® 65
Leukotrienantagonisten 17f.
Leukozyten XIII
Leuprorelin 93
Levetiracetam 48
Levitra® 106
Levocabastin 206
Levodopa 143, 225
Levofloxacin 133
Levomepromazin 212
Levomethadon 151
Lichtempfindlichkeit 167
Lido Posterine® 192
Lidocain 34
Lidocain-Pflaster 230
Linksschenkelblock 137
Linksseitenkolitis 170
Lipase XV
Lipidsenker 109
Liquifilm® 206
Liquor carbonis detergens 238
Lisinopril 84, 202
Lithium 34f., 80
Liviella® 106
Livocab® 206
Locol® 109, 201f.
Lokalanästhesie 189
Lokalanästhetika, topische 212
Lorazepam 247
Losartan 84
Lösungen, hyperosmolare 210
Lovastatin 70
L-Thyroxin® 11, 29
Luminal® 48

Lungenembolie 139
Lungenödem 69
Lupus erythematodes, systemischer 64
LWK-2-Fraktur 61, 267
Lymphabflussstörung 149
Lymphdrainage 153
Lymphödem 150
Lymphonodektomie 267
–, paraaortale 116
Lymphozyten XIII
T-Lymphozyten-Kostimulation 163
Lyrica® 230
Lyse-Therapie 146f.

M

Mabthera® 101, 163
Macrogol 88, 152
Madopar® 225
Magengeschwür 58
Magenschleimhautentzündung 58
Magnesium XV
Magnesiumsulfat 139
Magnesiumsulfatlösung 139
Makrolid-Antibiotika 51, 89, 131, 222
Mammakarzinom 91
Mamma-NPL 267
Mammasonographie 90
Mammographie 90
MAO-B-Hemmer 225
Marcumar® 23, 66, 76ff., 115, 185
Marcumarausweis 23
Markscheidenzerfall 13
Maskenbeatmung 137
Maxalt® 96
MCH XIII
MCHC XIII
MCP 219
MCV XIII
Mediabet® 175
– 500 214
Medikation
–, antihypertensive 193
–, antipsychotische 248
Medikinet® retard 198
Medroxyprogesteronacetat 94
Meerwasser 222
Megestrolacetat 94
Melperon 246
Memantin 159, 161

Menopausenblutungen 195
Mesalazin 168ff.
Mescorit® 182
Mesna 93
Mesuximid 48
Metamizol 27, 151
Metformin® 69f., 82, 175, 182, 211
Methotrexat 93, 163f., 239
Methoxsalen 239
5-Methoxypsoralen 239
Methylphenidat 197
Methylprednisolon 65, 100, 104
Methysergid 35
Metildigoxin 130, 133
Metixen 226
Metoclopramid 37, 55, 74, 88, 94, 96f., 107, 118, 143
Metodura® 193f.
Metohexal® 112, 145, 185, 201, 245ff.
Meto® Isis 174
Metoprolol 19, 83, 109, 178, 201
Metronidazol 27, 30, 92, 258
Metronidazol-Gel 258
Metront® 258
Mevinacor® 69f.
Meyer-Zeichen 19, 267
Mg 5-Sulfat Ampullen 139
Micanol® 238
Miglitol 176, 182
Migräneanfall, akuter 94
Milzentfernung 101
Mineralcorticoide 4, 194
–, Substitution 6
Minimal-Change-Glomerulonephritis 64
Mini-Mental-Test 158
Minipille 218
Minirin® 106
Minoxidil 85
Miosis 246
Mistelextrakt 152
Mistellektin 152
Mistel-Präparat 152
Mitoxantron 106
Mittelohrentzündung 223
Modip® 127
Mometason 238
Monoamin-Rückaufnahme-Inhibitoren, nichtselektive 230
Mono-Embolex® 21

Stichwortverzeichnis 277

Monomycin® 222
Monozyten XIII
Montelukast 17
Moraxella catarrhalis 222
Morbus
- Addison 4
- Hodgkin 104
- Menière 208f.
- Werlhof 99
Morphin 37, 68, 107f., 151, 229
- -Perfusor 149, 153
Motilinagonist 89
Motilitätssteigerung 88
Motilium® 55, 213
Movergan® 225
Movicol® 150, 152
Moxifloxacin 133
Moxonidin 85
M3-Rezeptor 40
MTX siehe Methotrexat
Mucofalk® 171
Mukolytika 38, 132
Multiorganversagen 87
Multiple Sklerose 103
Mundtrockenheit 246
Munobal® 193f.
Mutaflor® 171
Mutterkornalkaloide 160
Myalgie 110
Myasthenia gravis 88
Mycophenolatmofetil 101
Mydriasis 246
Myelose, funikuläre 11f.
Myelotoxizität 117
Myelozyten XIII
Mykoplasma pneumoniae 130
Mylepsinum® 48, 106

N

N-Acetylcystein 123
NaCl siehe Natriumchlorid
Nacom® 225
Nadroparin 21, 38, 59, 66, 104, 132
Naftidrofuryl 126
Naramig® 34, 96
Naratriptan 34, 96
Nasentropfen, abschwellende 222
Natalizumab 106
Nateglinid 175, 183
Natrium XV
Natriumaurothiomalat 164

Natriumbicarbonat 4, 139
- 8,4% 43
Natriumchlorid-Lösung 0,9% 4, 118
Natriumdihydrogenphosphat 88
Natriumhydrogencarbonat 78
Natriumkanäle, neuronale 230
Natriummonohydrogenphosphat 88
Natriumsulfat 121
Naturheilmittel 188
Nausyn® 75
Navoban® 118
Nebennierenrinden-Insuffizienz 4
Nebenwirkung, extrapyramidal-motorische 54
Nebilet® 109
Nebivolol 109
Nedocromil 17
Neo-Eunomin® 19
Neostigmin 88
Neotigason® 239
Nephrektomie 267
Nephronblockade, sequenzielle 66
Nephrotoxizität 30
Nervenleitgeschwindigkeit 144
Nervenstimulation, transkutan-elektrische 212
Neugeborenenkonjunktivitis 205
Neupogen® 93
Neuralgie, postzosterische 211
Neurocil® 212
Neuroleptika 89, 143, 160, 212, 246
-, atypische 245
-, hochpotente 151
-, typische 245
Neurontin 230f.
New York Heart Association 69
Nexium 142
Nichtopioide 151
Nichtsulfonylharnstoffe 183
Nierenbiopsie 64
Niereninsuffizienz 77
Nierenvenenthrombose 64
Nierenversagen 77
Nifedipin 127, 147
Nimodipin 147, 159
Nimotop® 159
Nitrendipin 159

Nitrit XVI
Nitroglycerin 35, 70, 108
Nitroimidazoltherapie 258
Nitrolingual® 70, 108
- -Spray 35
Nitro-Perfusor 70, 108
NMDA-Antagonisten 226
NMH 20
Nolvadex® 92
Nootrop® 160
Nootropika 160
Noradrenalin 147
Norcuron® 138
Normabrain® 160
Noroviren 113
Norovirusinfektion 113f.
Norvasc® 62, 66, 201
Novalgin® 11, 27
Novaminsulfon-ratiopharm® 150ff.
NovoNorm® 175, 183
Novorapid® 41, 183
Novoseven® 100
NSAR 58, 64, 96, 185, 188
NSMRI 230
NSTEMI 267
Nüchternblutzuckerwerte 174
Nutriflex® Lipid peri 87
Nux vomica Globuli 75
Nystagmus 102

Oberbauchschmerzen 25
Octagam® 106
Ödeme, periphere 201
ODTI 21
Offenwinkelglaukom, primäres 215
Ohrenschmerzen 222
Olanzapin 245ff.
Olmesartan 70
Olmetec® 70
Olsalazin 170
Olynth® 222
Omega-3-Fettsäuren 171
Omentektomie 116, 267
Omep® 100
Omeprazol 60, 100, 164, 219
Ometec® 69
Omniflora® 30, 114
Ondansetron 74
Opioide 27, 89, 143f., 212f., 229
-, schwache 151
-, starke 151

μ-Opioidrezeptor-Agonist, partieller 151
Opioid-Therapie 149
Opisthotonus 55
Optovit® E 188
Orencia® 163
Orfiril® 47
Orgaran® 22
Osteoporosetherapie 61
Otitis media akuta 221
Ototoxizität 30, 83, 209
Ovarialkarzinom, endometrioides 116
Ovestin®
– Creme 173
– Ovula 173
Oxcarbazepin 117, 230
Oxipurinol 186
Oxis® 38
Oxycodon 144, 151, 213, 229
Oxygesic® 144, 213
Oxytetracyclin 206
–, Augensalbe Jenapharm® 206

Pack years 267
Paclitaxel 93, 118
Paediathrocin®-Saft 242
Palliativ-Therapie 152
Palmarerythem 267
Palpation 267
Pankolitis 170
Pankreatitis, nekrotisierend-exsudative 119
Panthenol 206
Pantoprazol 13, 58f., 104, 219
Pantozol® 11, 58f., 104, 108, 112, 245
Paracefan® 8, 10, 147
Paracetamol 27, 97, 120, 134, 147, 151, 179, 222, 242
Paracetamolvergiftung 120f.
Parasympatholytika 37
Parasympathomimetika 216
parietookzipitotemporaler Kortex 267
Parkinsonkrankheit 226
Parkinsonoid 54f.
Parkinson-Syndrom 225
Parkotil® 225
Paroxetin 230
Paspertin® 37, 54f., 74, 87f., 107, 118

Patientencompliance 193
PAVK 124
Paxlitaxel 117
Payr'scher Druckpunkt 19, 267
pCO_2 XIII
PDE-3-Inhibitor 126
Penicillamin 64
Penicillin 51
– V 51, 242
– V Stada® 254
Penicillinallergie 25ff., 222, 242
Penicillin-G resistente Pneumokokken 131
Penicillintherapie 254
Pentavac® 252
Pentoxifyllin 210
Perazin 245
Perenterol® 30, 88, 223, 242
Pergolid 144, 225
Petechien 99, 267
Pethidin 27
Petinutin® 48
PGE 1 126
pH-Wert XIII
Phenobarbital 48
Phenoxymethylpenicillin 51, 254
Phenprocoumon 23, 66
Phenytoin 12, 219
Phosphat XV
Phosphatase, alkalische XV, XIX
Phosphodiesterasehemmung 37
Photochemotherapie 240
Phototherapie 239
Phytopharmaka 234
Phytotherapie 189
Pilocarpin 216
Pilomann® 216
Pilze 257
Pimecrolimus 239
Pioglitazon 176, 183
Piracetam 160
Piribedil 225
Pitressin® 139
PK-Merz® 226
Plasmaaldosteronkonzentration 194
Plasmapherese 105
Plasmareninaktivität 6
Plasmareninkonzentration 194

Plattenepithelatrophie 173
Plavix® 110
Pleon® 170
Pletal® 126
Pneumokokken 205, 222
Pneumonie, ambulant erworbene 130
pO_2 XIII
Podagra 185
Polyacrylsäure 206
Polyarthritis, chronische 163
Polydipsie 175
Polyneuropathie, diabetische 229
Polysulfonsäure 78
Polyurie 175
Polyvinylalkohol 206
Ponticelli-Schema 65
Posifenicol® 206
Postmenopause 172
Poststreptokokkenglomerulonephritis 255
Postzosterneuralgie 213
Potenzial, ulzerogenes 164
PPI siehe Protenenpumpenhemmer
Pradaxa® 21
Prä-Delir 9
Präeklampsie 182
Pramipexol 144
Pravasin® 109
Pravastatin 66, 109
Pravidel® 225f.
Prazosin 84
Prednisolon 35, 37, 100, 153, 170, 185, 209
Prednison 38, 65, 135, 165, 185
Pregabalin 230
Prilocain-Pflaster 230
Primidon 48, 106
Procoralan® 76ff.
Prokinetika 88, 219
Proktitis 171
Proktosigmoiditis 171
Promethazin 74
Propofol 138
Propranolol 83, 106
Proscar® 233
Prostaglandinsynthesehemmer 171
Prostanoide 215
Prostatahyperplasie 230
–, benigne 233
Prostatavergrößerung 232

Prostavasin 126
Protaphane® 229
Protein, gesamt XV, XIX
Proteinurie 65
Protonenpumpenhemmer 13, 61, 104, 219
Protonenpumpeninhibitor siehe Protonenpumpenhemmer
Protopic® 239
PSA XV
Pseudokrupp 134
Pseudoperitonitis diabetica 45
Pseudoptosis 204
Pseudothrombozytopenie 99
Psoralen 239
Psorcutan® Creme 235, 240
Psoriasis vulgaris 237
Psychopharmaka 160
Psychose, akute 246
Psychostimulans 198
PTA 267
PTCA 267
Pufferung 43
Pulmicort® 16, 38f.
Pulmo im Behelf 267
Pulverinhalation 18
Purpura, idiopathische thrombozytopenische 99
Pyrazolone 151
Pyridostigminbromid 88
Pyritinol 160

Quensyl® 164
Querto® 109, 115
Quetiapin 245
Quilonum® 34f.

Radiatio 267
Radikalfänger 160
Ralenova® 106
Ramibeta® 115
Ramicade® 164
Ramipril 66, 82, 84, 127
Ranitidin 118
Ratingskala, numerische 153
RCA 268
Reanimation 138
–, kardiopulmonale 137
Reanimationsleitlinien 138
Rebif® 105

Rebound-Phänomen 238
Rectodelt® 135
Recurrence 96
5α-Reduktasehemmer 233
Reflextachykardie 127
Refludan® 22
Refobacin® 206
Rehydratation 43
Reizkonjunktivits 205
Rekawan® 57
Reliever 17
Relpax® 96
Remergil® 11
Remicade® 239
Reminyl® 159
Renin-Antagonisten 84
Reopor® 108
Repaglinide 183
Repevax® 252
Resochin® 164
Resonium® 78
Restex® 143
Restitutio ad integrum 268
Restless-Legs-Syndrom 143
Resynchronisationstherapie 68
Retikulozyten XIII
Retinoide, systemische 239
D_2-Rezeptoren 55
α_1-Rezeptorenblocker 84, 233
β-Rezeptorenblocker siehe Betablocker
GP IIb/IIIa-Rezeptor 108
Rezept, grünes 188
Rezeptorantagonist, nichtkompetitiver NMDA-(N-Methyl-D-Aspartat)- 159
Rezeptoren
–, Acetylcholinrezeptoren 246
–, adrenerge 246
–, Histaminrezeptoren 246
–, Serotoninrezeptoren 246
Rhabdomyolyse 66, 110
Rheologika 210
Rheotromb® 139
Rheumafaktoren 163
Rheumaknoten 163
Rhinomer® 222
Rhophylac® 100
Rhythmusanalyse 140
Rifampicin 219
Rifun® 76ff.
Rigor 55, 225
Ringer®-Lösung 3, 27, 38, 58f., 74, 113, 132, 210
Risperdal® 76ff.

– consta 247
Risperidon 245ff.
Ritalin® 197
Ritonavir 219
Rituximab 101, 163
Rivaroxaban 21
Rivastigmin 159, 161
Rizatriptan 96
Rocephin® 38, 131
Romberg-Phänomen 268
Romberg-Zeichen 11
Ropinirol 144
Rosiglitazon 176, 183
Rotationstherapie 240
Rotigotin 144
Rötung, peritonsilläre 255
Roxithromycin 51, 133
Rubazonsäure 27
Ruhetremor 224

Saccharomyces boulardii 88
Sagella med® 173
Sägepalme 234
Salbutamol 16, 18
Salicylöl 238
Salicylsäure 238
Salicylvaselin 238
Salmeterol 17, 38f.
Salofalk® 170
– Granulat 170
– Rektalschaum 170
– Klysma 170
Sandimmun® 65, 101, 164, 170, 239
Saroten® 212
Sauerstoff 33, 38, 71, 132
Sauerstoffbedarf, kardialer 109
Sauerstoffdissoziationskurve 141
Säure-Basen-Haushalt 43, 70
Säure-Basen-Status XIII
Säuresekretion, gastrale 13
Scharlach 241
Scheidenabstrich 256
Scheidenspülungen 173
Schilling-Test 268
Schizophrenie 245
Schlafstörungen 160
Schlaganfall 146
–, hämorrhagischer 146
–, ischämischer 146
Schleifendiuretika 66, 83
Schleimhautpetechien 98

Schlundkrämpfe 55
Schmerzlinderung 151
Schmerzskala 153
Schmerztherapie 151
Schwangerschaftsdiabetes 183
Schwangerschaftserbrechen 74
Sedaplus® 74
Selegilin 225
Sepsis 87
SERD 94
Serevent® 38
SERM 92
Serotoninagonisten 96
Serotonin/Noradrenalin-Rückaufnahme-Inhibitoren, selektive 230
Serotoninrezeptor 55, 246
Serotonin-Rückaufnahme-Inhibitoren, selektive 160, 230
Seroxat® 230
Sertralin 106
Sifrol® 144
Sigmoiditis 170
Sildenafil 106
Simvahexal® 112, 185
Simvastatin 66, 109
Single shot 258
Sinusitis maxillaris 28
Sklenenikterus 268
Sobelin® 51
Sofortmaßnahmen, lebensrettende 138
Sogoon® 188
Solosin® 141
Solu-Decortin® 4, 37f., 209
Sondennahrung, hochkalorische 75
Soorkolpitis 249
Sortis® 109, 128, 148
Spasmolyse 27
Spätdyskinesie 54, 56
Spiriva® 29, 38, 40, 90
Spironolacton* 70, 76ff., 83, 195
Splenektomie 101, 268
Splenomegalie 268
Spurenelemente 9
Sputumdiagnostik 132
SSNRI 230
SSRI 230
Stabkernige VXII
Staging 268
Stalevo® 225
Standardbicarbonat XIII
Staphylococcus aureus 51, 130

Staphylokokken 205, 257
Starlix® 175, 183
Statine 128
Steinkohlenteer 238
Sterillium® 204
– virugard 113
Steroide 100, 135, 185, 188
Steroidtherapie 104
Störung
– extrapyramidal-motorische 48, 246
– hyperkinetische 197
Strattera® 198
Strep-A-Schnelltest 253
Streptase® 139
Streptococcus
– pneumoniae 130
– pyogenes 51
Streptokinase 139
Streptokokken 205, 222, 253, 257
–, β-hämolysierende 51, 241
Stridor 268
–, inspiratorischer 135
Stroke-Unit 146
ST-Streckenhebungen 107
Stufenschema zur kindlichen Asthmatherapie 17
Sulbactam 26
Sulfasalazin 163f., 170
Sulfit-Überempfindlichkeit 22
Sulfonamide 30
Sulfonylharnstoff 175, 183
Sultamicillin 26
Sultanol®
– Rotadisk 18
– Inhalationslösung 16
Sumatriptan 33, 96
Supportivtherapie 93
Suprarenin® 137, 139
Suxilep® 47
Symbicort® 39, 90
– forte 29
Symbioflor® 30, 240
Symbiolact® 114, 240, 242
Sympathomimetika 135, 216
β₂-Sympathomimetika 17f., 78
–, kurzwirksames 17
–, langwirksames 38
–, schnellwirksames 16, 37
Symptomatic slow acting drugs in osteoarthritis 189
Syndrom
–, malignes neuroleptisches 246

–, nephrotisches 64
SYSADOA 189

Tacalcitol 238
Tachykardie, ventrikuläre 140
Tacrin 159
Tacrolimus 239
Tamoxifen 92f.
Tamsulosin 233
Tasmar® 225
Tauredon® 164
Tavegil® 118
Taxol® 118
Tazaroten 238
Td-pur® 252
Tebonin® 159
– forte® 130
Teerderivat 238
Tegretal® 10, 106, 212, 230
Temgesic® 150ff.
TENS 212
Terazosin 233
Tetanol pur® 252
Tetanus-Impfschutz 251
Tetanusimpfung 251f.
Tetracycline 30, 167, 219
Tetryzolin 206
Teufelskralle 188f.
Theophyllin 17f., 37, 141
Therapie
–, antizytokinbasierte 163
–, endokrine 93
–, immunmodulatorische 104
–, immunologische 94
–, myelosuppressive 93
–, zytotoxische 93
Thiaziddiuretika 66, 82f., 104, 127, 178, 194, 202
Thrombininhibitoren, orale direkte 21
Thrombolyse 126, 139
Thromboplastinzeit XIII
Thromboseprophylaxe 38, 43, 70, 92, 104, 117, 132
Thrombozyten XIII, XVII
Thrombozytenaggregationshemmer 70, 108f., 202
Thrombozytenfunktionshemmung 126
–, reversible 127
Thrombozytopenie 99
–, autoimmunologisch bedingte 99

–, heparininduzierte 22
Thyreoidea-stimulierendes Hormon XV
Thyroxin XV
Tiamon® Mono 150, 152
Tibolon 106
Tilidin + Naloxon 151
Timolol 215
Timonil® 212
Tim-Ophtal® 215
Tinnitus 209
Tinzaparin 21
Tiotropium 38, 40
TNF-α 239
TNF-α-Antagonisten 163
TNM-Klassifikation 268
Tofranil® 106
Tolcapon 225
Toleranzentwicklung 229
Tonsillitis, bakterielle 253
Topamax® 34, 47
Topiramat 34f., 47f.
Torasemid 66, 70, 76, 78ff.
Torem® 29, 54, 66, 70, 78
Torsades-de-pointes-Tachykardie 139
Tramadol 60, 151, 229
Tramadolor® 60
Tramazolin 206
Tränenersatzmittel 206
Transferrin XV
Tranxilium® 150, 152f.
Trastuzumab 94
Tremarit® 226
Tremor 55, 225
Tremor manus 7
Trental® 210
Trevilor® 230
Triamteren 70
Trichomonaden 257
Trichomoniasis vaginalis 256
Trigeminusneuralgie 230
Triglyceride XV
Triiodthyronin XV
Trileptal® 230
Trinkmengenbeschränkung 72
Trinknahrung, hochkalorische 75
Tripel-Therapie 60
–, französische 60
–, italienische 60
Triptane 33, 96
Trophozoiten 256
Tropisetron 118
Troponin T 109

Trusopt® 216, 249
Tyrothricin 254
Tysabri 106

Überaktivität, autonome 9
Ubretid® 88
Ulcus ventriculi 58
Ulkus, peptisches 61
Ulkuskrankheit 58
Unacid® 26
Unat® 70
Unterleibsschmerzen 166
Unterschenkelödeme 63
Urapidil 84, 147
Urbason® 65, 100, 104
– solubile 65
Urea 10% 238
^{13}C-Urease-Atemtest 61
Urethritis 258
Urikostatika 186
Urikosurika 186
Urin-Parameter XV
Urinsediment XVI
Urinstatus 255
Urinstick 181
Urinstix 181
Urobilinogen XVI
Urokinase 126, 139
Uroxatral® 233
Usuren 162

Vagiflor® Ovula 250
Vaginalpräparate, estriolhaltige 173
Vaginaltabletten 250
Valium® 8, 10
Valproinsäure 46f.
Valsartan 84
Vancomycin 30
Vardenafil 106
Varizella-zoster-Infektion 211
Vaseline 238
Vasodilatatoren, direkte 85
Vasokonstriktoren 206
Vasomotal® 210
Vasopressin 139
Vecuronium 138
Vena cava inferior 77
Venenkatheter, zentraler 43
Venlafaxin 230
Verapamil 34f., 84, 202

Verschlusskrankheit, periphere 124ff.
Verzögerungsinsulin 183
Vesdil® 127, 174
Viagra® 106
Viani® 39
Vibrationsempfinden 268
Vidisic®-Gel 206
Vigantoletten® 61
Vigilanz 268
Virusexanthem 241
Virustatika 192
Vitamin A 160
Vitamin B_1 XV, 9
Vitamin B_{12} XV
– Deport Hevert® 13
Vitamin-B-Komplex Sanum® 74
Vitamin-B-Mangel 74
Vitamin-B_{12}-Mangel 12
Vitamin C 74, 160
Vitamin D 61
Vitamin-D_3-Präparate 238
Vitamin E 160, 188
Vitamin-K-Antagonisten 23
Vitaminmangelerkrankung 14
Vividrin® 206
Voltaren® 57ff., 185, 192
Volumensubstitution 113
Vomex® 113f., 209
– A 75
Vorhofflimmern 79, 137

Wahnvorstellungen 160, 246
Warfarin 23
Wärmebehandlungen 188
Wasserbedarf, basaler 59, 74, 132
Wearing-off-Phänomen 225
Weidenrindenextrakt 188
Wernicke-Enzephalopathie 9
Wickel, kalte 189
Wirkung
–, antiadrenerge 246
–, antipsychotische 246

Xalatan® 215
Xanef® 90, 124
Xarelto® 21
Xylocain® 34
Xylometazolin 222

Stichwortverzeichnis

Yxin® 206

Zantic® 118
Zappelin® 198
Zappelphilipp-Diät 198
Zäruloplasmin XV

Zervizitis 166
Zinacef® 117
Zink 171
Zinktabletten 240
Zinnat® 132
Zintona® 75
Ziprasidon 245
Zithromax® 167
Zocor® 66, 109, 138, 229, 232
Zofran® 74

Zoladex® 93
Zolmitriptan 34, 96
Zoloft® 106
Zorac® 238
Zosterneuralgie 212
Zovirax® 191
Zungenbiss 46
ZVD 268
Zystitis, hämorrhagische 65

Die Autorinnen

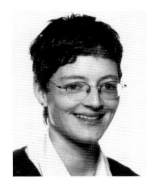

Dr. Almuth Häfner

Pharmaziestudium in Freiburg. 1997 Approbation als Apothekerin. Promotion im Bereich Medizinische Mikrobiologie am Max-von-Pettenkofer-Institut München. Mehrere Jahre in der Krankenhausapotheke des Städtischen Krankenhauses München-Schwabing tätig. Fachapothekerin für Klinische Pharmazie.

Seit 2003 in der Schwarzwald-Apotheke Elzach angestellt. Vorträge und Schulungen im Altenpflegeheim und für Kunden. Verheiratet, 3 Töchter.

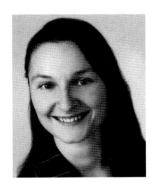

Dr. Justine Warzok

Medizinstudium in Gießen und Heidelberg/Mannheim. Seit 2002 Approbation als Ärztin. Promotion 2006. Weiterbildungsassistentin im Theresienkrankenhaus Mannheim. Seit 2008 Fachärztin für Innere Medizin, seitdem Weiterbildung Nephrologie im Dialysezentrum Ze:ro, Standort Mannheim.

Mitautorin von:
Kästner/Warzok/Zechmann, Crashkurs Innere Medizin, Elsevier, 2. Auflage 2008;
Mediscript, Fälle wie im Hammerexamen, Elsevier, 1. Auflage 2007 (Hrsg.).

Der Klassiker.

Das Lehrbuch für Studium und Praxis. Für Mediziner und Pharmazeuten.

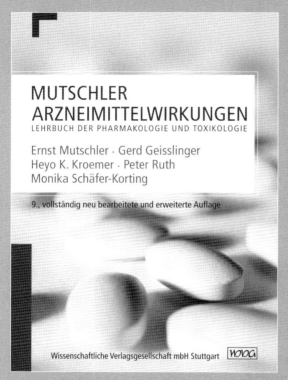

BEWÄHRT Das Standardwerk. Seit fast vier Jahrzehnten. Mit jeder Auflage zieht es mehr Leser in seinen Bann.

...UND AKTUELL Pharmakologie und Toxikologie auf neuestem Stand.

KLAR GEGLIEDERT Für leichtes Einarbeiten. Für schnellen Durchblick. Für sinnvolles Lernen. Für optimales Behalten.

...UND GUT VERSTÄNDLICH Prägnant. Ohne Schnörkel. Kommt auf den Punkt.

UMFASSEND Alles was wichtig ist: Pharmakologisches Wissen zusammen mit kurzen Einführungen in die Anatomie, Physiologie und Pathophysiologie. Hilft Hintergründe verstehen.

JETZT mit Hinweisen auf die Leitlinien der medizinischen Fachgesellschaften.

...UND ANSCHAULICH Viele neue didak-tisch überarbeitete Abbildungen, Grafiken, Übersichten. Information pur. In Text und Bild.

FÜR STUDIUM Eine zuverlässige Quelle. Für Studenten, die Wissen wollen. Und die wissen wollen, was gefragt wird. Und mehr.

...UND BERUF Im Berufsalltag auf dem Laufenden bleiben. Nachschlagen, was sich geändert hat. Auffrischen, was man vergessen hat.

MUTSCHLER ARZNEIMITTELWIRKUNGEN

Von Ernst Mutschler, Gerd Geisslinger, Heyo K. Kroemer, Peter Ruth und Monika Schäfer-Korting.

XXVI, 1244 Seiten. 360 vierfarbige Abbildungen, 264 Tabellen und 1357 Strukturformeln.
Gebunden.
ISBN 978-3-8047-1952-1

Wissenschaftliche Verlagsgesellschaft Stuttgart
www.wissenschaftliche-verlagsgesellschaft.de